Agustín Ramiro Miranda

Mario Emilio Zernotti

AUDICIÓN

y

EQUILIBRIO

Editorial Brujas

Título: *Audición y equilibrio*

Autores: Agustín Ramiro Miranda – Mario Emilio Zernotti

Colaboradores: Silvana Valeria Serra, Elio Andrés Soria, Mariela Valentina Cortez, Carolina Gaitán, María Fernanda Di Gregorio, Melisa Maranzana, Lorena López Valencia, Julia Tagliabue, Ana Verónica Scotta, Jorge Ángel Bruera, Luisina Rivadero, Mariana Isabel Peralta

Miranda, Agustín Ramiro

  Audición y equilibrio / Agustín Ramiro Miranda ; Mario Emilio Zernotti ; ilustrado por Mariana Isabel Peralta. - 1a ed . - Córdoba : Brujas, 2018.

  300 p. : il. ; 25 x 17 cm.

1. Fonoaudiología. 2. Audición. 3. Atención a la Salud. I. Zernotti, Mario Emilio II. Peralta, Mariana Isabel, ilus. III. Título.

  CDD 617.8

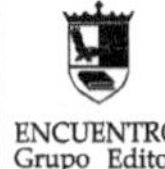

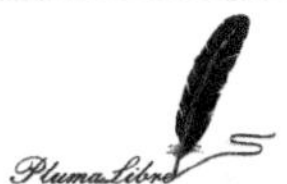

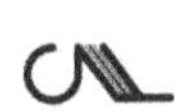

www.editorialbrujas.com.ar publicaciones@editorialbrujas.com.ar

Tel/fax: (0351) 4606044 / 4691616– Pasaje España 1486 Córdoba–Argentina.

Índice

Prólogo

La convergencia de diversas disciplinas de las Ciencias de la Salud es crucial para el abordaje sanitario del funcionamiento sensorial. En los últimos años se ha fomentado la integración profesional, evitando el reduccionismo e interviniendo en todas las dimensiones de la salud del sujeto. Un ejemplo claro es la rehabilitación de la audición y el equilibrio, donde las aproximaciones desde la fonoaudiología, la otorrinolaringología, la neurología, la kinesiología y fisioterapia, la psicología, entre otras disciplinas, contribuyen al restablecimiento de la salud.

El recorrido de la obra comienza con la audición, ofreciendo un análisis detallado de los procesos que subyacen al acto de oír y escuchar. Además, se exponen las técnicas de estudio otoneurológicos de mayor difusión en la práctica asistencial, acompañadas de algoritmos de intervención. En esta sección cobra valor el interprofesionalismo en la rehabilitación de la hipoacusia, los tratamientos protésicos e implantológicos y los sistemas de tamizaje.

En la segunda sección, el libro trata los principios fundamentales en el abordaje del equilibrio. Los autores detallan las bases biológicas de la función, para luego comprender la semiología y los métodos diagnósticos complementarios, y posteriormente analizar las patologías más prevalentes. Hacia el final de la sección, la alfabetización en rehabilitación vestibular recurre nuevamente al valor de la integración de las disciplinas.

El libro aborda con pertinencia y rigurosidad cada uno de los procesos sensoriales, identificando las implicancias fonoaudiológicas, y ofreciendo bases teórico-prácticas con fundamento científico que permitan generar acuerdos interprofesionales y se traduzcan en beneficios para el paciente. La lectura pormenorizada y reflexiva contribuye a la construcción profesional y jerarquiza el trabajo de las disciplinas que encuentran respuesta en las páginas de este libro.

Prof. Dra. Silvana Valeria Serra

Directora de la Escuela de Fonoaudiología

Profesora Titular Audiología

Facultad de Ciencias Médicas

Universidad Nacional de Córdoba

Capítulo 1:

Introducción a la epidemiología

Dr. Elio A. Soria
Mgtr. Mariela V. Cortez

Definición de epidemiología

La epidemiología es el estudio de la distribución, a través de métodos descriptivos, y los determinantes de estados o eventos relacionados con la salud, a través de métodos analíticos, y la aplicación de esos estudios al control de enfermedades y otros problemas de salud.

En cuanto a dicha aplicación, es posible reconocer la Epidemiología Clínica, como subdisciplina que aplica los principios y métodos epidemiológicos a los problemas encontrados en la asistencia sanitaria. Su principal aporte es como soporte basado en el análisis crítico de la evidencia científica disponible para tomar decisiones clínicas apropiadas frente a personas y situaciones concretas. Esto puede aplicarse en el diagnóstico, tratamiento y pronóstico de las mismas. Además, es posible profundizar en aspectos diversos (ej.: investigación, sociedad y economía en salud).

A manera de ejemplo, frente a un paciente que manifiesta cierta sintomatología, el profesional sanitario necesita responder preguntas tales como: ¿Debe recomendarse cierta prueba diagnóstica? ¿Cuál es la probabilidad de que esta prueba detecte la patología? ¿Qué riesgos existen? ¿Cuál es la expectativa y calidad de vida frente a un tratamiento dado o no? Etc. Esto pone en evidencia la enorme relevancia del manejo adecuado de la información epidemiológica como criterios preexistentes para la toma de decisiones.

Tipos de estudios epidemiológicos

Los diferentes tipos de estudios se clasifican según diferentes criterios.

Entre ellos se encuentran:

- Finalidad del estudio: Se considera analítico cuando un estudio busca la posible relación causal entre un factor y un efecto. Por otro lado, es descriptivo cuando sólo se describen las variables en un conjunto de sujetos.
- Exposición al factor causal: Es observacional cuando la exposición a un determinado factor ocurre sin la participación del investigador, quien se limita a observar, medir y analizar las variables en los sujetos. Se considera experimental cuando el investigador asigna y controla la exposición.
- Número de mediciones que se realiza en cada sujeto participante: Se clasifican en: transversales, cuando los datos de cada sujeto se proporcionan en un momento dado, y longitudinales, cuando existe un período de tiempo entre las diferentes mediciones de variables que se estudian, siendo posible establecer una secuencia temporal entre ellas.
- Temporalidad: Un estudio es retrospectivo cuando el evento de interés ya ocurrió y el investigador planea evaluarlo en el pasado. Si la ocurrencia del evento se registra durante el estudio, el mismo se denomina prospectivo.

Nuevos enfoques epidemiológicos e importancia sanitaria

La epidemiología aborda actualmente un amplio espectro de temas, además de morbilidad y mortalidad, tales como: incapacidad y secuelas de la enfermedad, insatisfacción, accesibilidad sanitaria, dificultades financieras, entre otros. Asimismo, se aplica en los diferentes niveles de atención: primario (evaluando incidencia, prevalencia, factores de riesgo, factores pronósticos, detección precoz de enfermedades, etc.), secundario y terciario (evaluando decisiones diagnósticas y terapéuticas, efectividad, causalidad, economía sanitaria, etc.).

Un aspecto de relevancia creciente ha sido la transición epidemiológica. Ésta abarca los siguientes procesos, existiendo amplia heterogeneidad al respecto entre los países latinoamericanos:

- la sustitución entre las primeras causas de muerte de las enfermedades infecciosas comunes por enfermedades no transmisibles y lesiones;
- el desplazamiento de la mayor carga de morbimortalidad desde los grupos más jóvenes a los grupos de edad avanzada;
- el cambio de una situación de predominio de la mortalidad en el panorama epidemiológico a otra en la que la morbilidad es lo dominante.

En estos países en desarrollo, existe aún coexistencia de enfermedades de las etapas pre- y postransicional (morbilidad mixta), con resurgimiento de algunas enfermedades infecciosas que habían sido controladas, e incluso con la presencia de epidemiologías peculiares dentro de ellos en distintas zonas geográficas y entre las diversas clases sociales.

Las enfermedades son determinadas fuertemente por factores ambientales o sufren su influencia. Más aún, para que se puedan establecer programas sanitarios, es importante saber cómo pueden estos factores alterar específicamente la salud. En este sentido, la Epidemiología Ambiental proporciona una base científica para el estudio y la interpretación de las relaciones entre el ambiente y la salud de las poblaciones. Por otro lado, la Epidemiología Laboral estudia específicamente el impacto de los factores ambientales de los lugares de trabajo. En ambas, se abordan los conceptos de exposición a riesgos, monitorización de respuestas individuales y su relación.

Conceptos y medidas epidemiológicas

La prevalencia de una enfermedad es el número de casos de la misma en una población y en un momento dados, mientras que su incidencia es el número de casos nuevos que se producen durante un periodo determinado en una población especificada. Son medidas distintas de la frecuencia de una enfermedad o evento, mientras que la parte de la población que puede contraerla se denomina población expuesta al riesgo.

Estos datos son más útiles cuando se convierten en tasas, que calculan dividiendo el número de casos por la población correspondiente expuesta al riesgo y se expresa en casos por $10n$ personas, en un momento determinado. Por ejemplo, estas tasas se usan para valorar la necesidad de atención sanitaria y planificar los servicios de salud. Existen otras tasas que se calculan de manera similar, tales como las de letalidad (muertes/diagnósticos), mortalidad (muertes/población), morbilidad, discapacidad, entre otras.

Dichos cálculos arrojan tasas brutas cuyo inconveniente principal es que no tiene en cuenta que las posibilidades de que algo suceda varían según criterios demográficos y otros factores. Esto a su vez dificulta comparar las tasas brutas obtenidas bajo diferentes condiciones. Entonces, pueden calcularse tasas específicas o ajustadas según grupos concretos de una población definidos por su edad, raza, sexo, ocupación o localización geográfica, etc.

El paso esencial siguiente es comparar la frecuencia entre dos o más grupos de personas que hayan tenido distintas exposiciones. Así, es posible comparar valores absolutos, como la diferencia de riesgos (ej.: entre las tasas de incidencia de un grupo expuesto y otro no expuesto a determinado factor) y la fracción atribuible (dividiendo la diferencia de riesgo por la frecuencia en la población expuesta). También es posible hacer comparaciones relativas, tales como el riesgo relativo (cociente entre los riesgos de que ocurra una enfermedad en el grupo expuesto y en el no expuesto), siendo esto un mejor indicador de la fuerza y verosimilitud causal de una asociación que la diferencia de riesgos.

La razón de momios (en inglés, odds ratio -OR-) es una medida estadística, que se define como la posibilidad de que una condición de salud o enfermedad se presente en un grupo de población frente al riesgo de que ocurra en otro. En epidemiología, la comparación suele realizarse entre grupos humanos que presentan condiciones de vida similares, con la diferencia de que uno se encuentra expuesto a un factor de riesgo, mientras que el otro carece de esta característica. Por lo tanto, la razón de momios o de posibilidades es una medida de tamaño de efecto.

Otra aplicación epidemiológica, además de medir la frecuencia de las enfermedades, es la de evaluar el rendimiento de las pruebas diagnósticas, empleando los siguientes indicadores:

- **Sensibilidad**: Probabilidad de que la prueba sea positiva en las personas que tienen la enfermedad.
- **Especificidad**: Probabilidad de que la prueba sea negativa en las personas que no tienen la enfermedad.
- **Valor predictivo positivo**: Probabilidad de que la persona tenga la enfermedad cuando la prueba da un resultado positivo.
- **Valor predictivo negativo**: Probabilidad de que la persona no tenga la enfermedad cuando la prueba da un resultado negativo.

Relevancia en clínica otoneurológica y laberintológica

Como cierre del presente capítulo, se destaca el marcado crecimiento de la información proveniente de estudios epidemiológicos aplicados a otoneurología y laberintología. Entre los ejemplos al respecto puede mencionarse un estudio observacional sobre incidencia de un tumor laberíntico, cuya detección se vio mejorada por la tecnología imagenológica disponible. Asimismo, es posible evaluar nuevos factores de riesgo, tales como la hipoacusia como consecuencia del uso inadecuado de dispositivos recreativos con auriculares.

En cuanto a epidemiología clínica, pueden citarse trabajos estadísticos complejos que analizan el impacto de la implantación coclear con fines predictivos y la efectividad del uso de diferentes dispositivos protésicos. Incluso es posible estudiar la prevalencia ajustada de infecciones neuroauditivas en función de diferencias poblacionales. También existe evidencia sobre la influencia del ambiente y la dieta sobre la audición humana, así como su compromiso en el contexto de enfermedades profesionales.

Como puede observarse, la convergencia disciplinar y la multicausalidad son evidentes al aplicar las nociones epidemiológicas aquí desarrolladas en el ámbito de la clínica otoneurológica y laberintológica. Se destaca que los ejemplos presentados provienen de algunos de los numerosos trabajos disponibles en la literatura científica, e invitan a proyectar futuras líneas de trabajo en el ámbito local y nacional.

SECCIÓN I: AUDICIÓN

Capítulo 2:

Detección temprana de hipoacusia

Dr. Mario E. Zernotti

La ley 25414 de Detección Temprana y Atención de la Hipoacusia determina que "Todo niño recién nacido en la Argentina tiene derecho a que se estudie tempranamente su capacidad auditiva y se le brinde tratamiento en forma oportuna si fuera necesario". Esta fue la base para el establecimiento del Programa Nacional de Detección Temprana y Atención de la Hipoacusia con el objetivo de lograr una cobertura que llegue a ser universal.

El diagnóstico y el tratamiento oportunos tienen por lo tanto un efecto clave en la socialización y escolarización de esos niños afectados. Permitiendo la adquisición de capacidades cognitivas, un mejor desarrollo de la inteligencia y obviamente de la adquisición del lenguaje.

Introducción

La hipoacusia según datos de la Organización Mundial de la Salud (OMS) afecta a 5 de cada 1000 nacidos vivos. La incidencia de hipoacusias moderadas es de 3 por cada 1000 recién nacidos, y las hipoacusias severas o profundas afectan a 1 de cada 1000 recién nacidos, cifra que aumenta en 1 a 10 de cada 100 RN con factores de riesgo, y 1 a 2 de cada 50 RN que están en las unidades de terapia intensiva. El 20% de todos los casos de hipoacusia corresponden a un problema profundo de audición. Según los últimos registros nacionales el 18% de las discapacidades en nuestro país son debidas a hipoacusia. El más reciente informe de la OMS adelanta que entre el 3 y 5% de la población sufre de hipoacusia y que la proyección muestra que hacia el año 2050 uno de cada 10 personas sufrirán de hipoacusia de algún grado.

Existen numerosas causas, desde congénitas a adquiridas. En algunos países las alteraciones genéticas alcanzan el 80% de los afectados. Dentro de las adquiridas, en nuestro país siguen siendo importantes las infecciones congénitas (toxoplasmosis, rubéola, citomegalovirus, herpes y sífilis), el uso de ototóxicos (gentamicina, amikacina, estreptomicina, vancomicina etc.). Dentro de las causas perinatales , o sea que afectan al niño en el momento del parto la más común es la anoxia neonatal producto de accidentes obstétricos, falta de control prenatal, prematurez extrema y bajo peso al nacer (aproximadamente menos de 1500 gr).

Durante el período infantil otras causas pueden afectar la audición, los ototóxicos por infecciones respiratorias o urinarias, los traumatismos e infecciones como el sarampión o la parotiditis. Finalmente si bien la hipoacusia puede ser adquirida a cualquier edad, durante la primera infancia la meningitis debe ser considerada como un factor de causalidad muy importante en nuestro medio. La falta de vacunación, el desconocimiento o ciertos movimientos en contra del uso de vacunas atentan con la disminución de estos índices.

Objetivos de la detección temprana

Objetivos generales: tamizaje universal

Esto significa asegurar la detección temprana de la hipoacusia en todas las maternidades del sector público y privado, promoviendo el diagnóstico y el tratamiento precoz en los recién nacidos.

Objetivos específicos

1. Desarrollar y fortalecer las redes existentes para la detección de la hipoacusia en las maternidades y hospitales donde se realizan partos, asegurando el acceso oportuno a la pesquisa neonatal auditiva.

2. Optimizar la Referencia y la Contrarreferencia utilizando todos los recursos que ofrece el sistema para los casos con probable resultado positivo.

3. Registrar, mediante un instrumento unificado, a los niños pesquisados y sus características para que, a través del Programa Nacional, se realice la confirmación diagnóstica y su posterior seguimiento.

4. Favorecer la capacitación de los equipos de salud y capacitar al fonoaudiologo del sistema para la detección, el diagnóstico y la derivación oportuna de los casos detectados.

5. Promover conjuntamente con las jurisdicciones y el Programa Nacional la compra del equipamiento necesario para la realización de Otoemisiones Acústicas en las maternidades provinciales y centros estratégicos a determinar.

6. Promover la realización de campañas masivas de comunicación por diferentes medios (gráficos y audiovisuales) acerca de la importancia de la pesquisa.

(Tomado del Programa Nacional de Fortalecimiento de la Detección Precoz de Enfermedades Congénitas Edición 2014 Pesquisa Neonatal Auditiva del Ministerio de Salud de la Nación)

La Pesquisa Neonatal Auditiva debe considerar 4 etapas a saber:

1. Tamizaje o barrido auditivo
2. Diagnóstico temprano
3. Tratamiento precoz y adecuado
4. Seguimiento y rehabilitación

Iº Fase: Tamizaje Universal

Se debe realizar en la maternidad donde el niño nace, antes de la externacion del mismo. S lleva a cabo con Otoemisiones Acústicas (OEA) o en su defecto con Potenciales Evocados Auditivos de Screening. Es necesario aclarar que las OAEs necesitan de un requisito indispensable que el CAE se encuentre limpio de lanugo, liquido meconial, unto sebáceo restos epiteliales y demás. Para ello se aconseja la primera OAE después de 48 hs de nacido

2º Fase: Diagnóstico Precoz

Se habla aquí de diagnóstico de hipoacusia y no de causa de la misma. El uso de Potenciales Auditivos Evocados (ABR o PEAT) permite detectar la existencia de distintas ondas que representan las diferentes estaciones neuronales de la vía auditiva en su pasaje por el tronco cerebral (ondas I-II-III-IV y V). La presencia de onda V nos determina la llegada del impulso auditivo a las estaciones neuronales del tronco cerebral, siendo la onda V la más utilizada para detectar umbrales probables usando un tono click, hasta una intensidad de 35 dB. En el caso de desear determinar umbrales electrofisiológicos por ABR/PEAT a fin de establecer el grado y tipo de hipoacusia presente, se utilizan los tonos PIP o BURST que permiten conocer el nivel del umbral en 4 frecuencias fundamentales 500 Hz., 1,2y 4 KHz.

3º Fase: Diagnostico precoz

Después de dos fallos en el barrido o tamizaje todo niño deberá incluirse en un protocolo de evaluación estricto. El equipo médico-audiológico deberá realizar una serie de exámenes comenzando por la otoscopia u otomicroscopia del oído del niño. El uso de la timpanometría nos ayuda a descartar o confirmar patologías del oído medio. Los Potenciales Evocados Auditivos nos permitirán determinar umbral y topo diagnóstico de la lesión. La solicitud de imágenes por el otorrino nos ayudara a descartar malformaciones de oído interno. Finalmente la interconsulta con el pediatra, el oftalmólogo y el endocrinólogo nos permitirán descartar muchas hipoacusias que se presentan en forma sindrómica. Finalmente el asesoramiento genético sería de gran utilidad. Pero lamentablemente el costo de la secuenciación de ADN es elevado y solo se pide en casos muy sospechosos desde el punto de vista clínico. Lo ideal sería que alrededor de los 6 meses pudiéramos tener el diagnóstico de la hipoacusia y su profundidad.

4° Fase: Rehabilitación

Todo programa de tamizaje auditivo y detección temprana fallaría si solo cumpliéramos todas las fases hasta el diagnostico, ya que nuestro objetivo último es habilitar auditivamente al niño que presenta hipoacusia. Capítulo aparte es si el niño será equipado con audífonos, implante coclear o hará solo rehabilitación, pero esta fase es crucial para el objetivo final de la integración y desarrollo normal del niño con hipoacusia. Se realizará la habilitación auditivo-verbal de todos estos niños equipados con audífonos, así como de los implantados, con el objeto de lograr su oralización y su ingreso a la escolaridad normal.

Capítulo 3

Otoemisiones acústicas

Lic. Ana Carolina Gaitán

Las Otoemisiones Acústicas (OEA) son sonidos débiles registrables en el conducto auditivo externo (CAE) al poco tiempo que el oído recibe el estímulo sonoro, permiten observar externamente los aspectos clave del proceso sensorial. Nos informan de la eficacia coclear. Su ausencia es indicativa de patología coclear, su presencia es equivalente a la integridad funcional del oído medio y la micromecánica coclear.

El descubrimiento de las OEA

Fue el fisiólogo alemán Hermann von Helmholtz quien en el siglo XIX tuvo la intuición de relacionar la anatomía de la cóclea con el mecanismo de los instrumentos musicales y es así que, utilizando un modelo en base a tubos resonadores, descubrió por primera vez la fisiología de la cóclea, sugiriendo acertadamente la ubicación tonotópica de las células ciliadas. El perfeccionamiento del microscopio le permitió además asociar el fenómeno con la distinta conformación celular coclear. Esta teoría de la resonancia fue investigada en detalle en la primera mitad del siglo XX por el húngaro Georg von Békésy, un ingeniero en telecomunicaciones, quien elaboró su teoría de la onda viajera para hallar una explicación a la conducta de la cóclea, capaz de diferenciar tanto amplitudes como diferencias de tono, por este trabajo recibió el premio Nobel de Fisiología en 1961.

En 1948, un físico británico especializado en radiofrecuencias, Thomas Gold, basándose en una serie de experiencias sobre la cóclea, comenzó a poner en duda la teoría de la onda viajera, que por su perfección y por la calidad de los experimentos de von Békésy, aparecía como inconmovible. Para Gold, el comportamiento de la cóclea era activo, y no pasivo, como explicaba von Békésy, atribuyéndole el error a que sus experimentos se basaban en cadáveres, Gold explicaba que el grado de vibración observable en animales vivos era más amplio que lo que podía esperarse de una vibración pasiva en un medio líquido, para él debía existir un mecanismo activo con producción de energía en la generación de los movimientos de la membrana basilar, más tarde completo su brillante hipótesis del "resonador activo" agregando que mediante un micrófono sumamente sensible debería ser posible detectar vibraciones audibles en el CAE originadas por el mecanismo activo vibratorio de la membrana basal y transmitirla en sentido contrario hacia la cadena osicular del oído medio y a la membrana timpánica.

La idea de que las ondas estacionarias podrían existir en la cóclea tenían entonces escasa credibilidad porque el grado de atenuación de la vibración en la cóclea tendría que ser mucho menor que la registrada en los experimentos en laboratorio. Sin embargo, un experimento acústico realizado en 1977 por David Kemp demostró que la combinación de tonos puede ser oída y físicamente registrada con un micrófono ultrasensible sellado en el canal auditivo, demostrando que la energía procedente de la cóclea podía presentarse en el CAE, llamando a estos sonidos que lograba como respuesta al estímulo de un click, "ecos cocleares" que pronto se conocieron también como los "ecos de Kemp".

Al examinar el eco coclear se realizaron rápidamente más descubrimientos. El eco fue analizado en amplitud y frecuencia con respecto al estímulo. La distorsión intrínseca del eco explicaba la existencia de tonos combinados. La dispersión de frecuencia era similar a la ya conocida propiedad de la onda viajera en la que las frecuencias graves viajaban más lentamente que las agudas. En algunos oídos, el eco correspondiente a una estimulación débil devenía fuerte, lo que indicaba un efecto amplificador presente en la cóclea. Esto explicaba como algunos oídos podían emitir tonos continuos por un proceso de retroalimentación. Interfiriendo con el eco gracias a un segundo tono puro se descubrió que la emisión era provocada por un mecanismo que era selectivo en frecuencia al igual que las respuestas del nervio.

El físico americano William Brownell demostró que la única función de las células ciliadas externas (CCE) era la capacidad de contraerse. En 1985 mediante sus experimentos demostró que la estimulación eléctrica de las CCE aisladas "*in vitro*" producía cambios reversibles en la longitud, relacionando este fenómeno con la existencia de proteínas contráctiles, con el gran número de mitocondrias y con un extendido retículo endoplasmático. Además, confirmó sus hallazgos al comprobar que desaparecían las otoemisiones cuando inhibían la contractilidad de las células mediante la administración ototóxicos.

Hoy está generalmente aceptado que la pérdida de la amplificación de las CCE reduce el tamaño de la onda viajera y puede causar elevaciones del umbral del orden de los 60 dB. Cualquier causa que comprometa la integridad de las células ciliadas externas compromete también la función del amplificador coclear, y por ende la audición, en especial de sonidos de baja intensidad ya que aún con una pérdida completa de las CCE, es posible alguna audición puesto que una estimulación suficientemente intensa puede alcanzar y activar las células ciliadas internas (CCI).

Fisiología

Para comprender el mecanismo por el cual se producen las OEA, es necesario tener presentes nociones sobre la fisiología auditiva. Para ello haremos un breve repaso de algunos conceptos a tener en cuenta. La fisiología de la audición se divide en función del tipo de acción que realicen los distintos órganos de la audición:

1. Mecanismos de transmisión. Conducción mecánica de la energía sonora hacia los epitelios sensoriales. El sonido es vehiculizado y ampliado por los mecanismos del oído medio.
2. Transformación eléctrica o percepción. La energía mecánica sonora estimula el órgano de Corti y este, al despolarizarse, estimula la vía nerviosa. La energía mecánica se ha transformado en un impulso eléctrico. De allí se transmite el estímulo por las vías auditivas hacia el cerebro.

Fisiología del oído interno - Función auditiva:

La cóclea es el órgano receptor de los estímulos mecánicos percibidos y ampliados por el oído medio. La distribución tonotópica del sonido a lo largo de sus dos vueltas y media constituyen un primer filtro para la entrada del sonido y su distribución hacia las vías auditivas:

1. Estimulación de la frecuencia en la zona de máxima vibración de la membrana basilar.
2. Contracción de las CCE.
3. Transducción. Despolarización de las células ciliadas.

La mecánica cóclea se inicia por la entrada de la onda sonora por la ventana oval. Esto hace vibrar los líquidos endolinfáticos de la rampa vestibular que se transmite hacia el ápex de la cóclea y el helicotrema. Al trasladarse la onda sonora a través de la rampa vestibular y, debido a la poca resistencia que ejerce la membrana de Reissner, se transmite al unísono por la rampa coclear, haciendo vibrar la membrana basal. Hemos de recordar dos características de la membrana basal, la primera es que está ligada fuertemente a la lámina espiral y al ligamento espiral y, por tanto, la zona que dé máxima vibración es la central, y la segunda es que crece (se multiplica) a medida que se acerca al ápex, lo cual favorece la trasmisión de la onda sonora. Cada frecuencia es capaz de estimular de forma máxima y única una zona de la rampa coclear, siendo las frecuencias más agudas en la membrana basal y las más graves en la zona apical (teoría tonotópica de Von Bekesy). Debido a las características mecánicas de los líquidos, que son incompresibles si la energía mecánica que se origina no se disipara, no se podría desplazar y dañaría los elementos sólidos. Por ello, la onda sonora pasa a través del helicotrema hacia la rampa vestibular para acabar saliendo por la ventana redonda. Así, cuando la platina se comprime vemos cómo se eleva la ventana redonda, fenómeno conocido como el juego de ventanas.

La zona de máxima estimulación de la rampa coclear, y por ello, del órgano de Corti, viene a su vez delimitada de forma más exacta (micromecánica coclear) por la contracción de los cilios de las CCE (por ello, recibe más fibras eferentes para producir su contracción). Al contraerse las CCE acercan y provocan el contacto de la membrana tectoria con los cilios de las CCI, lo que propicia su despolarización.

El movimiento de los cilios inclinándose hacia la estría vascular provoca la apertura de los canales de potasio que al entrar en la célula provocan su despolarización, la activación de los canales de calcio y, por tanto, la liberación de neurotransmisores al espacio sináptico (básicamente mediado por el glutamato). Ésta estimula la despolarización de las dendritas del nervio coclear, trasladando el estímulo hacia la vía auditiva, proceso que recibe el nombre de transducción.

Este es un mecanismo no lineal, y las fuerzas que se generan se transmiten en un camino de retorno al conducto auditivo externo en forma de otoemisiones acústicas (en la no linealidad, la amplitud de la respuesta no es proporcional a la amplitud del estímulo. La no linealidad de la cóclea es compleja, ya que no sólo la respuesta es de menor amplitud que la señal, sino que también se acompaña de otros componentes que no forman parte del estímulo).

Las otoemisiones acústicas

Los sonidos que llamamos OEA son creados en el CAE cuando las vibraciones timpánicas que proceden de la cóclea actúan sobre el aire del CAE creando una presión sonora. Con un CAE abierto el aire puede moverse en ambas direcciones sin crear una presión sonora medible. El movimiento del aire es convertido en una presión sonora solamente cuando el mismo se restringe, por ejemplo, sellando el CAE con una sonda. La medida de la presión sonora está determinada tanto por la adaptación de la sonda al CAE como por la cóclea.

Una sonda normal contiene uno o dos transductores para la estimulación y un micrófono para registrar la señal. La cantidad de vibración de la membrana timpánica necesaria para registrar una OEA en el canal cerrado es extremadamente pequeña. Con las OEA estamos observando movimientos subatómicos.

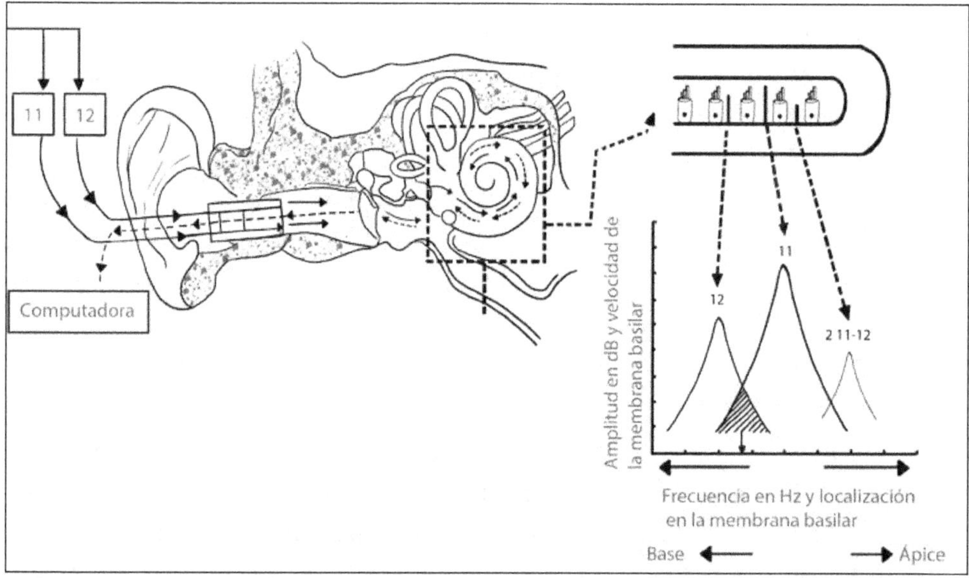

Figura 1: La sonda OEA hace vibrar el aire del CAE el cual transmite la presión sonora al tímpano. Los huesecillos del oído medio transmiten la vibración del martillo al yunque y el estribo, el cual transmite la presión sonora a la escala vestibular de la cóclea. Esta presión es transmitida a través de la membrana basilar y el órgano de Corti al fluido de la escala timpánica, lo que provoca la vibración de la ventana redonda. La oscilación de presión a través de la membrana basilar crea una onda que viaja hacia el ápex a una velocidad de solo 1/100 de la velocidad del sonido en el aire en el caso de un estímulo de tono puro la forma es la indicada. A medida que la onda progresa, es más lenta y crece en tamaño la motilidad de las CCE en sus tres hileras añade energía a la onda la energía se concentra en una cresta que corresponde a una frecuencia. Una causa de la OEA es la reflexión de la onda viajera debido a las pequeñas irregularidades en la posición o actividad de la CCE. Las irregularidades crean una onda viajera en retroceso. Cuando la onda alcanza la base de la cóclea crea una oscilación de presión entre la ventana oval y la ventana redonda. Esta oscilación de presión transmite la vibración al oído

medio. I tímpano hace vibrar el aire del CAE y se crea una presión sonora. La presión sonora creada en el CAE por la vibración coclear constituye la OEA. La sonda contiene un micrófono que registra la OEA. Los círculos amarillos indican que la onda reflejada puede reflejarse otra vez y estimular la cóclea de nuevo. Este proceso cera ondas estacionarias en la cóclea y una fina estructura en el umbral auditivo y en las OEA. Si la amplificación coclear es importante, el proceso puede ser automantenido se trata de una emisión espontánea.

Para lograr una eficiente transmisión de las otoemisiones se necesita de la integridad de todos los componentes de la vía auditiva. Cualquiera sea el impedimento, tanto mecánico como funcional, altera el registro de las emisiones cocleares. El oído tiene como función esencial analizar la amplitud, el rango frecuencial y la localización del origen de las señales auditivas. Pero a su vez necesita transmitirlas a través de la gran densidad del medio líquido del oído interno, de manera tal que logren hacer vibrar la membrana basilar en forma suficientemente efectiva para producir el fenómeno de la transducción del impulso bioeléctrico.

El oído externo recoge la energía sonora del aire y la envía al oído medio. El oído medio transforma la energía sonora en vibración, concentrando la fuerza ejercida por la presión sonora desde la totalidad del tímpano hacia la mucha menor superficie de la ventana oval. Cuando los fluidos cocleares reciben la vibración de la cadena osicular, la energía del estímulo es transmitida del oído medio a la membrana basilar. La interacción de este movimiento con las propiedades físicas de las estructuras cocleares y, en particular, la gradual reducción de compliancia de la membrana basilar desde la base al ápex producen un movimiento al que se denomina "onda viajera".

La onda viajera tiene propiedades especiales que son importantes para las otoemisiones y para la audición Enfoca diferentes frecuencias de la vibración excitando sistemáticamente distintas porciones a lo largo de la membrana basilar creando una "imagen espectral" del estímulo, como se mencionó antes, esto se da por que a nivel del ápice las células ciliadas son más altas y menos rígidas, la membrana basal es más ancha y la membrana tectoria presenta mayor masa, su velocidad se reduce gradualmente para cada frecuencia al propagarse desde la base de la cóclea. Las ondas correspondientes a cada frecuencia se retienen en un lugar diferente y único para cada de ellas a lo largo de la membrana basilar, el resultado es una división tonotópica del estímulo; donde en la zona proximal se localizan las células sensibles a las frecuencias agudas y en la zona distal, las más sensibles a las frecuencias graves. Las células sensoriales están contenidas en el órgano de Corti.

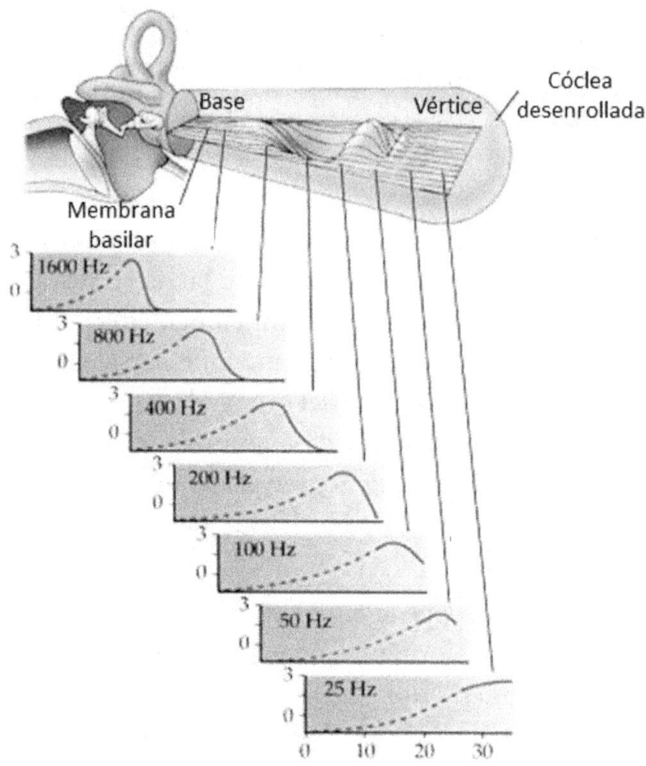

Figura 2: Tonotopía coclear

La salud de la cóclea determina la agudeza de la cresta de la onda viajera y su tamaño, especialmente para señales débiles. En consecuencia, contribuye a la sensibilidad y selectividad de la audición, en una cóclea sana la energía perdida por la resistencia viscosa de los líquidos se compensa con la motilidad de las CCE, las cuales están dispuestas en tres hileras de las cuatro que transcurren a lo largo de toda la longitud de la cóclea. mediante un proceso similar a la amplificación, la energía del estímulo aportada por la onda viajera es reforzada por las CCE de cuyo movimiento se reproduce el estímulo vibratorio sustituyendo la energía perdida ya que permite la consecución de crestas de frecuencias más agudas a lo largo de la membrana basilar.

La hilera más interna de células sensoriales registra los cambios de intensidad de la vibración que alcanza cada posición y convierte esta información en una serie de impulsos nerviosos que, en conjunto, describen el sonido. El nervio auditivo transmite este mapa sonoro a lo largo de la vía auditiva donde sus características significativas son progresivamente extraídas hasta que finalmente se determina el significado del sonido.

Tabla1: Principales diferencias entre las células ciliadas internas y externas (adaptado de Werner, 2013).

	Células ciliadas internas	Células ciliadas externas
Cantidad	3000-3500	17000-20000
Número de filas	1	3
Forma	Piriforme	Cilíndricas
Núcleo	Central	Basal
Retículo endoplasmático	Simple	Profuso con cisternas en la superficie
Mitocondrias	Redondas	A lo largo de la célula
Contactos	No contactan con la membrana tectoria	Contacta la estereocilia con la membrana tectoria
Insertadas en forma de	V	W
Estereocilias	Corta y gruesa	Alta y delgada
Inervación aferente	95%	5%
Función	Sensorial	Motora
Electromotricidad	Negativa	Positiva
Contenido del glucógeno	Alto	Bajo
Receptores sinápticos	No acetilcolina	Acetilcolina- gaba
Fibras inervantes	Mielínicas tipo i	Amielínica tipo ii
Recibe fibras eferentes	De la oliva lateral superior	De la oliva medial superior

Características generales de las Otoemisiones Acústicas:

- Son objetivas
- No invasivas
- Rápidas
- Individuales
- Reproducibles
- Reflejan salud coclear

Diferentes tipos de OEA

LAS OEA pueden clasificarse según el tipo de estímulo empleado para evocar su aparición. Las otoemisiones acústicas espontáneas son sonidos de frecuencia pura generados por la cóclea en ausencia estimulación acústica externa. El resto de las otoemisiones requieren algún tipo de estímulo que las origine, y estos estímulos pueden ser transitorios (tipo clic o burst) o dos tonos continuos cuando se registran productos de distorsión.

OEA espontáneas

Son emisiones de espectro frecuencial muy estrecho, no mayores a 30Hz que se registran en el conducto auditivo externo sin necesidad de estimular con una señal acústica que al parecer tienen su origen en los micromecanismos autorreguladores cocleares normales. Aportan información sumamente valiosa sobre el estado de la cóclea, pero no tienen la misma aplicación clínica que las otras emisiones cocleares, simplemente porque su ausencia no significa necesariamente una función anormal.

En general, las otoemisiones espontáneas pueden ser única o múltiples, pueden ser uni o bilaterales, alcanzan una amplitud de hasta 25 dB, y son de banda muy estrecha, nunca más de 50 Hz. No se registran en pérdidas mayores a 30 dB. Diversos estudios han tratado de establecer su prevalencia en la población infantil y en la de adultos. Lamprecht-Dinessen, en 1998, las encontró en el 90%de neonatos mujeres y el 73% de los varones, a los 6 años de edad la prevalencia había descendido al 77% en las niñas y al 68% en los niños. En adultos, las estadísticas son muy variables, pero en general rondan el 50%. La emisión aparece siempre y lo hace en la misma frecuencia, aunque tiende a desaparecer con la edad y muestran amplias variaciones en registros espaciados por intervalos de tiempo.

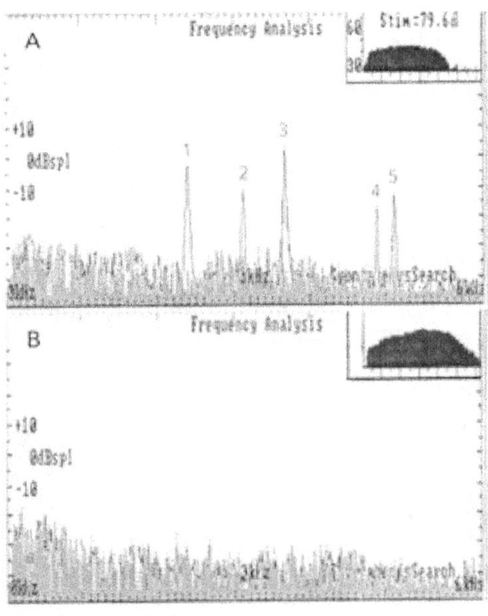

Figura 3: Registro de otoemisiones espontaneas. A) Presentes [1-5]. B) Ausencia de OEAe. (ilustración "Tratado de Audiología" 2a edición. Barcelona- España: Elsevier Masson, 2013).

OEA transitorias (OEAt)

Son otoemisiones acústicas obtenidas en el CAE tras un estímulo transitorio que se repite cada 20 ms. Para lograrlo pueden utilizarse varios tipos de estímulos, de los cuales los clicks y los tonos burst son los de mayor aplicación. Ambos se caracterizan por ser de muy corta duración y su rápida transitoriedad le han conferido el nombre propio al tipo de respuesta que originan. El "click" es un ruido de banda ancha, en el cual todas las frecuencias incluidas tienen aproximadamente la misma amplitud. Los límites están dados por las propiedades de los auriculares y la calidad de ajuste de la sonda en el canal auditivo. Las respuestas de las OEAt se dará dentro de ese espectro frecuencial amplio, desde 600 a 6000 Hz, con la misma morfología aplanada pero presentando además valles que son característicos a cada individuo y de cada oído. El "tono burst" es una señal tonal también sumamente breve con un crecimiento muy rápido que contiene una o varias frecuencias a máxima amplitud, permiten estimular la cóclea con mayores intensidades que con click, ya que con estos últimos se produce una clara distorsión cuando se pretende alcanzar amplitudes máximas.

En su origen se encuentran implicados mecanismos no lineales de distorsión, relacionados con la amplificación que se produce sobre la onda basilar, y fuentes de reflexión directa que representan el reflejo que la energía sonora entrante genera en diferentes zonas distribuidas por la membrana basilar. A pesar de que este último mecanismo no se ha esclarecido por completo, conceptualmente sería el único capaz de generar las otoemisiones con amplitud suficiente para ser registradas desde el CAE. Se correlacionan con umbrales auditivos de hasta 25-30 dBHL, ya que no se registran cuando éstos superan ese nivel.

La prevalencia de las OEAt en humanos con oídos con audición normal se acerca prácticamente al 100%. Cuando no se han registrado, la causa de las fallas podría deberse a mal funcionamiento del equipo, defectos en la técnica empleada, ajuste de sonda por ejemplo, excesivo ruido ambiental o fisiológico, o bien alguna patología ORL que no ha sido diagnosticada correctamente.

No se han encontrado diferencias significativas en la amplitud de las OEAt de los recién nacidos respecto a la lateralidad o al sexo. Estas diferencias aparecen en el adulto. Son varios los factores relacionados con condiciones anatómicas del oído que modifican las otoemisiones en función de la edad; a) el volumen del canal aumenta con la edad; b) la frecuencia de resonancia del conducto auditivo adulto se encuentra entre los 2500 y los 3000 Hz, mientras que en el infante, hasta los seis meses de vida está entre los 4000 y los 4500 Hz; c) el estado del oído medio también sufre variaciones etarias, y d) en el momento del nacimiento (y más notorio en los prematuros) el sistema inhibidor eferente alcanza su total maduración recién al año de vida extrauterina.

Reproducibilidad: este concepto está ligado en el registro de las OEAt al de la correlación porcentual de las respuestas, que a medida que se acerca al 100% asegura la confiabilidad de la investigación. Cada grupo de expertos que ha contribuido al diseño y fabricación de un equipo recomienda un porcentaje de reproducibilidad determinado. Esta correlación está condicionada por la amplitud de las emisiones, el nivel de ruido y la diferencia señal-ruido.

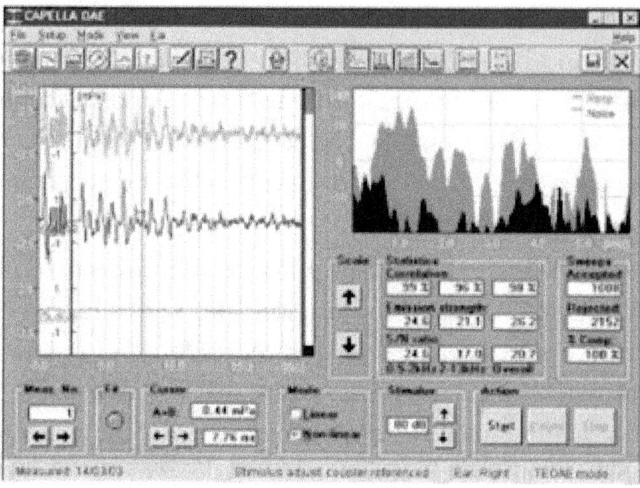

Figura 4: Pantalla de un equipo de OEA registro de una OEAt normales. Dos medidas independientes son superpuestas para confirmar la reproducibilidad (A y B) el análisis espectral de la respuesta (recuadro superior derecho) muestra la energía de las dos respuestas independientes A y B (rojo) y el espectro de ruido (negro) obtenido por sustracción de las dos respuestas independientes A y B. Nótese que la respuesta (región roja del espectro) está claramente por encima del ruido (parte negra del espectro).

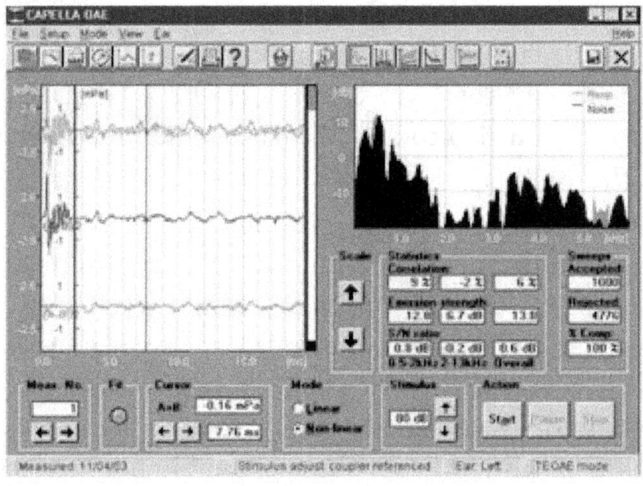

Figura 5: Registro de OEAt ausentes. Nótese que en el espectro sólo aparece la zona de color negro (correspondiente al ruido) y no se aprecia respuesta de OEA. (ilustraciones de INFO-MED; Dr. Oreste Gonzalez Torres, Cuba 2011)

OEA por Producto de Distorsión (OEApd)

Se las denomina así debido a que estos sonidos producidos en la cóclea constituyen una respuesta distorsionada por la intermodulación originada en el oído interno cuando es estimulado con dos tonos simultáneos de frecuencia muy cercana, a los que se conoce como "tonos primarios". El tono de respuesta de la otoemisión lograda no se encuentra presente en los estímulos utilizados para estudiarla. El origen del producto de distorsión se encuentra en un proceso intracoclear particularmente asociado con los movimientos no-lineales de las células ciliadas externas sanas. Este proceso responde a estímulos sonoros de baja amplitud utilizando la energía metabólica para incrementar el movimiento de la membrana basilar en las proximidades de la frecuencia correspondiente.

Por convención, el tono de frecuencia más grave se denomina f1 y su correspondiente nivel de amplitud, L1, mientras que el tono de frecuencia más aguda es f2 y su amplitud L2. Se llama relación f2/f1 a la separación entre estímulos, típicamente de 1,2 aproximadamente a un 1/3 de octava. La cóclea estimulada de esta manera genera varios productos de distorsión, pero siempre se identifica y se trabaja con el denominado producto de distorsión 1 (DP1 o también tono de distorsión cúbica), correspondiendo su lugar de aparición en el rango frecuencial a la fórmula matemática 2f1-f2. Todos los equipos registran este tono DP 1 debido a que es el producto de distorsión de mayor amplitud entre mamíferos, y algunos permiten también el análisis de 2f2-f1. A fin de facilitar la comprensión del estudio, se hacen coincidir las frecuencias de los DP con las frecuencias usadas en el audiograma tonal, de manera tal que f2 coincida con las frecuencias audiométricas de bandas similares (1000 Hz, 2000 Hz, 3000 Hz, etc.).

En cuanto a la función de la amplitud, ambos tonos estímulo pueden presentarse con la misma amplitud (L1=L2) o bien pueden ser distintos (L1≠L2). En una relación L1 – L2 igual o mayor a 10 dB, la región de la membrana basilar de la cóclea estimulada se aproxima a la frecuencia de f2. No se aconseja la relación L1<L2 pues con la misma solo se obtiene DP de muy baja amplitud. La relación L1 = L2 fue utilizada con éxito desde el principio, pero últimamente se ha impuesto el cambio por la relación L1>L2, por considerar que cuando se utilizan estímulos de mediana intensidad se obtiene mayor sensibilidad ante las disfunciones cocleares, como a las debidas a ototoxicidad y exposición al ruido.

Las OEApd desaparecen cuando el umbral auditivo tonal se eleva por encima de los 45 dB. Las OEApd pueden analizarse a través de tres formas distintas de registro: en el espectro de frecuencias, como DP- grama (Dipigrama) y como señales de entrada/ salida. La forma más comúnmente utilizada es el DP-grama, aunque hay que hacer una salvedad con respecto a su interpretación ya que es natural comparar el DPgrama con el audiograma. Ambos proporcionan niveles sonoros en función de la frecuencia, pero son dos pruebas diferentes. En el DP-grama el nivel de presión sonora es dBSPL de las OEA se registra en función de la frecuencia, pero en el audiograma se registra dBHL. Aunque el nivel de Producto de Distorsión medido (Ej.: 15 dBHL), los valores significan dos cosas distintas. El DP-grama es solamente una prueba objetiva de los primeros pasos de la audición, mientras que el audiograma es una prueba subjetiva de toda la vía auditiva.

Con relación a la edad de prevalencia para los productos de distorsión Lonsbury-Martin y colaboradores estudiaron el comportamiento de las OEApd en oídos clínicamente normales, encontrando que la amplitud de las emisiones obtenidas disminuye con la edad, en especial por encima de los 2000 Hz. Otros investigadores, tales como HE y Schmiedt (1996) compararon OEApd en grupos de individuos jóvenes y adultos hipoacúsicos, encontrando más afectada la amplitud en jóvenes, sugiriendo que este efecto se relacionaba más con el origen de déficit perceptivo, en este caso jóvenes con pérdidas inducidas por ruido (que origina una disfunción de las células ciliadas externas) versus adultos por presbiacusia (que sugiere además daños neurológicos y de la estría vascular)

Con respecto al sexo de prevalencia, los mismos autores encontraron mayor amplitud en mujeres, inclusive, es posible que existan latencias menores de los productos de distorsión debido a la menor longitud de la cóclea en el sexo femenino.

Algo para tener especial atención cuando se miden OEApd por encima de los 5000 Hz es la posibilidad de que las ondas estacionarias que se producen en el conducto auditivo interfieran con el registro. Probablemente las mismas contribuyan el principal motivo de las variaciones que suelen hallarse en estas frecuencias cuando se efectúan mediciones repetidas en una misma persona.

Aunque cada uno de los tipos de otoemisiones descriptas posee propiedades peculiares que proporcionan una visión característica de la función de las CCE, no todos los tipos de OEA tiene la misma potencial utilidad para ser empleados como métodos diagnósticos de la audición. Por ejemplo, si un oído presenta OEA, puede considerarse que se trata de un oído "sano", por lo menos, para esa región frecuencial en la cual se ha registrado la otoemisión.

Las OEAt representaron el tipo de otoemisiones evocadas con mayor proyección de futuro ya que sus técnicas de registro estaban bien desarrolladas, y podían ser sencillamente aplicadas para su medición. Como inconveniente de este tipo de OEA hay que reconocer la limitación de las OEAt para estudiar un rango frecuencial concreto. La información que proporcionan se valora por su capacidad de discernir la presencia o ausencia de la facultad coclear de producir emisiones acústicas, pero proporciona pocos detalles sobre la funcionalidad específica sobre esa región frecuencial concreta.

Las OEApd constituyen una esperanzadora promesa como prueba objetiva de la actividad de las CCE, que pueden completar directamente a la audiometría convencional. Los productos de distorsión son capaces de investigar intencionalmente una región frecuencial específica, valorando así la extensión de la reserva celular coclear de un dominio frecuencial audiológico concreto, en oídos agredidos por distintos agentes externos. Este particular tipo de otoemisiones proporciona la oportunidad de investigar los umbrales y la función supraumbral de las células ciliadas.

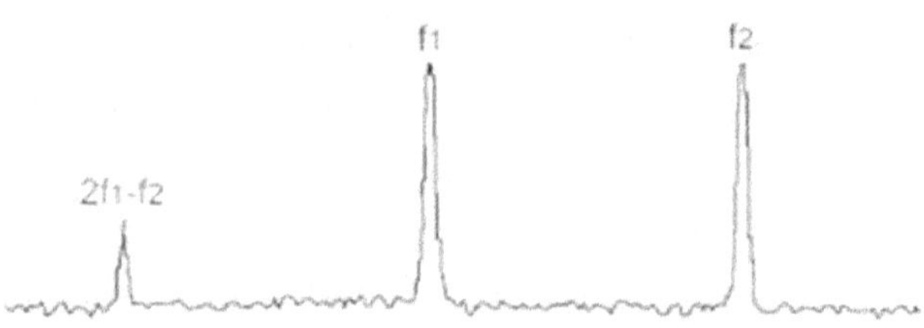

Figura 6: Los productos de distorsión reflejan la no linealidad de una cóclea en buen estado funcional. En respuesta a dos tonos de frecuencias f1 y f2, la cóclea emite varios productos distorsiones. Por ejemplo, un 2F1-F2.

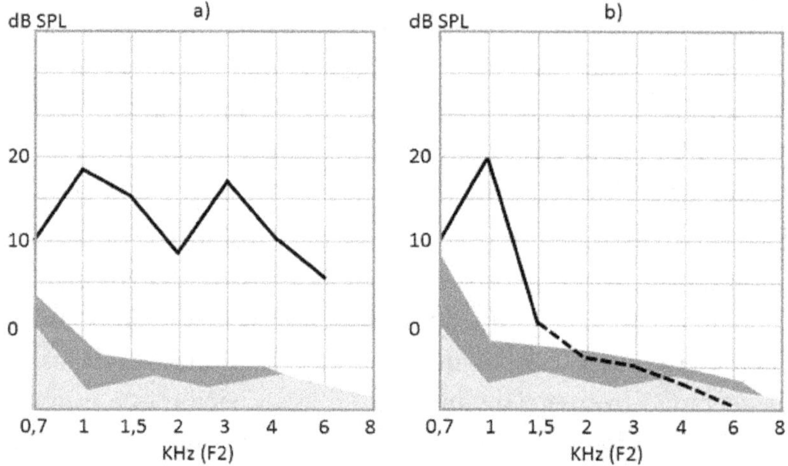

Figura 7: DPgrama: A) Respuesta Normal. B) Ausencia de OEApd.

Todos los equipos fabricados para el registro de otoemisiones acústicas presentan parámetros preestablecidos, y los más complejos ofrecen también la posibilidad de variar parámetros a fin de mejorar las respuestas o bien para facilitar diferentes investigaciones. Hasta el momento no hay normas precisas de orden internacional, como ISO o ANSI para uniformar los equipos, tal como existen para otros equipos de diagnóstico audiológico como los audiómetros y los impedanciómetros, por lo que se debe ser muy cuidadoso al seleccionar el instrumento a usarse en la práctica clínica, fundamentalmente con el conocimiento de los parámetros utilizados por el fabricante del aparato que voy a utilizar.

Aplicaciones clínicas

El estudio de las otoemisiones acústicas se ha focalizado en la capacidad que tienen de identificar las hipoacusias neurosensoriales periféricas, detectando a los sujetos con pérdida auditiva superior a 40 dBHL. No obstante, nos permite, además el estudio del comportamiento del Sistema Auditivo Sensorial o Coclear, a nivel de las CCE, responsables de las propiedades discriminativas y sensitivas de los sonidos y del sistema eferente medial coclear. Pero para que esta afirmación alcance verdadera validez es necesaria la integridad del oído medio, ya que se produce una alteración de los registros siempre que se modifique la función de transmisión directa o inversa, desapareciendo la OEA en todas aquellas hipoacusias de transmisión en las que los umbrales de la vía aérea se elevan por encima de 30-35 dB. Por lo tanto, en todos aquellos casos en los que no se registren otoemisiones es imprescindible descartar enfermedades de oído medio antes de establecer la relación de ausencia de OEA con patología coclear.

Algunas de las utilidades clínicas de las OEA:

- Diagnóstico de hidropesía endolinfática: pueden estar presentes, en la fase inicial, sólo distorsión mecánica de la membrana basilar sin lesión coclear.
- Determinación objetiva de hipoacusias psicógenas.
- Selección de candidaturas de pacientes para Implante Coclear.
- Pacientes difíciles de evaluar con otros procedimientos (niños con hándicaps asociados o pacientes simuladores)
- Identificación de portadores recesivos de sorderas hereditarias.
- Neurinoma del VIIII par: Algunas vías de investigación se encaminaron a la aplicación de las otoemisiones en el diagnóstico de las neurinomas del VIII par, entendiendo que en esta patología deberían estar presentes y los registros de los potenciales evocados auditivos del troncocerebral presentarían un incremento en los intervalos I-V o ausencia de registro.
- Neuropatía auditiva: En los casos de Neuropatía Auditiva las OEA resultan muy útiles, ya que los pacientes evaluados presentan registros de PEA ausentes o con distorsión, indicando alteración del VIII par y con una actividad coclear normal, ya que precisamente son reflejo de los micromecanismos activos cocleares. Entre las etiologías de la neuropatía auditiva se encuentra la hiperbilirrubinemia, las enfermedades neurovegetativas, neurometabólicas, enfermedades desmielinizantes, neuropatías inflamatorias, hidrocefalia, meningitis y parálisis cerebral.
- Monitorización: En los casos de ototoxia y en trauma acústico el uso

de las OEA puede representar una forma objetiva y sensible de monitorizar cambios en la función de las CCE, comparable a otras técnicas como la electrococleografía, o la audiometría convencional.

- Screening auditivo de recién nacidos mediante OEA: su utilización a fin de detectar perturbaciones neurosensoriales en los recién nacidos es la más difundida y la que ha generado el mayor desarrollo de investigaciones y el diseño de equipos. Los programas de screening auditivo deben tener como objetivo estudiar ambos oídos como mínimo en el 95% de todos los recién nacidos; detectar todos los casos de pérdida auditiva bilateral superior a 40 dB; obtener un índice de falsos positivos igual o inferior al 3% y un índice de falsos negativos de 0; conseguir una tasa de remisión para estudio audiológico y confirmación del diagnóstico menor del 4 % y diagnosticar definitivamente la hipoacusia antes de los 6 meses de edad, para que sea posible iniciar la rehabilitación.

Según la Organización Mundial de la Salud (OMS) la incidencia de hipoacusia neonatal se sitúa en torno a 5 de cada 1000 recién nacidos vivos. La incidencia de hipoacusias moderadas es de 3 por cada 1000 recién nacidos y las hipoacusias severas o profundas afectan 1 de cada 1000 recién nacidos. En nuestro país en el año 2001 se sancionó la ley 25.415 que ordena la realización del Programa Nacional de Detección Temprana de Hipoacusia, un gran avance en la política sanitaria de la Argentina. En el mismo, se establece que todo niño recién nacido tiene derecho a que se estudie tempranamente su capacidad auditiva y se le brinde tratamiento en forma oportuna. Su obligatoriedad alcanza a las obras sociales y a las empresas de medicina prepaga, además de las instituciones públicas. En este sentido, el Programa establece la realización del tamizaje auditivo a todo niño que nace, antes del primer mes de vida. Entre las ventajas de realizar el test de otoemisiones acústicas se encuentran:

- Es un estudio objetivo.
- Es simple de realizar.
- Atraumático.
- Es confiable.
- Es reproducible.
- Es rápido ya que en pocos minutos pueden evaluarse ambos oídos.

A continuación, se describe brevemente el Programa Nacional de Detección y Atención de la Hipoacusia con que actualmente contamos donde se detallan los pasos a seguir para el cumplimiento adecuado del Screening neonatal en la Argentina.

Protocolo normativo programa de deteccion - identificacion e intervencion temprana en la hipoacusia infantil

NIVEL I- PESQUISA: Incluye la búsqueda de factores de riesgo auditivo de acuerdo al Protocolo vigente del Joint Committee on Infant Hearing- JCIH- de 2007.

FACTORES DE RIESGO Joint Commitee 1998-2007:

- Antecedentes familiares de HNS en niños y adultos jóvenes.
- Antecedentes de TORCHS.
- Anomalías craneofaciales.
- Peso al nacer menor a 1500 g.
- Hiperbilirrubinemia con indicación de exanguineotransfusión.
- Medicación con ototóxicos.
- Meningitis bacteriana.
- Puntuación de Apgar de 0-4 en el 1er minuto de vida, o de 0-6 a los 5 minutos.
- Ventilación mecánica asistida por 5 días o más.
- Signos u otros hallazgos asociados con síndromes conocidos que pudieran incluir hipoacusia neurosensorial o conductiva.

NIVEL II- DETECCION: la prueba de tamizado o Screening auditivo neonatal permite identificar, dentro de las primeras horas de vida, si el recién nacido presenta algún tipo de pérdida auditiva. Esta evaluación se realiza en unidades médicas, hospitales o maternidades donde se atienden los nacimientos, para lo cual se debe disponer de equipos de OEA, Potenciales Evocados Auditivos de Tronco Cerebral (PEAT) con tonos click.

NIVEL III – IDENTIFICACIÓN DIAGNOSTICA: todos los niños que hayan tenido DOS FALLOS al Screening, deberán ser evaluados por el equipo médico-audiológico y realizarán los siguientes estudios:

- Otomicroscopia: El médico otorrinolaringólogo observará la presencia o no de otopatía secretora, si el CAE es permeable o no, y procederá con el tratamiento correspondiente. Luego de revertir la patología mecánica que hubiera, o de ser su examen otomicroscópico negativo, derivará a las pruebas audiológicas de diagnóstico diferencial.
- Timpanometría: será realizada en cada oído, por el audiólogo, a fin de verificar el estado funcional del oído medio y su correlato con la

otomicroscopía, así como con las restantes pruebas audiológicas de diagnóstico.

- Reflejos acústicos: se evaluará en forma ipsilateral determinando su Ausencia o Presencia.
- Potenciales Evocados Auditivos: Se realizarán los PEAT d para la determinación de umbrales electrofisiológicos para las frecuencias estudiadas, permitiendo conocer el estado de las frecuencias esenciales para el desarrollo del habla.

PROTOCOLO DE EVALUACION LUEGO DEL 4º 5º MESES DE VIDA: A todos los procedimientos anteriores de evaluación pediátrica de la audición, se agregan aquellas que permiten, a estas edades tempranas, observar la conducta auditiva frente a estímulos acústicos. Por ejemplo Audiometría por Refuerzo Visual (VRA), a fin de conocer los umbrales particulares de cada oído por separado y las Pruebas de Percepción del Habla, utilizadas para determinar el uso funcional que el bebé está haciendo de la información auditiva, atendiendo a las posibilidades de falta de maduración.

NIVEL IV- INTERVENCION TERAPEUTICA: En esta instancia se incluyen: Equipamiento y adaptación de dispositivos de ayuda auditiva (Audífonos, Audífonos implantables, Implantes Cocleares), Terapia de Habilitación y Rehabilitación auditiva.

Algoritmo de Tamizaje en niños recién nacidos sin y con alto riesgo auditivo:

Figura 8: algoritmo de tamizaje en niños sin alto riesgo

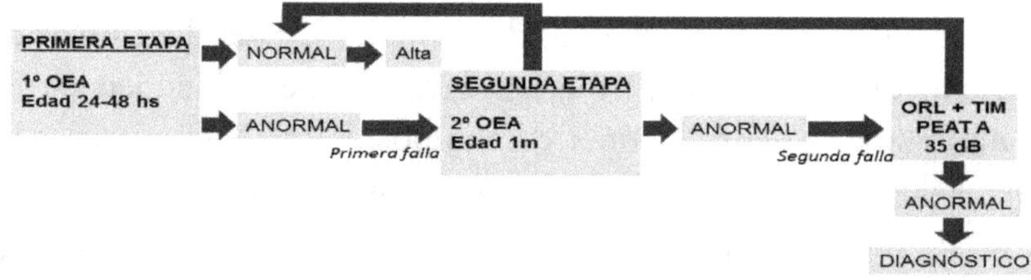

Figura 9: algoritmo de tamizaje en niños de alto riesgo

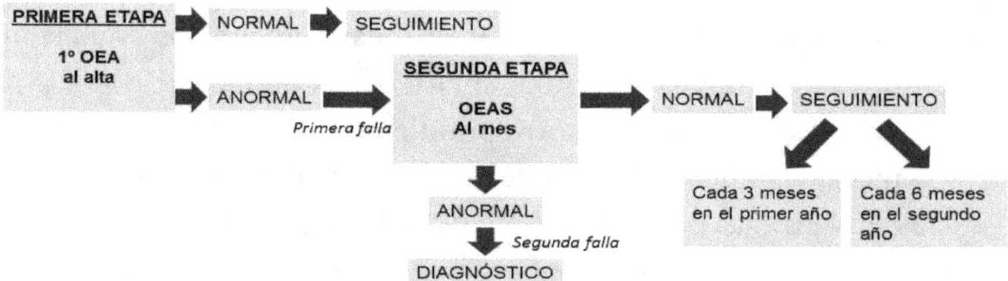

Conclusión

Cuando usamos las OEA para examinar el oído estamos interesados en el vigor de la respuesta de las CCE para los sonidos de la banda audible de frecuencias. Una respuesta a dicha estimulación confirma la salud de muchos elementos del oído. Para tener una OEA robusta es preciso:

- Las condiciones de registro deben ser buenas con la sonda bien colocada sellando el CAE, el ruido de fondo reducido al mínimo y una estimulación realizada correctamente.
- El oído medio debe funcionar correctamente.
- La anatomía de la cóclea debe ser normal con la membrana basilar, el órgano de Corti, la membrana tectoria y la membrana de Reissner correctamente formados y configurados.
- La estría vascular, la constitución iónica de la endolinfa, su presión y potencial eléctrico deben ser normales.
- La electromotilidad de las CCE debe estar conservada.

Unas OEA fuertes confirman un estado saludable. Las OEA no pueden informarnos directamente acerca de la condición de las CCI y del nervio auditivo. Las OEA confirman transmisión normal de la estimulación dentro de la cóclea pero no la recepción en la vía auditiva. Las OEA son una prueba del estado coclear pero no una prueba de audición. Aunque si forma parte de la batería a utilizar para lograrlo.

Capítulo 4:

Potenciales evocados auditivos

Méd. María Fernanda Di Gregorio

Introducción

Podemos definir como Potenciales Evocados Auditivos (PEA) a un grupo de estudios electrofisiológicos, que se realizan aplicando un estímulo externo sonoro en la vía auditiva, y por este estímulo se obtiene una respuesta (potencial de acción neuronal), estas son recogidas y evaluadas por medio de un sistema de amplificación el cual nos va a permitir promediar y estudiar la respuesta del sistema nervioso auditivo. Se obtienen así registros de aparición de estas respuestas eléctricas que presentan diferentes latencia y amplitud y que son las respuestas de la actividad generada por el sistema nervioso auditivo en sus diferentes sectores como respuesta a la estimulación acústica.

La estimulación de la vía auditiva se realiza mediante un sonido clic. Este estímulo mecánico se transforma en el órgano de Corti en un estímulo eléctrico que recorre la vía auditiva hasta alcanzar la corteza cerebral.

Desde que se estimula el órgano de Corti hasta la llegada de la información a la corteza transcurren aproximadamente 300 ms, y este período se denomina latencia. En función de qué segmento de tiempo estudiamos dentro de esa latencia, podemos clasificar los potenciales evocados en (figura 10):

a. Potenciales de corta latencia:

- Microfónicos cocleares: estudia la actividad eléctrica coclear.
- Electrococleografía: 1-4 ms.
- PEAT: 10 ms.
- Potenciales estado estable: 2-15 ms.

b. Potenciales de latencia media: 15-80 ms.

c. Potenciales de latencia larga: 80-300 ms. (P300).

d. Potenciales de latencia ultralarga: 300-750 ms.

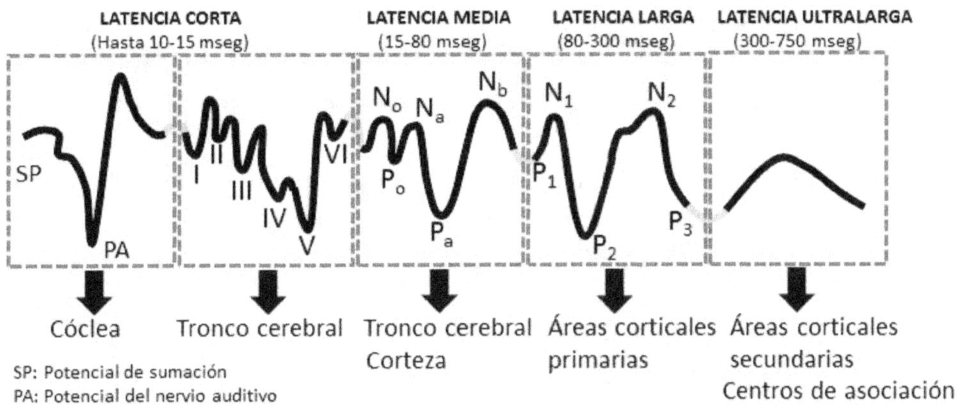

Figura 10: clasificación de los potenciales según latencia.

Equipos de obtención de PEA: para la realización de estos estudios existen distintos modelos de equipos, pero todos están básicamente formados por los siguientes componentes:

- Una fuente emisora de estímulos (estimulador) el cual, mediante auriculares, que pueden ser de inserción o aéreos, serán los encargados de llevar el estímulo acústico.
- Electrodos de superficie son los encargados de leer los potenciales de acción y llevarlos al preamplificador.
- El receptor y preamplificador que será el encargado de recibir y amplificar los potenciales de acción de la vía auditiva en las diferentes estaciones neuronales.
- Una computadora con un software específico permitirá promediar y registrar las respuestas obtenidas por los electrodos de superficie, y de esta manera obtener un registro objetivo de la respuesta provocada por el estímulo sonoro en la vía auditiva.

Potenciales de corta latencia

Son los potenciales que aparecen en nuestro sistema de registro transcurridos entre 0 y 10 / 12 ms de producida la estimulación con clic. Estos son la Electrococleografia con sus potenciales el microfónico coclear, potencial de sanación y el potencial de acción y luego los Potenciales Evocados Auditivos de Tronco Cerebral.

Electrococleografía (ECOG): nos permite obtener el registro de un episodio electrofisiológico de la cóclea. El registro puede realizarse de dos maneras:

- Técnica transtimpánica: consiste en colocar un electrodo sobre el promontorio a través del tímpano, la técnica es invasiva, de difícil utilización ya que se necesita personal médico entrenado, microscopio y paciente muy predispuesto o bajo sedación. Por todo lo anterior no es muy usado.

- Técnica extratimpánica: se considera no invasiva debido al uso de los dos electrodos uno de bola que se coloca en conducto auditivo externo, a 2-4 mm de la membrana timpánica, y el electrodo de referencia que se coloca en área frontal. los estímulos utilizados son "clics". Las ondas que se registran en la computadora conectada a los electrodos representan la respuesta del órgano de Corti, la primera porción del nervio auditivo y el recorrido del mismo nervio hasta la corteza cerebral.

La ECoG representa la promediación de la actividad electroencefalográfica en los primeros 5 ms tras la presentación de un estímulo acústico. En esta base de tiempo se identifica el potencial de sumación coclear (PS) y el potencial de acción del nervio auditivo (PA). Todas estas respuestas pueden ser registradas conjuntamente o por separado.

Potencial microfónico: Su origen se encuentra en las células ciliadas externas. Este potencial reproduce eléctricamente, en forma de fluctuaciones de voltaje, las características físicas de la frecuencia del sonido que lo originan. Reflejan objetivamente el funcionamiento del órgano de Corti.

Potencial de sumación: es un potencial ligado a las células ciliadas internas, precedido de uno positivo ligado a las células ciliadas externas. Este potencial no se ve alterado con la polaridad del estímulo, por lo tanto, utilizamos estímulos alternos. De este modo el microfónico se anula, evitando la contaminación del potencial de sumación. Este potencial tiene un umbral muy elevado, siendo necesarios estímulos de gran intensidad para su registro. Su principal uso en clínica se refiere a la evaluación de la etapa en la que se encuentra la enfermedad de Ménière, se considera que un aumento del cociente PS/PA, es característico del hidrops. El potencial de acción del 8vo par está generado por las descargas sincrónicas de las fibras del VIII par. Para su obtención se utilizan estímulos alternos, con el fin de eliminar el potencial microfónico, que podría contaminar su registro. Este potencial es el mismo que la onda I detectada al hacer el PEATC, pero registrado desde regiones más próximas a su origen con lo que se obtienen amplitudes mejores facilitándonos su análisis. Con este potencial se puede determinar el umbral de audición. La amplitud del potencial de acción es directamente proporcional a la intensidad del estímulo utilizado y por contra su latencia es inversamente proporcional a la intensidad del estímulo. A partir de estos parámetros, intensidad, latencia y amplitud, podemos configurar una gráfica relacionándolas. A esta estructura se le denomina electrococleograma. Así obtendremos dos curvas: una que relaciona intensidad y amplitud, y la otra la intensidad con la latencia. La mayoría de los autores consideran que un aumento del cociente PS/PA utilizando clics, es característico del hidrops. Un 85% de la población con enfermedad de Ménière, cumplen con los criterios electrofisiológicos de enfermedad de Ménière según los parámetros de la ECoG (PS/PA 0,5). Se considera que este estudio aporta información fidedigna del progreso de la enfermedad y existe correlación con su estadio diagnóstico.

En el diagnostico topográfico es posible diferenciar si la lesión se debe a patología en la cóclea (ausencia de PA Y MC) o retrococlear (presencia de MC con ausencia de PA) En hipoacusias conductivas hay aumento de la latencia del PA. Podemos tomar como normal a un trazado de ECoG que tiene un umbral de aproximadamente 20 dB, una latencia al umbral de 5 ms, con una variación progresiva de 1,5 a 4 ms desde los 80 dB al umbral, respuesta con una onda lenta positiva al umbral, onda difásica sobre el umbral y una onda rápida negativa a partir de 60 dB (figura 11).

En hipoacusias neurosensoriales se describen 5 tipos de trazados patológicos de ondas:

- PA disociado presente en hipoacusias neurosensoriales de altas frecuencias
- PA difásico aparece una primera deflexión negativa, seguida de una positiva, corresponden a hipoacusias neurosensoriales de perfil plano.
- PA disincrónico luego del PA aparecen una serie de deflexiones no comunes
- PA anormal la deflexión positiva esta antes que la negativa. se observa en la retrococleares.
- PA ancho se observa en Ménière y en neurinomas del VIII par.

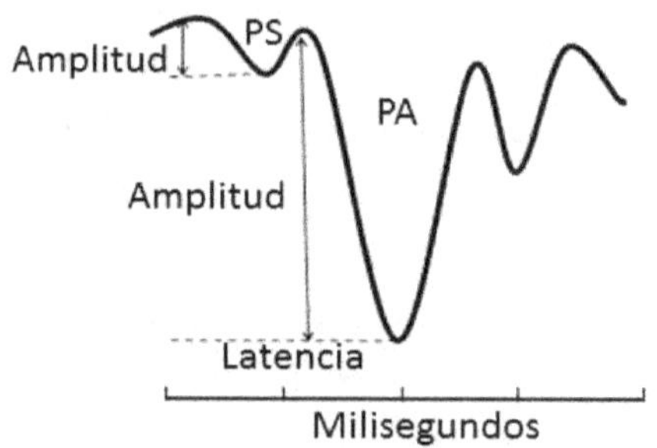

Figura 11: Grafico de electrococleografia normal

Potenciales evocados auditivos de tronco cerebral

La vía auditiva consta de una serie de estaciones nerviosas, que son recorridas por el estímulo acústico provocando potenciales de acción que identificaremos en el trazado obtenido como las siguientes ondas (figura 12):

- Onda I: actividad eléctrica del ganglio espiral.
- Onda II: parte posterior del núcleo coclear antero-ventral y zona anterior del núcleo coclear posteroventral.
- Onda III: parte anterior del núcleo coclear antero-ventral ipsilateral y núcleo medial del cuerpo trapezoide contralateral. Complejo olivar superior
- Onda IV: Células del lemnisco lateral y/o
- Onda V: Colículo inferior.

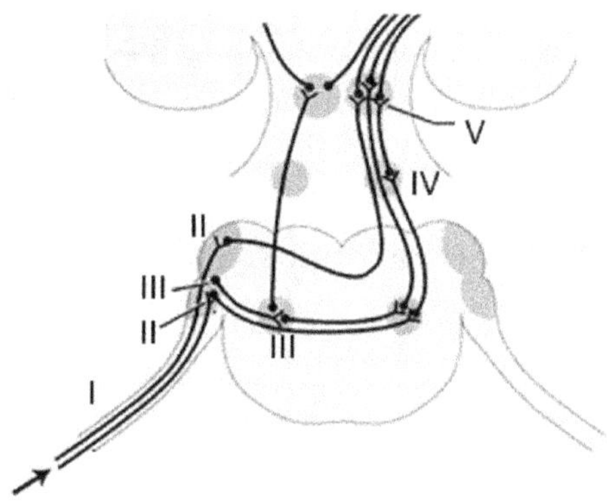

Figura 12: estaciones neurales y correlación con las ondas principales del PEA.

Realización del estudio de PEAT: para la realización del estudio el paciente debe permanecer tranquilo y relajado, en niños y en individuos inquietos la prueba debe realizarse con sedación. Se coloca un electrodo en cada mastoides y otro electrodo activo en la frente, tras limpiar la piel para mejorar la impedancia, en la actualidad se utilizan electrodos descartables autoadhesivos (figura 13).

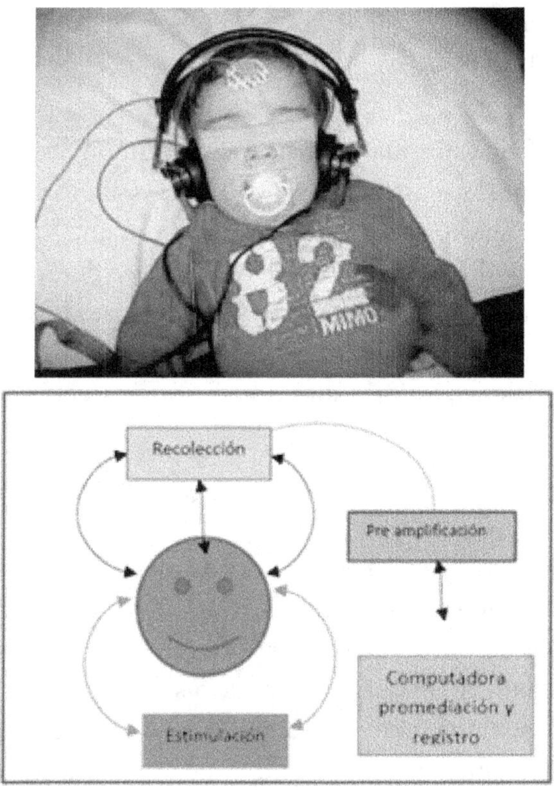

Figura 13: esquema de colocación de electrodos y auriculares.

El estímulo sonoro se suministra a través de auriculares convencionales, Se realizan 3 o 4 registros por oído utilizando las intensidades de 80, 60, 40 y 20 dB HL. Si queremos detectar el umbral de audición, se va descendiendo la intensidad de los estímulos 10 dB hasta dejar de reconocer la onda V en el registro. Cuanto más intenso sea el estímulo mayor será la amplitud y la definición de las ondas, y menor su latencia; de igual modo, a mayor número de clics, más se alarga la latencia de las ondas y menor es su amplitud. Las latencias e interlatencias permiten realizar un diagnóstico topográfico. Las latencias normales a 80 dB de intensidad sonora en individuos adultos sanos son las siguientes:

- Onda I: 1,5 ms
- Onda III: 3,75 ms.

- Onda V: 5,5 ms.

El valor de las interlatencias normales es:
- I-III: 2,25 ms.
- I-V: 4 ms.
- III-V: 1,75 ms.

El sonido Clic estimula toda la cóclea, aunque resultan más representativos los tonos agudos, entre 1000 y 4000 Hz. Cuando al ser estimulado un oído el registro obtenido es plano, estamos estimulando a una intensidad inferior al umbral de audición de ese oído, pudiéndose determinar de una manera totalmente objetiva el umbral auditivo del paciente. Los tres parámetros que se analizan de los PEAT son:
- La existencia o no de ondas.
- Su amplitud.
- Su latencia.

En hipoacusias de conducción: Las amplitudes de las ondas se ven descendidas, pero no de forma constante, respecto a la latencia y los intervalos, las hipoacusias de conducción, se comportan como un oído que es estimulado con una intensidad inferior a su umbral, o sea la latencia de todas las ondas se encuentra aumentada, pero el intervalo entre ellas se mantiene. La razón es que los intervalos entre ondas dependen de la vía auditiva central, y ésta no presenta problemas en hipoacusias de conducción.

En las hipoacusias endococleares o neurosensoriales: como en toda hipoacusia, hay una elevación del umbral auditivo, y debido al fenómeno del reclutamiento, a altas intensidades los parámetros de las ondas se encuentran dentro de la normalidad, pero al acercarnos al umbral, los registros deterioran profundamente su morfología y aumentan exageradamente las latencias de las ondas.

En hipoacusias retrococleares: la lesión se encuentra por detrás de la cóclea, y casi siempre entre la cóclea y la parte alta del tronco del encéfalo. En términos electrofisiológicos la enfermedad se asienta entre el origen de las ondas I y V. Las lesiones retrococleares se manifiestan con un aumento en el tiempo de conducción tronco-encefálica, por lo que existe un aumento del intervalo I-V. Éste se compone de la suma de los intervalos I-III y III-V, y dependiendo de cuál de los dos intervalos se encuentre incrementado estableceremos dónde se encuentra la lesión, pudiendo hacer un diagnóstico topográfico.

Relación latencia e intensidad en diferentes tipos de hipoacusias:

Tabla2: Topodiagnóstico según latencias e interlatencias			
	Patología		
Indicador	**Hipoacusia de transmisión**	**Hipoacusia coclear**	**Hipoacusia retrococlear**
Latencias	Todas aumentadas (desplazadas).	Normales. Desaparición V a determianada intensidad.	Normales I. Aumentada III y/o V
Interlatencias	Normales	Normales	Aumentadas

Ejemplos prácticos:

Figura 14: PEAT en hipoacusia conductiva en oído derecho se observa el aumento de la latencia de todas sus ondas, con sus interlatencias conservadas, en oído izquierdo latencias normales.

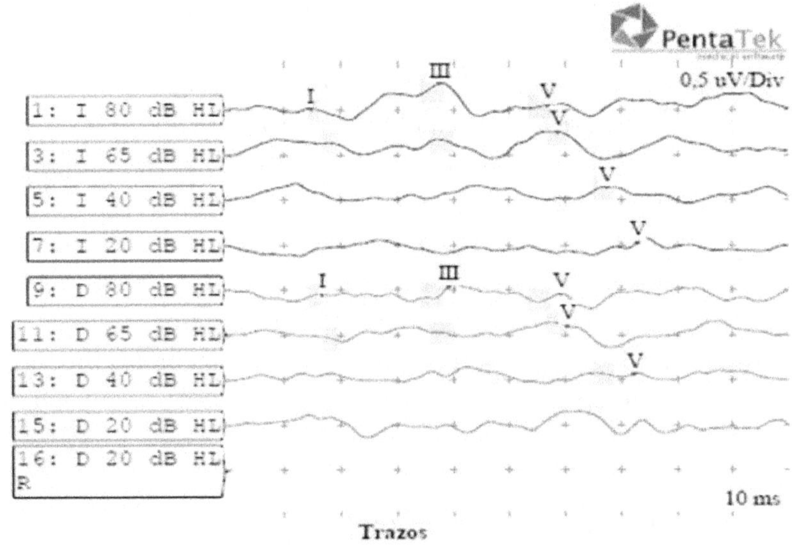

Figura 15: PEAT en hipoacusia neurosensorial profunda en oído izquierdo, ondas planas y solo presencia de onda V a altas intensidades. Posible cofosis de oído derecho obsérvese las ondas del trazado derecho son ondas irreproducibles sinusoidales, debemos recordar el énfasis frecuencial del PEAT entre 3 y 5 kHz.

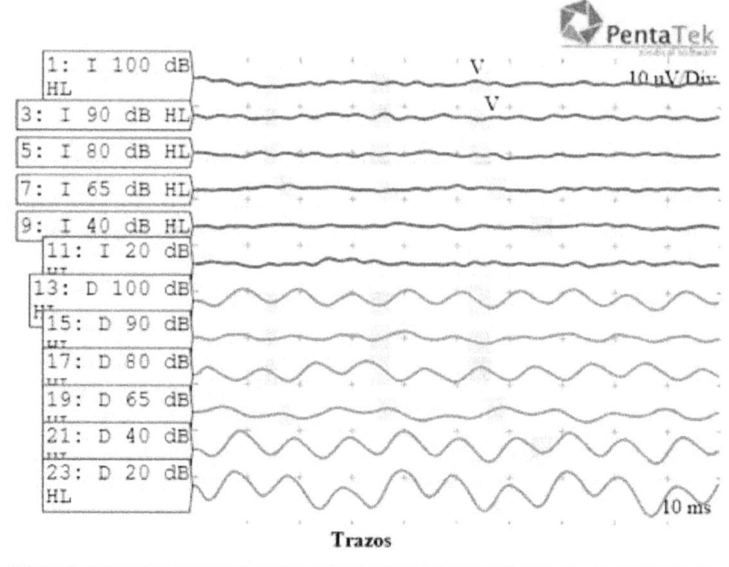

Las principales indicaciones audiológicas de los PEATC son:

- Sospecha de hipoacusia en pacientes no colaboradores, niños pequeños o pacientes con discapacidad mental.
- Niños con problema de lenguaje o comportamiento que pueda hacer dudar la veracidad de la audiometría tonal.
- Pacientes en los que se sospecha simulación
- Audiometrías contradictorias.
- Neonatos con alto riesgo de hipoacusia: antecedentes familiares, enfermedades genéticas y metabólicas, hipoxia neonatal, exposición a ototóxicos, infecciones congénitas, rubeola materna
- Los PEAT son una herramienta fundamental en los programas de detección temprana de hipoacusias, en conjunto con las otoemisiones acústicas.

Potenciales evocados de estado estable

Los potenciales evocados auditivos de estado estable (PEAee) son una técnica de registro capaz de determinar el umbral auditivo específico en frecuencia desde los primeros meses de vida. Un PEAee es una respuesta evocada periódica en el tiempo cuya frecuencia permanece constante en amplitud. Estos registros son evocados por un estímulo con una tasa de repetición lo suficientemente rápido para que las respuestas queden superpuestas por la estimulación precedente.

Con propósitos audiométricos, los PEAee tienen varias ventajas sobre los PEATC. Primero, el registro de los PEAee es sencillo. La amplitud y la fase del estímulo pueden ser cuantificadas por un software especial que nos permiten el uso de tonos específicos en frecuencia cuya amplitud puede ser modulada. Esta técnica nos permite valorar varias frecuencias del audiograma de forma simultánea y en ambos oídos a la vez, lo cual reduce considerablemente el tiempo de examen frente a otras técnicas que tratan de establecer el umbral auditivo de forma selectiva para cada frecuencia. La estimulación consiste en presentar tonos continuos modulados por frecuencia. El análisis de las respuestas se lleva a cabo mediante una transformación rápida de Fourier (TRF). Esta TRF convierte los componentes digitalizados en forma de amplitud y tiempo en una relación amplitud-frecuencia (espectrograma). El espectrograma nos permite cuantificar la amplitud y la fase de la actividad electroencefalográfica correspondiente a la frecuencia modulada del tono presentado. Estos parámetros se presentan en forma de vectores en un gráfico de coordenadas polares. La longitud del vector corresponde a la amplitud de la respuesta electroencefalográfica y el ángulo vectorial refleja la fase o el tiempo de retraso entre la presentación del estímulo y la respuesta cerebral.

El método más utilizado en la práctica clínica consiste en la presentación de estímulos a altas intensidades capaces de provocar repuestas fácilmente identificables, posteriormente se va disminuyendo gradualmente la intensidad. El umbral electrofisiológico se define como la intensidad más baja a la que la respuesta bioeléctrica ha podido ser identificada. Estos vectores obtenidos son promediados y digitalizados en gráficos muy similares a las audiometrías tradicionales.

Potenciales de mediana latencia

También son llamados respuestas tempranas de la corteza se encuentran entre los 12/15 ms y los 80 /100 ms posteriores al estímulo y estudian el trayecto desde el tronco a la corteza primaria. Se presentan una serie de picos que se identifican con letras N0, PO, NA, PA según sean positivos o negativos. Los dos últimos son los más frecuentes de encontrar, la técnica para su obtención es la misma que para los otros potenciales, se utilizan clics para estimular. Pueden ser usados con fines audiológicos o neurológicos. En estos estudios las latencias no se modifican con el estímulo son siempre muy pequeñas, mientras que si se modifica la amplitud. Se generan en las áreas auditivas del tálamo. En niños se puede utilizar desde los primeros meses de vida para determinación de umbral auditivo en frecuencias graves.

Potenciales evocados de larga latencia

Potenciales evocados cognitivos. Los potenciales de larga latencia se registran desde los 80/90ms en adelante, encontrándose picos P1, N1, P2, N2 según sean positivos o negativos. Estos se originan en áreas corticales de asociación auditiva. Se diferencian de los potenciales más precoces porque cambian de latencia y amplitud de acuerdo a las variables endógenas del paciente y a su estado psicológico. Se observan cambios en los registros cuando le hacemos fijar al paciente la atención ante diferentes estímulos. Si la respuesta eléctrica cerebral es producto de un estímulo externo se consideran potenciales exógenos, mientras si los cambios son producto de la cognición, son considerados endógenos. Los potenciales que ocurren entre 90 a 200ms son considerados exógenos. El potencial endógeno de larga latencia P300 es el más utilizado.

El estudio de la audición como fenómeno central exige al médico una serie de pruebas y conocimientos. La clínica en el estudio de las funciones auditivas centrales hace uso de las pruebas electrofisiológicas en la medida que permiten captar el proceso cerebral en el momento en el que éste se produce. Las técnicas electrofisiológicas más empleadas tradicionalmente en el estudio del procesamiento auditivo central han sido la P300 y el potencial negativo de la varianza o Mismatch Negativity (MMN), ya que ellos ofrecen la posibilidad de estudiar los procesos auditivos centrales. El componente que tradicionalmente se ha asociado con la evaluación del procesamiento auditivo central ha sido la P300.

Este se lleva a cabo mediante la presentación de estímulos tonales de dos frecuencias en los que uno de ellos, es presentado con una probabilidad menor que el tono frecuente. La probabilidad del estímulo infrecuente ejerce un fuerte efecto sobre la P300. Este estímulo no es esperado y por lo tanto relevante para el sujeto e impone la revisión y actualización del esquema. Este componente es sensible a una gran variedad de trastornos neurológicos y psicológicos, así como al efecto de la edad. La P300 es muy variable en cuanto a su morfología, lo cual va en detrimento de la fiabilidad de la prueba.

Conclusión

Los estudios electrofisiológicos de PEA son una herramienta muy importante que complementan a los estudios audiológicos de rutina como son la audiometría, logoaudiometría, impedanciometría y reflejos, son en la mayoría de los casos de fácil realización en pacientes sin sedación, y en el caso de necesitar sedación no cambian la morfología de las ondas obtenidas. Los resultados de estos estudios son objetivos, o sea no dependen de la respuesta del paciente ni de la interpretación de quien realiza el estudio. Esto nos permite obtener resultados aun en pacientes muy pequeños, siendo estos de gran importancia en el diagnóstico temprano de hipoacusias en los recién nacidos, en niños pequeños o de bajo nivel de concentración, y en los adultos que no tenemos seguridad de los resultados obtenidos en la audiometría convencional. Son muy utilizados en los últimos años por su alta especificidad, su baja complejidad y fácil realización.

Los potenciales evocados auditivos se han convertido en parte integral de los métodos de estudio audiológicos y otológicos ya que nos permiten evaluar desde la actividad neural de los órganos terminales periféricos hasta las estructuras corticales encargadas de la audición.

Lic. Melisa Maranzana
Lic. Lorena Lopez Valencia

Este capítulo estará dedicado al equipamiento protésico con audífonos, el que conforma una de las posibilidades de tratamiento dentro de la" audiología protésica" para el tratamiento de la hipoacusia, este implica no sólo conocer y tener presente las características de los audífonos y lo que implica el proceso de selección, sino también conceptos biológicos, acústicos y psicoacústicos, fisiopatológicos y otros tales como los psicológicos, ambientales, sociales, etc.

La audición es uno de los de los cinco sentidos que los seres humanos poseemos, es el sentido principal para comunicarnos con el mundo que nos rodea y para poder adquirir y desarrollar nuestro lenguaje, en su aspecto expresivo y comprensivo. Es por esto que una deficiencia en la capacidad auditiva reviste mucha importancia y necesita ser abordada de manera integral, conociendo sus causas y factores de riesgo para un diagnóstico precoz y tratamiento oportuno.

La hipoacusia o discapacidad auditiva representa una condición prevalente en la población, ubicándola como el déficit sensorial más frecuente en la población, la OMS indica que afecta a 360 millones de personas en todo el mundo, lo que significa un 5% de la población mundial, porcentaje que se proyecta en aumento con el paso de los años, ocupando el tercer puesto en discapacidad que involucran años de vida con discapacidad. Esto implica un desafío en las acciones preventivas como en la implementación de tratamientos efectivos.

Se calcula que, en 2050, más de 900 millones de personas —es decir, una de cada 10— sufrirá una pérdida de audición discapacitante. La pérdida de audición puede deberse a causas genéticas, complicaciones en el parto, algunas enfermedades infecciosas, infecciones crónicas del oído, el empleo de determinados fármacos, la exposición al ruido excesivo y el envejecimiento. El 60% de los casos de pérdida de audición en niños se deben a causas prevenibles.

1100 millones de jóvenes (entre 12 y 35 años de edad) están en riesgo de padecer pérdida de audición por su exposición al ruido en contextos recreativos y aproximadamente una tercera parte de las personas mayores de 65 años padece pérdida de audición discapacitante. La máxima prevalencia en ese grupo de edad se registra en Asia meridional, Asia-Pacífico y el África subsahariana.

Se considera hipoacusia cuando el promedio tonal puro excede los 20 dB para cada oído para las f° 0.5-1-2 y 4 KHz. La OMS sostiene que alguien sufre pérdida de audición cuando no es capaz de oír tan bien como una persona cuyo sentido del oído es normal, es decir, cuyo umbral de audición en ambos oídos es igual o superior a 25 dB. Esta puede ser leve (entre 26 y 40 dB), moderada (41 y 60 dB), severa (entre 61 y 80dB) profunda (81dB o más), y afectar a uno o ambos oídos y entrañar dificultades para oír una conversación o sonidos fuertes.

Por pérdida de audición discapacitante se considera una pérdida de audición superior a 40dB en el oído con mejor audición en los adultos y superior a 30dB para los niños, en el rango de las frecuencias críticas de la conversación entre las frecuencias 0,5 y 4 KHz, alterando la comunicación oral y la participación activa en una conversación.

La mayoría de las personas con pérdida de audición discapacitante vive en países de ingresos bajos y medianos. Para todas las personas, independientemente de la edad y del sexo, la pérdida de audición provoca dificultades en la comunicación interpersonal, generando dificultades significativas en el desarrollo del lenguaje en niños, en la vida social, profesional y académica, afectando de manera negativa la calidad de vida.

La OMS estima que 30 millones de nuevos audífonos se requieren anualmente en los países en vías de desarrollo, pero el suministro representa sólo un 3 % de esta necesidad, incluso en países desarrollados, sólo un tercio del número de audífono que podría ser utilizado está disponible. Una nueva asociación, denominada WWHearing- La audición de todo el mundo para países en desarrollo, que tiene a la OMS como observadora, está tratando de permitir la prestación de los audífonos y servicios en forma masiva en los países en desarrollo. El tratamiento de la hipoacusia puede ser:

- Médico (quirúrgico, medicamentoso)
- A través de equipamiento protésico con dispositivos de ayuda auditiva tales como audífonos, implantes cocleares, sistemas osteointegrados
- Complementar el equipamiento con tratamientos de rehabilitación auditiva, (para el aprovechamiento máximo de la capacidad auditiva), el aprendizaje de lengua de señas y/o otras medidas de apoyo educativo y social, teniendo siempre presente la necesidad de cada individuo.

Para arribar a un diagnóstico médico y fonoaudiológico (funcional) de la hipoacusia y su posterior tratamiento protésico, es necesario tener presente los procedimientos necesarios para la evaluación auditiva, que es la puerta de entrada a la problemática de la hipoacusia.

1. Otoscopia
2. Audiometría:
    - De 0 a 5 meses: audiometría por observación de la conducta. Umbral de detección de la voz.
    - De 5 a 24 meses: audiometría por refuerzo visual (VRA), umbral de detección y discriminación de la palabra (con vocablo del niño).
    - De 24 meses a 5 años: audiometría condicionada a través del juego, pruebas de valoración de la discriminación de la palabra.
    - A partir de 5 años: audiometría tonal convencional.
3. Logoaudiometría, determinar umbral de discriminación.
    - Umbral de máxima discriminación.
    - Umbral de molestia.
4. Impedanciometría y estudio de los reflejos estapediales
5. Otoemisiones Acústicas por producto de distorsión (DPOAE) y transitorias (TOAE)
6. Potenciales Evocados Auditivos

A partir de la información que se obtiene de la batería de la evaluación auditiva, la que nos permite un diagnostico funcional de la audición, conjuntamente con el diagnóstico médico otorrinolaringológico, se inicia la etapa de prueba y selección de audífono, en la que además de tener en cuenta la presencia de hipoacusia (cualquier tipo y grado) es importante conocer quiénes pueden ser candidatos a ser usuarios de audífonos, por lo que a continuación se enumerarán alguna de ellas:

- Edad cronológica y madurativa.
- Edad de adquisición del déficit.
- Actividad laboral.
- Actividad social y cultural.
- Personalidad.
- Déficits asociados.
- Estado psicoemocional.
- Expectativas del paciente.
- Gustos o preferencias.
- Edad del paciente.

La prueba y selección de audífono implica:

1. Consideraciones clínicas
2. Preselección y selección de audífono
3. Toma de impresión
4. Adaptación, calibración y seguimiento del equipamiento

Consideraciones clínicas

- ¿Cuándo equipar?

Frente a la presencia de hipoacusia, cualquiera sea su grado de severidad, y la implicancia o influencia que tiene en relación a la comunicación, acceso a los sonidos del habla tanto en ambiente silencioso como de ruido competente

- ¿Qué oído equipar?

Cuando un oído está por encima de 30 dB y el otro por debajo, se equipa el peor.

Cuando los dos oídos comprendidos entre 30 y 60 dB se equipan ambos oídos, y si es de preferencia del usuario/paciente iniciar el equipamiento con un solo audífono se equipa el oído que tiene menor hipoacusia y discriminación a la palabra.

Cuando los dos oídos están por debajo de 60 dB se equipa el mejor.

Existe una prueba dentro de la evaluación audiológica, en la cual basarse para determinar el oído a equipar, esta prueba es la logoaudiometría. Lo fundamental del equipamiento protésico es la posibilidad de mejorar la discriminación del paciente más que su audición y utilizar el oído que más fácilmente permite una buena discriminación y con ello una mejor comprensión del lenguaje. También se debe valorar la audiometría tonal, ya que caídas frecuenciales irregulares son más difíciles de equipar que caídas uniformes o curvas audiométricas horizontales.

En la actualidad se impone el criterio de equipar ambos oídos ya que la amplificación binaural tiene como beneficio una mejor audición en ambientes silenciosos y de ruido competente, mejor calidad de sonido, mejor localización de sonidos y mayor comodidad de audición en situaciones varias, elimina la sombra de la cabeza y mejora la comprensión del habla. La adaptación binaural también es efectiva en el tratamiento del tinnitus bilateral en algunos pacientes.

Preselección

Esta etapa consiste en elegir audífonos de diferente marca y modelo teniendo presente las características individuales previamente descriptas como así también las características electroacústicas necesarias (ganancia, máxima salida, tecnología, etc.), de los audífonos para el aprovechamiento máximo de la capacidad auditiva del paciente.

Según el modo de presentación de la señal acústica:

- Conducción aérea: consiste en la conversión de la energía eléctrica (amplificada) en energía acústica, en el CAE.
- Conducción ósea: convierten la energía eléctrica amplificada en energía mecánica. Cabe destacar que este tipo de equipamiento será desarrollado en el capítulo de equipamiento osteointegrados

Según la tecnología: En la actualidad los audífonos del mercado son digitales, la diferencia radica en la tecnología que éstos poseen para el procesamiento de la señal de entrada, por lo que a mayor tecnología mejor calidad de sonido, menor distorsión y mayor beneficio para la comprensión del habla en situación de ruido competente.

Según el lugar de colocación:

- retroauricular BTE (back the ear): como su nombre lo indica se coloca detrás del pabellón auricular. Para hipoacusias leves a severas (Figura 16).
- Intraauricular ITE (in the ear) ocupa la concha auricular y el conducto auditivo externo. Para hipoacusias leves a moderadas
- Intracanal ITC (in the canal) ocupa solamente el conducto auditivo externo. Para hipoacusias leves a moderadas. (Figura 17)

- Completamente insertado en el canal CIC (completely in the canal), casi invisible. Para hipoacuisas leves a moderadas. (Figura 18)
- Rite (receiver in the ear) o RIC (receiver en the canal): El auricular (parlante) se ubica en el CAE asociado al molde y no a la carcasa del audífono. Para hipoacusias leves a severa. (Figura 19)

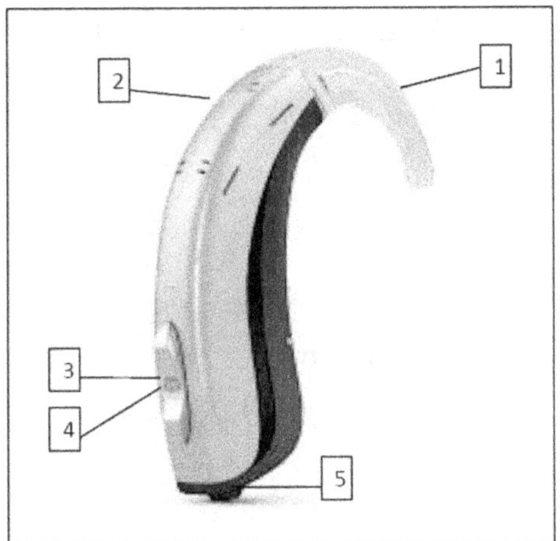

1.	Codo/salida de sonido y acoplamiento del molde
2.	Entrada de micrófono con protector contra viento y humedad
3.	Conmutador de programas
4.	Control de Volumen
5.	Portapilas con interruptor encendido/apagado

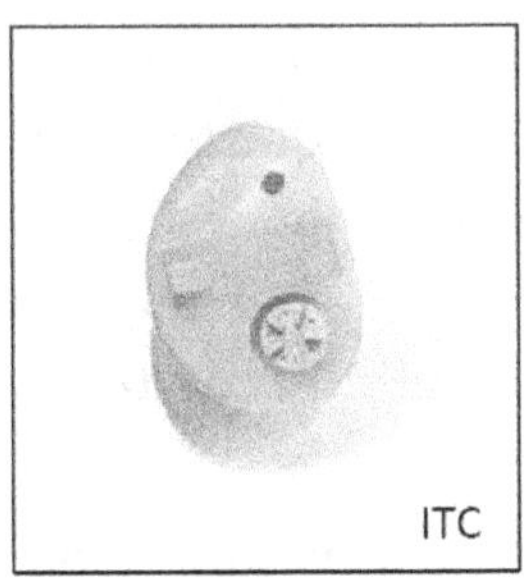

Figura 17

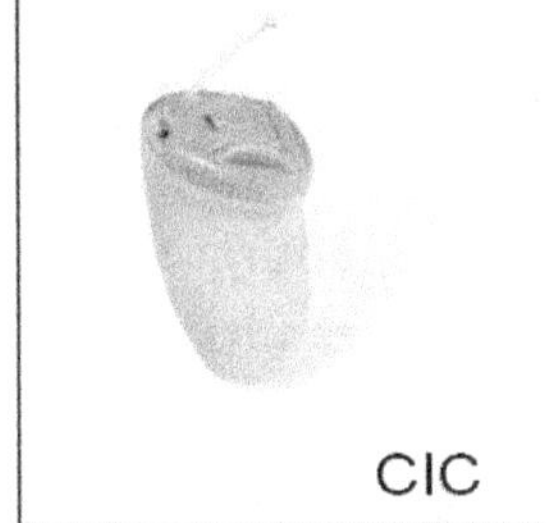

Figura 18

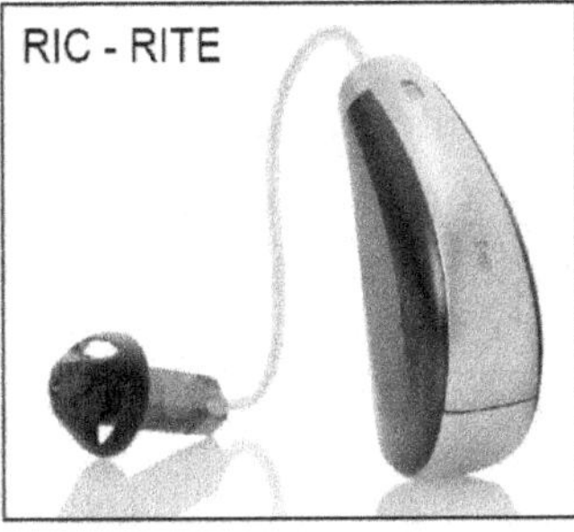

Figura 19

El funcionamiento de un audífono, se puede resumir en tres procesos: el primero la conversión de la señal acústica en señal eléctrica, la amplificación de esta señal es el segundo paso y por último la conversión de la señal eléctrica amplificada en señal acústica.

En el primer paso cuando la señal es acústica, el transductor es un micrófono y cuando la señal es magnética este dispositivo es una bobina de inducción

El amplificador es el verdadero corazón del audífono, ya que define la respuesta en frecuencia, ganancia y salida máxima, permitiendo las variaciones a través de las calibraciones.

El auricular, es el transductor de salida y el responsable de reconvertir la señal eléctrica, amplificada, en señal acústica.

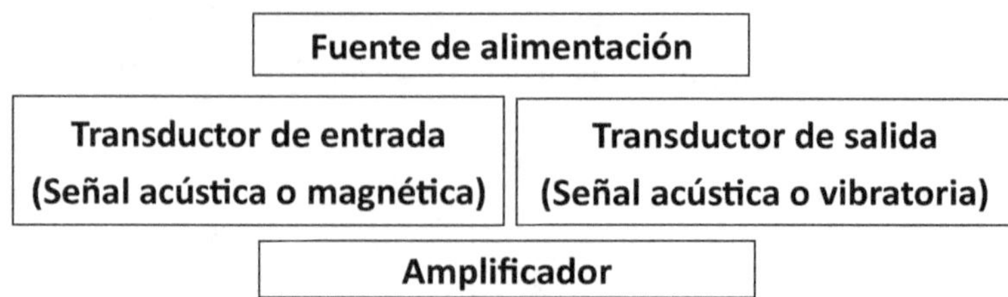

Selección

Se realiza la prueba de los modelos preseleccionados, determinando el rendimiento y/o beneficio que se obtiene en el porcentaje de discriminación de la palabra sin audífono en primera instancia y luego con audífonos a 1 metro y 3 metros, en diferentes situaciones:

- En silencio con y sin lectura labial.
- En situación de ruido competente con y sin lectura labial.

Para valorar el rendimiento/beneficio que obtienen durante la selección de audífonos, contamos con una batería de pruebas, de las que se describirán a continuación brevemente. Estas serán aplicadas teniendo presente el objetivo de cada una y las limitaciones madurativas, lingüísticas y/o auditivas que pudieran presentarse. Las mismas permitirán valorar el nivel de percepción del habla con y sin equipamiento.

- Logometría con palabras fonéticamente balanceadas en silencio y con ruido competente
- Listas de Oraciones en formato abierto
- Test de Ling: Los seis sonidos de Ling representan el espectro sonoro de la gran mayoría de los sonidos del habla; estos seis sonidos son /a/, /i/, /u/, /s/, /sh/ y /m/, los cuales son presentados a viva voz, en forma aleatoria; se presentan a distancias variables (30cm, 1 y 3 metros) y se anota si el paciente detecta el sonido y si lo identifica (por, repitiendo el sonido presentado).
- Prueba de Percepción Temprana del Habla (ESP): fue desarrollada por Moog y Geers (1990) para ser usada con niños pequeños con sordera profunda para evaluar las habilidades de discriminación del habla en la medida en que se desarrollan las habilidades verbales.
- Matriz de Vocales Aisladas: Consiste en la presentación aleatoria de las

vocales aisladas, en cuatro presentaciones cada una, para un total de 20 estímulos de examen. Se anota en una matriz de confusión la respuesta del paciente, y se informa el resultado en porcentaje de respuestas correctas.

• Matriz de Consonantes: Consiste en la presentación de núcleos conformados por una consonante medial entre dos vocales, /a/; (por ejemplo, /ama/, /ata/), pidiendo al paciente como respuesta la repetición.. Las respuestas se anotan en una matriz de confusión y se puntúa por porcentaje de respuestas correctas.

• Métodos Objetivos: mediante un analizador, se realiza el cálculo de la diferencia entre oído real y acoplador, estas pruebas objetivas buscan determinar la amplificación real del audífono a nivel del tímpano, es decir lo que se amplifica entre la salida del receptor y la pared timpánica. Esto permitirá realizar adaptaciones de audífonos tanto en niños como en adultos, de manera objetiva como así también aplicarlas en controles posteriores a la adaptación del audífono.

Una vez realizada la selección del audífono, se procede a la toma de impresión para la realización del molde.

Molde

La función del molde es conducir el sonido desde el audífono hasta el tímpano en los modelos que así lo requieran y que se seleccione oportunamente.

Antes de tomar la impresión para el molde, debemos asegurarnos que el CAE este limpio, libre de cerumen, no deben existir anomalías físicas, como heridas, infecciones, dermatitis.

Los moldes se clasifican de acuerdo a 2 características:

1. Material

• Moldes duros o rígidos, generalmente de acrílico, poseen tres ventajas: son durables, pueden ser modificados y no produce reacciones alérgicas y como desventaja no es posible obtener un sello acústico seguro y pueden originar daños en el CAE en caso de golpes externos.

• Moldes blandos o semiblandos: son más confortables y seguros, ya que producen menos riesgos de lesiones por golpes, son más cómodos de usar, logran mejor adaptación a los conductos que han perdido elasticidad y ofrecen un mejor sello acústicos, y como desventaja podemos mencionar menor duración ya que se deforman y endurecen con el tiempo.

2. Oclusión

- Skeleton: es el más usado de todos los moldes ya que proporciona un buen sello acústico y   es disimulado. Posee una concha auricular perforada y se recomienda para pérdidas auditivas leves a moderadas.
- Shell: es el que mejor sello acústico proporciona. Posee una concha auricular entera y se recomienda para pérdidas auditivas severas a profundas.
- Canal: proporciona menor retención en el conducto y menor sello acústico, pero es más fácil de insertar y remover. Es aconsejable solamente para pérdidas auditivas leves y moderadas.

Calibración y ajuste del audífono

En el mercado existen audífonos con posibilidad de multicanales el que dividirá la señal de entrada en bandas frecuenciales o también llamados canales,   esto permitirá el ajuste de ganancia de cada una de las bandas de frecuencias implicadas en la discriminación del lenguaje, como así también manejar el las funciones de compresión banda por banda.

Esta tecnología permite que la señal de entrada sea procesada /trabajada teniendo en cuenta el perfil audiométrico y la discriminación de la palabra.

Los audífonos cuentan con funciones que permitirán cálculos de pre procesamiento de la señal (dependiendo de cada marca de audífono) donde se calcularán los parámetros electroacústicos de salida y ganancia necesarios:

- Potencia acústica de entrada (input): se define como la intensidad sonora aplicada sobre el micrófono del audífono y se expresa en decibeles SPL.
- Ganancia acústica: es la cantidad por la cual la intensidad sonora entregada por el auricular del audífono excede a la intensidad sonora aplicada sobre el micrófono.
- Potencia acústica de salida (output): se define como la suma en decibeles de la intensidad sonora aplicada sobre el micrófono más la ganancia acústica prevista por el audífono.
- Nivel de presión sonora de saturación (SSPL) es la máxima potencia de salida.
- Respuesta en frecuencia: es la curva de ganancia en cada una de las frecuencias para los distintos ajustes del audífono, de acuerdo a las diferentes entradas de habla y/o sonidos (suave 35db, moderada 60dB, fuerte 80dB.
- Distorsión: la falta del sistema para reproducir correctamente una se-

ñal de entrada.

- Relación señal ruido: es la diferencia en decibles (dB) entre la señal y el ruido producido por el sistema.
- Control de retroalimentación y/o feedback: se observa como la emisión de un sonido (tipo pitido) por el audífono el que refleja retroalimentación desde el micrófono al parlante. Este sistema mediante una predicción permite sustraer la parte de la señal que causa la retroalimentación/feedback.
- Control de volumen: permite graduar la ganancia del audífono a nivel de audición más adecuado y puede ser calibrado por el paciente.
- Bobina telefónica (MT): algunos audífonos ofrecen   la posibilidad de conexión directa del audífono a la señal del teléfono, como así también con otros dispositivos como el televisor y/o en teatros que cuenten con la implementación necesaria (aro magnético).

Una vez adaptado y calibrado el/los audífonos seleccionados acorde al perfil audiométrico del paciente, se realizan los controles necesarios de adaptación y calibración con el objetivo de controlar y verificar el rendimiento que se obtiene con el equipamiento y a partir de ello determinar:

- Si la calibración y el ajuste realizado es el óptimo.
- Es necesario reforzar la información en cuanto al funcionamiento y las expectativas de uso.
- Realizar ajustes y modificaciones para la mejora del rendimiento del equipamiento.

A modo de comentario final, tal como se mencionó al inicio del capítulo, la necesidad de tener presentes diferentes conceptos, es menester hacer hincapié que el proceso de selección de audífono, es único y particular para cada paciente/persona, en el que se siguen pasos y se tiene en cuenta diferentes consideraciones generales, pero lo más importante es considerar siempre la particularidad y la calidad de escucha conversacional que pueda lograr nuestro paciente.

Capítulo 6

Audífonos por vía ósea

Dr. Mario Emilio Zernotti
Méd. María Fernanda Di Gregorio

Introducción

Como es bien conocido la gran mayoría de las hipoacusias de grado moderado a severo son pasibles de mejoría con el uso de audífonos convencionales. También existen muchas patologías conductivas o mixtas no mejorables por cirugía, que necesitan de equipamiento protésico para su rehabilitación. Esta gran cantidad de pacientes recurre al uso de los audífonos convencionales o por vía aérea; esto significa que el conducto auditivo externo es el camino para esta estimulación acústica. Pese a ello, existen pacientes con diversos grados y formas de hipoacusia, que no pueden beneficiarse con el uso de otoamplífonos convencionales por vía aérea por poseer problemas en el CAE u oído medio que hacen imposible este tipo de equipamiento. Por este motivo se diseñaron los audífonos por vía ósea, es decir aquellos que descargan su estimulación acústica directamente al hueso que rodea al oído estimulando directamente las estructuras óseas que rodean al oído interno, eludiendo las estructuras del oído externo y/o medio que están lesionadas o no existen en estos casos.

Por otra parte también la estimulación por vía ósea es una alternativa en pacientes con hipoacusias neurosensoriales unilaterales con oído contralateral normal, ya que la vibración transcraneal permite tener sensación auditiva del lado u oído cofótico.

Por lo tanto podríamos decir que muchas hipoacusias conductivas o mixtas son beneficiadas con este tipo de dispositivos por vía ósea. Las más usuales son la atresia aural congénita, las otitis medias crónicas, la otosclerosis, los fracasos quirúrgicos reiterados en patologías conductivas y como ya se mencionó, las hipoacusias neurosensoriales unilaterales.

Si bien cada dispositivo puede ser probado específicamente podemos decir que en cuanto a la selección de los mismos todos estos equipos de conducción ósea admiten ser probados con una vincha y realizar las pruebas audiológicas para evidenciar la ganancia auditiva y comparar los resultados con y sin equipamiento, en presencia de silencio o ruido.

Tipos de estimulación

Activos y pasivos

Según el tipo de estimulación existen dos grandes grupos de estos dispositivos, los que estimulan desde afuera del cráneo o a través de la piel (que pueden o no requerir de algún procedimiento quirúrgico o invasivo para colocarlos) llamados genéricamente PASIVOS o los que estimulan directamente al hueso, también denominados ACTIVOS, siempre de colocación quirúrgica (Figura 20).

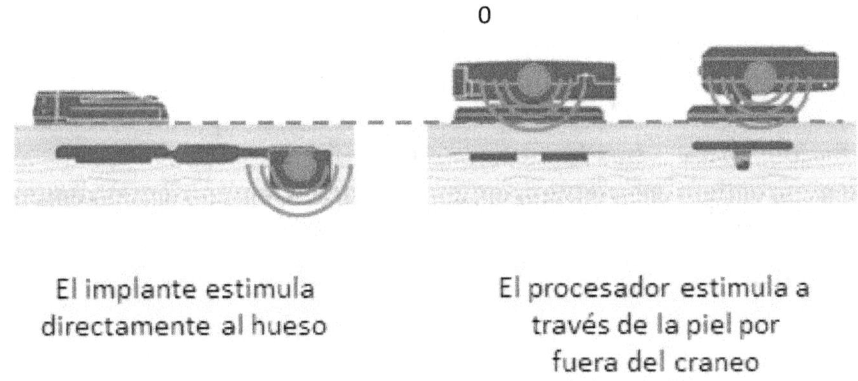

Figura 20: Implantes por vía ósea activos a la izquierda y pasivos a la derecha.

Estos dispositivos tanto activos como pasivos en las últimas décadas se han convertido en una verdadera y definitiva solución para numerosos pacientes con patologías de conducción que no mejoran con los audífonos por vía aérea ni con cirugía. Esto ha llevado a las compañías productoras a un rápido crecimiento y mejoramiento de estos implantes por lo cual es necesario clasificarlos a fin de estudiarlos y conocer sus indicaciones.

Los dispositivos de conducción ósea permiten captar y procesar el sonido, salteando el conducto auditivo externo y el oído medio, estimulando al oído interno directamente a través del hueso. Según el estado de la piel y el mecanismo de conexión del procesador externo se clasifican en percutáneos o transcutáneos. Los primeros perforan la piel mientras que los transcutáneos son dispositivos de piel intacta. Estos últimos, pueden a su vez ser clasificados en pasivos y activos según el sitio del generador del estímulo. En los pasivos este se encuentra por fuera del cráneo y debe atravesar la resistencia de la piel y tejido celular subcutáneo, mientras en los activos el generador de la vibración está en contacto directo al hueso (Figura 21).

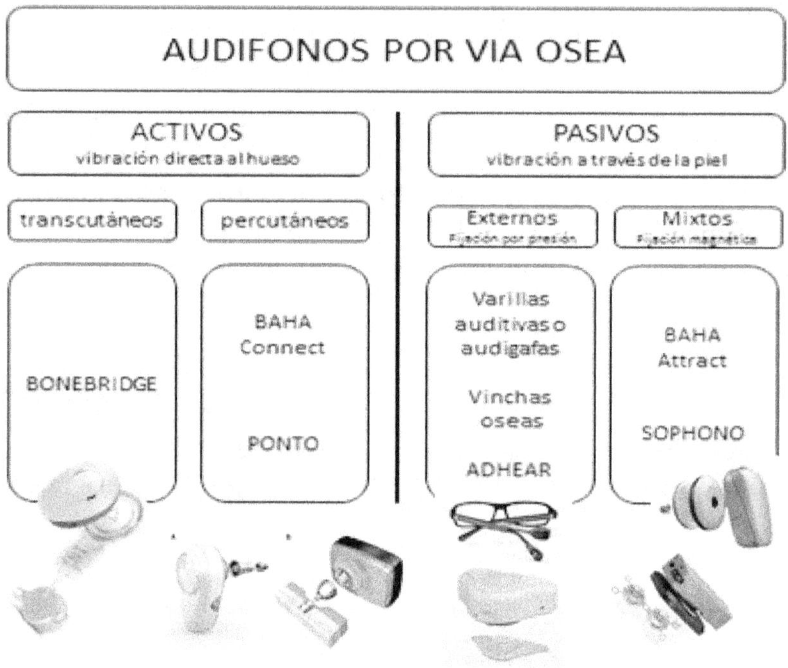

Figura 21: clasificación de audífonos por vía ósea.

Pasivos: vibración a través de la piel:

A. Externos al cráneo

Dentro de los primeros debemos mencionar a las vinchas óseas o diademas de estimulación ósea que fueron las pioneras de este tipo de estimulación. Con cierto parecido a las vinchas óseas de los audiómetros convencionales, poseen un generador de vibración que va apoyado sobre el hueso mastoideo a fin de generar la vibración acústica que estimulará directamente el oído interno, bypaseando si cabe el neologismo el oído externo y el medio. Para generar la presión suficiente requieren de una vincha muy apretada que hasta no hace mucho tiempo era de metal lo suficientemente duro y tenso que generaba presión y dolor en la cabeza del niño. Son usuales de encontrar todavía en niños que presentan microtias con atresia de conducto auditivo externo como primera fase de estimulación temprana. Afortunadamente estas han sido reemplazadas por vinchas blandas (llamadas softband por su origen inglés) que permiten el mismo resultado con menor daño y presión sobre la estructuras óseas craneales de los usuarios (Figura 22).

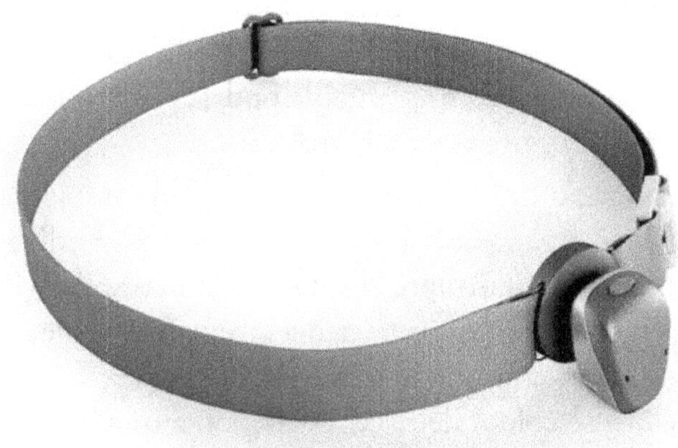

Figura 22: vincha blanda con audífono por vía ósea (softband)

Otra versión de estos dispositivos fueron las audigafas, gafas auditivas o varillas auditivas. Son anteojos que en su patilla presentan el cuerpo de un vibrador óseo que por la misma presión de los anteojos sobre la zona mastoidea generan la estimulación ósea directa. No ha sido mucho el éxito de este tipo de dispositivo, que si bien es mucho más estético que la vincha tradicional, la presión a veces no es suficiente habitualmente para lograr una buena audición y por otro lado las gafas resultan ser incómodas y muchas veces poco estéticas. Las marcas que existen en mercado son Brukchoff, Coselgi y BHM (Figura 23).

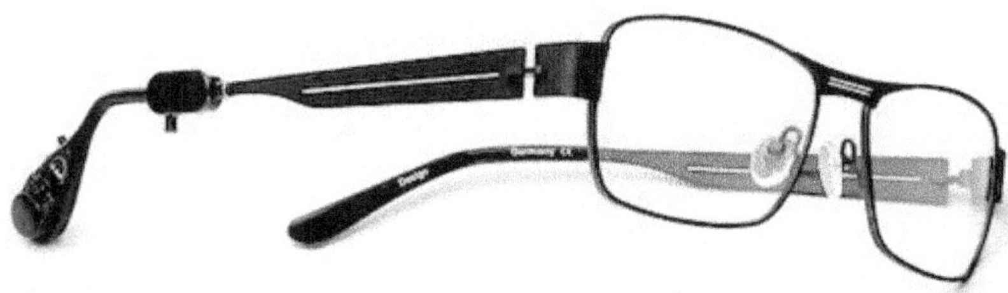

Figura 23: varillas auditivas o audigafas. Puede observar el audífono por vía ósea en la patilla de las gafas.

El dispositivo más nuevo de este tipo de estimuladores óseos externos es el ADHEAR de la empresa MED EL. Este novedoso dispositivo provee los mismos resultados que una vincha ósea pero no requiere de diadema sino va adherido al hueso mastoideo en forma removible generando la mejoría auditiva sin dañar ni presionar la piel y hueso de la zona.

El sistema auditivo de conducción ósea no implantable ADHEAR podría ser una medida adecuada para mejorar la audición en pacientes antes de la cirugía y podría ser una solución no invasiva para pacientes que no están dispuestos a someterse a cirugía. Para este último grupo, una experiencia positiva con el dispositivo no implantable podría proporcionar una idea de cómo una solución quirúrgica podría beneficiarlos.

El sistema auditivo de conducción ósea no implantable ADHEAR está conectado directamente a la piel con un adaptador adhesivo especial (ver figura). El dispositivo transmite el sonido a la mastoides vibrando en el cráneo y estimula el oído interno sin ninguna cirugía. La ventaja inmediata es que es realmente discreto con una forma triangular que podría cubrirse fácilmente con el cabello y se coloca detrás del pabellón auricular. El adaptador adhesivo está unido a la piel detrás de la oreja y debe reemplazarse aproximadamente una a dos veces por semana. El adaptador es compatible con el procesador de audio ADHEAR (AP) que se puede activar y desactivar. El audioprocesasdor consiste en un circuito digital, dos micrófonos, tres programas y entrada de audio directa. Es adecuado para adultos y niños que sufren pérdida de audición conductiva (Figura 24).

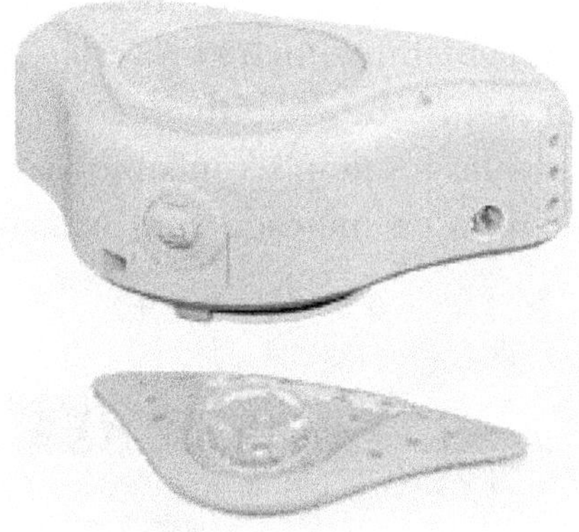

Figura 24: audífono por vía ósea adhesivo. Puede observarse el adhesivo y el audífono que se acopla por presión.

B. Mixtos: fijación magnética

Existen además en este grupo los que si bien van por fuera del cráneo necesitan siempre de un procedimiento quirúrgico para su colocación a diferencia de los anteriores. Por ello los denominaremos genéricamente implantes por vía ósea (IVO) Existen dos marcas comerciales: BAHA Attract® y Sophono®.

BAHA ATTRACT®

El dispositivo BAHA Attract® es la variante transcutánea de BAHA Connect. No tiene las complicaciones inherentes a los dispositivos percutáneos que perforan la piel, por ello es más estético también. Utiliza un sistema de imanes para conectar el implante de titanio interno con el procesador del sonido externo. La base del sistema es similar al BAHA connect, ya que utiliza el mismo tornillo de titanio que en todos los sistemas BAHA que requiere osteointegrarse al cráneo. La diferencia es que sobre este tornillo no se coloca el pedestal, sino un imán circular que queda oculto debajo de la piel. El procesador externo de sonido se adapta a un imán externo con una almohadilla soft que se adapta a la piel y da confort al paciente para usarlo. Este mismo procesador puede adaptarse a un pedestal como al sistema de imanes del BAHA Attract, tiene procesamiento de señal inteligente y adaptable con tecnología inalámbrica (Figura 25)

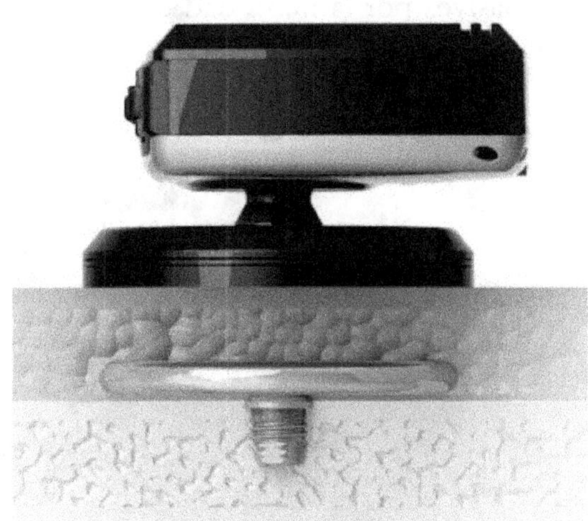

Figura 25: Sistema BAHA transcutáneo, con procesador externo al cráneo. Fijación magnética

Este dispositivo presenta dos partes, un componente interno de titanio con una altura de 2,6 mm, con leve convexidad para adaptarse al cráneo. La parte interna implantable presenta el perfil más bajo de todos los dispositivos, lo que permite su uso en huesos que no tengan aún los 3 o 4 mm que son necesarios en los dispositivos que requieren de tornillos osteointegrables. Están indicados en pacientes con disgenesias auditivas y niños menores de 5 años, donde el grosor del hueso de la calota es inferior a 3 o 4 mm.

La cirugía de colocación es muy simple y rápida, colocándose el implante de titanio sobre la calota y fijando los 5 tornillos de sujeción al hueso. Luego de la cirugía el paciente puede comenzar a utilizar el procesador aproximadamente a los 30 días, no dependiendo del proceso de osteointegración.

Como conclusión podemos afirmar que en estos dispositivos pasivos transcutáneos, o sea de piel intacta (ya que alojan el implante por debajo de la piel) el generador de vibraciones está por fuera de la cabeza del paciente y se conectan con la parte implantable a través de un potente imán. Esto hace que la piel se mantenga intacta pero la atenuación que sufren por la presencia de partes blandas en medio (piel y celular subcutáneo) hace que tengan menor rendimiento auditivo y mayor peso externo si los comparamos con los activos. Los transcutáneos casi no presentan lesiones dérmicas, ya que la piel está intacta. Los pasivos por la necesidad de un potente imán, algunas veces producen enrojecimiento local (Figura 26).

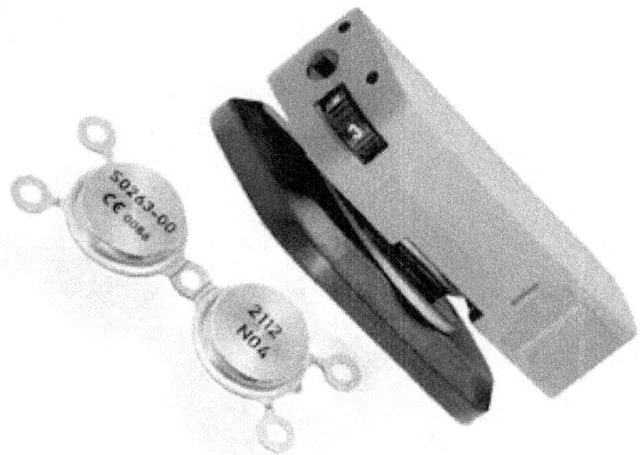

Figura 26: Implante pasivo transcutáneo. Estimula por fuera del cráneo.

Activos: vibración directa al hueso

a) Percutáneos:

Los dispositivos percutáneos, son aquellos que atraviesan la piel, tienen presencia externa del tornillo osteointegrado y se unen con el procesador a través de un pedestal o estribo, requieren siempre de osteointegración. En los años 60, el Prof. Branemark, describió el proceso que denomino "osteointegración" (sistema Branemark ®), donde demuestra que el titanio puede unirse al hueso circundante formando una estructura permanente (base y fundamento de los implantes dentales). Esto fue utilizado en Suecia (Universidad de Gotemburgo), por Tjellström y Granström, en el año 1977, para colocar un audífono anclado al hueso sobre un tornillo de titanio osteointegrado a la calota, el cual transmite sonido por conducción ósea hacia la cóclea. La osteointegración es por lo tanto el proceso por el cual el tornillo de titanio se integra al hueso del paciente en un periodo variable de aproximadamente dos a tres meses permitiendo la transmisión del sonido. Este sistema permite transmitir directamente al hueso las vibraciones del procesador externo, evitando la atenuación de los tejidos blandos. Esto provee a estos sistemas una gran ganancia auditiva por estimular directamente al hueso. El gran problema que presentan es el elevado número de complicaciones en la piel circundante al tornillo, que puede causar alteraciones dérmicas que van desde una inflamación crónica, infecciones frecuentes hasta el crecimiento sobre el pedestal cubriéndolo parcial o totalmente. El pionero fue el sistema BAHA® (Bone Anchored Hearing Aid) en su versión percutánea llamada Connect y PONTO® de OTICON MEDICAL. Ambos son similares. La clave es la colocación quirúrgica de un tornillo de titanio de al menos 4 mm de profundidad en el hueso que necesita osteointegración. Sobre este se coloca un abutment, pedestal o estribo que atraviesa la piel hacia afuera, sobre el cual se acopla el procesador externo, que genera la vibración (Figura 27 y 28)

Los dispositivos de conducción ósea activos, están indicados en hipoacusias conductivas y mixtas unilaterales o bilaterales (otitis medias crónicas, atresia aural congénita, otosclerosis) e hipoacusias neurosensoriales profundas unilaterales con audición normal contralateral. El umbral recomendable es vía ósea hasta 45 dB, independiente del nivel de la vía aérea en el audiograma. Son los más potentes ya que como se ha mencionado estimulan directamente al hueso y no sufren de ningún tipo de atenuación.

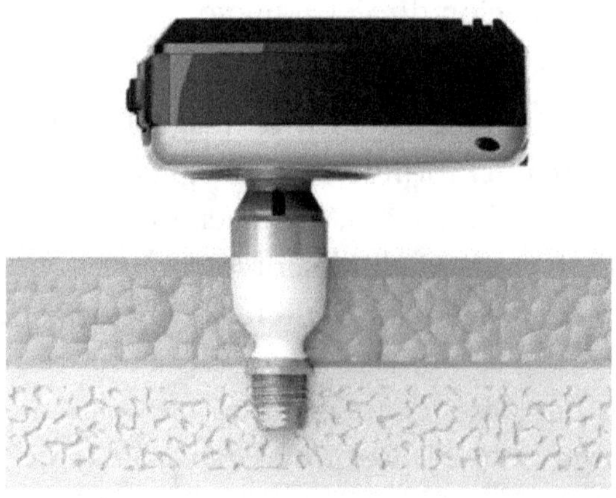

Figura 27: sistema osteointegrado percutáneo BAHA

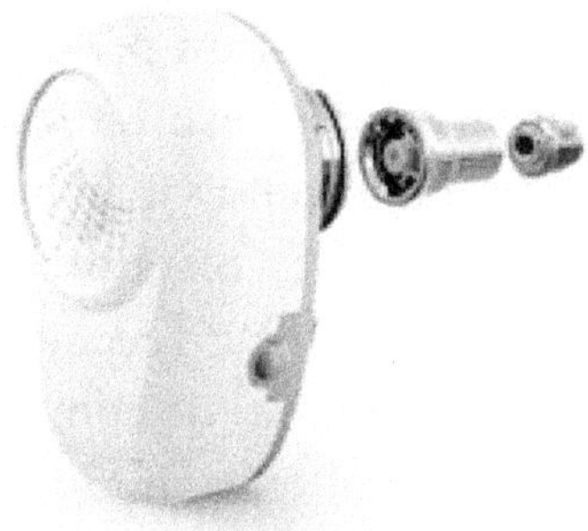

Figura 28: sistema osteointegrado percutáneo PONTO.

c) Transcutáneos

BONEBRIDGE® de la empresa MED EL, de Innsbruck-Austria, es el primer implante activo de conducción ósea indicado para personas con pérdida auditiva conductiva, mixta y unilateral (SSD). Es un sistema auditivo activo semi-implantable de piel intacta (transcutáneo) compuesto por una parte implantable, el BCI (Bone Conduction Implant), y un audio procesador de uso externo Samba.

(Imagen 3: Vista del BCI y Samba)

El procesador externo tiene dos micrófonos, un procesador de señal digital y una batería. Mientras la parte implantable está compuesto por un imán rodeado por la bobina receptora, la electrónica o demodulador, una transición flexible y el transductor de masa flotante de conducción ósea (BCI) el cual vibra de manera controlada según la necesidad del usuario. La información procesada en el procesador externo es enviada de manera transcutánea al BCI y de esta manera este genera vibraciones que son transmitidas al hueso y transportadas hacia el oído interno para que el cerebro las procese finalmente como sonido (Figura 29).

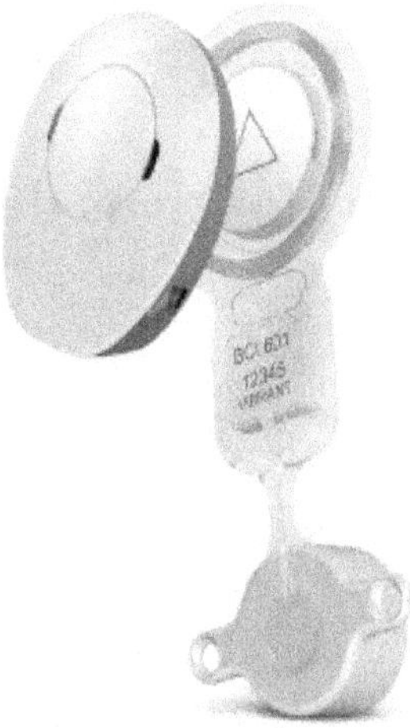

Figura 29: audífono activo (su vibrador va en el espesor del hueso) Bonebridge

El procesador es fijado al hueso a través de los tornillos, pero no requiere del proceso de osteointegración y podría activarse a las pocas semanas de implantado. El Bonebridge es compatible con Resonancia Magnética de 0.2, 1.0 y 1.5 Tesla debido al diseño patentado de sus imanes.

Los criterios audiológicos para la selección de pacientes se divide en dos:

Pérdida auditiva conductiva o mixta con umbrales de vía ósea que no superen los 45dB HL en las frecuencias 500 Hz, 1 KHz, 2 KHz y 3 KHz. o pérdida auditiva unilateral o Single Side Deafness (SSD) que se caracteriza por pérdida auditiva severa a profunda de un oído y umbrales auditivos contralaterales 0 y 20 dB HL en las frecuencias de 500 Hz, 1 KHz, 2 KHz y 3 KHz.

Capítulo 7

Implantes auditivos de oído medio

Dr. Mario Emilio Zernotti

Introducción

A lo largo de los últimos años muchas prótesis implantables o semi-implantables se han desarrollado e investigado. Por otra parte diversas formas de estimulación a través de la cadena osicular se han intentado, desarrollándose prototipos de estimulación eléctrica, electromagnética y piezoeléctrica. Así tenemos como podemos ver en la tabla 3 una serie de dispositivos de los cuales solo el Vibrant Soundbridge está autorizado en Argentina. Por otra parte podemos ver dispositivos como MET o Carina, Maxum, Codacs, Sountec y Esteem que ya sea por fallos frecuentes, resultados pobres, numerosas complicaciones, problemas de las baterías o el micrófono o costo excesivo, no han funcionado en el mercado de audífonos implantables, siendo el único que permanece en el mercado en la actualidad es el Vibrant Soundbridge, del cual hablaremos en este capítulo.

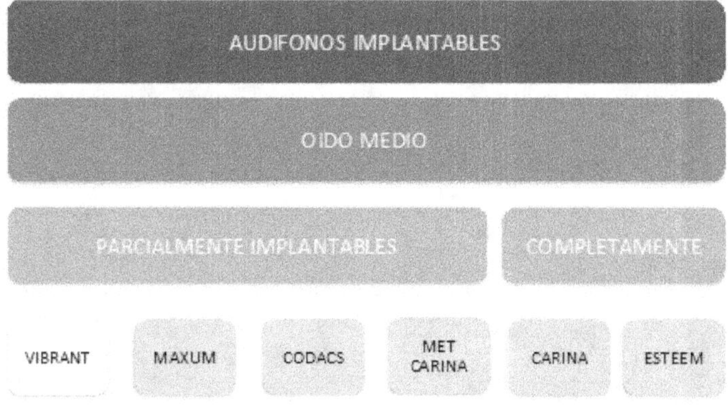

Tabla 3: Clasificación de los audífonos implantables de oído medio.

Las prótesis semi-implantables de oído medio, son dispositivos electrónicos que procesan las señales auditivas y las transmiten por estimulación mecánica directa hacia la cadena osicular o cóclea. Son semi-implantables porque tienen un procesador externo que contiene los micrófonos y las baterías y una prótesis implantable interna que se localiza en la cadena osicular o ventanas de oído medio.

La mayoría de los pacientes que han recibido audífonos semi-implantable considera que son superiores a los audífonos convencionales en muchos aspectos. Beneficios informados incluyen mejor inteligibilidad del habla (especialmente en ambientes ruidosos), mejor calidad de sonido, voz propia más natural y las ventajas generales de un conducto auditivo abierto. Los sistemas auditivos implantables pueden utilizarse para una gama más amplia de indicaciones que los audífonos convencionales, siendo particularmente útiles en el tratamiento de pacientes con pérdidas auditivas en neurosensoriales puras de frecuencias altas e hipoacusias conductivas y mixtas. Por lo tanto estamos hablando de la prótesis más versátil para cualquier tipo de hipoacusia siempre que los umbrales audiométricos del paciente se encuentren en rango de amplificación brindada por el VSB (Figura 30).

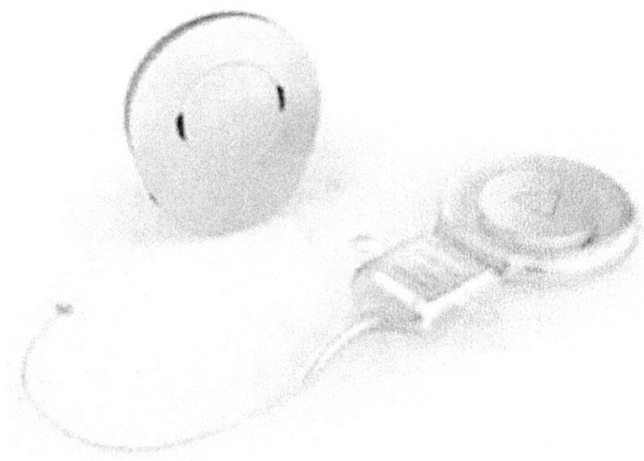

Figura 30: se observan las partes constitutivas del audífono implantable. La externa donde se encuentran los micrófonos y la batería. La parte interna que consta de la parte vibratil y en el extremo del cable el traductor de masa flotante (FMT) que transmite la energía vibratoria a cualquier estructura móvil del oído medio. (tomado de www.medel.com)

Indicaciones

Pacientes con hipoacusias neurosensoriales de moderadas a severas e hipoacusias conductivas y mixtas que no pueden ser equipados con otoamplífonos convencionales (Figuras 31 y 32).

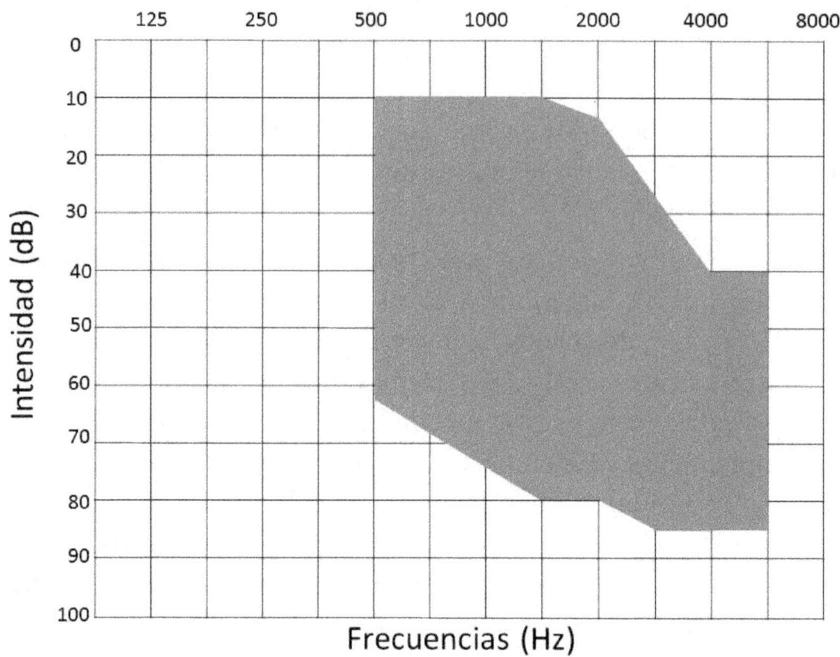

Figura 31: curva audiométrica de candidatura para hipoacusias neurosensoriales

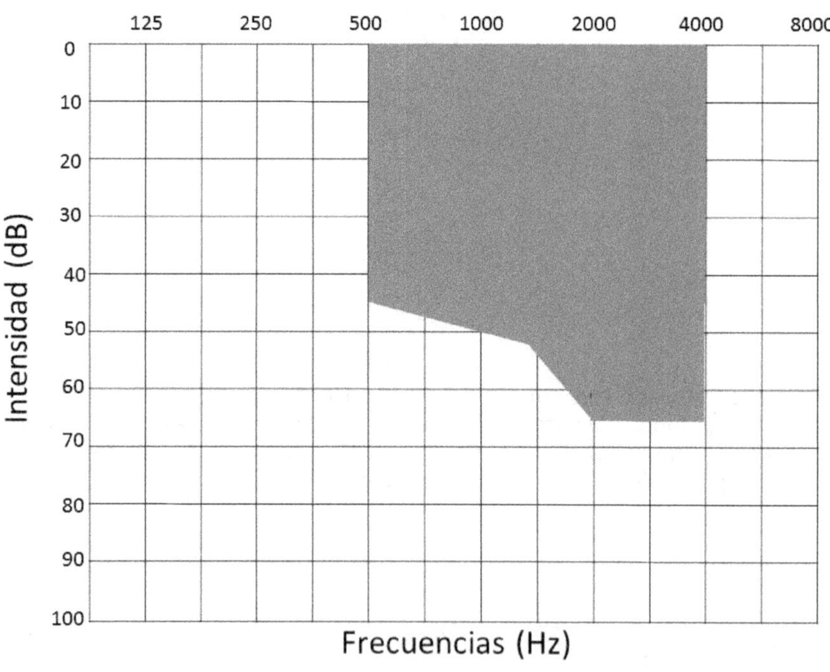

Figura 32: indicacion audiologica en pacientes con hipoacusias conductivas y/o mixtas.

Este   sistema de Implante de oído medio electromagnético semi-implantable, fue inventado en 1991 por el Ing. Norteamericano Geofry Ball, quien fue su primer usuario. La diferencia principal con los audífonos convencionales es que Vibrant Soundbridge transforma el sonido en vibraciones mecánicas, que estimularan cualquier estructura móvil del oído medio brindando al paciente una muy buena ganancia funcional. Este dispositivo consta de un procesador externo, que contiene micrófonos y baterías, el cual transmite la señal auditiva captada por imantación a la prótesis interna que genera por mecanismo electromagnético a través de su transductor de masa flotante (FMT) una energía mecánica directa hacia las estructuras del oído medio (Figura 33).

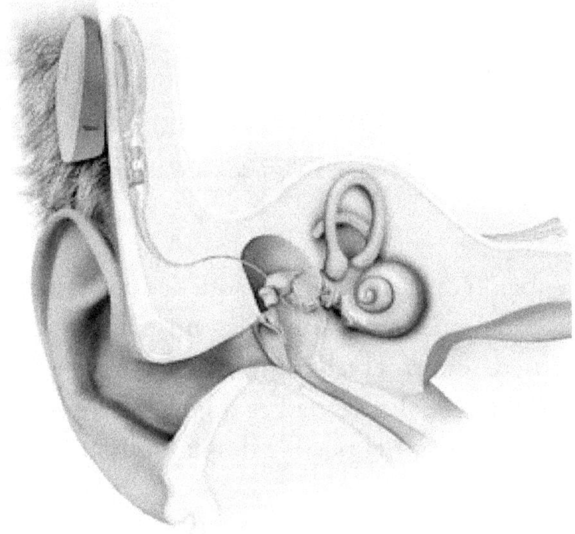

Figura 33: Procesador externo e Implante colocado sobre apófisis larga del yunque. Caso ideal para hipoacusias neurosensoriales (tomado de www.medel.com).

La cirugía consiste en la realización de una mastoidectomía parcial con timpanotomía posterior. A través de este acceso se introduce el FMT al espacio del oído medio, donde es anclado a la apófisis larga del yunque (Figura 33). De esta manera aumenta la presión sonora por aumento de la vibración de la cadena osicular. En hipoacusias conductivas o mixtas profundas /severas. A partir de este hito el FMT es colocado en diversas posiciones, siempre que sea alguna estructura vibrátil del oído medio. Así tenemos que la prótesis puede ser colocada, en estribo, en ventana redonda, ventana oval, o mediante adaptadores pasivos llamados couplers. La cirugía de este dispositivo pasó a denominarse vibroplastia. La colocación directamente sobre la ventana redonda, significa que la cóclea puede ser estimulada desde la ventana redonda en sentido inverso al natural (Sonoinversion de Garcia Ibañez), pudiendo escuchar el paciente en forma normal (Ffigura 34).

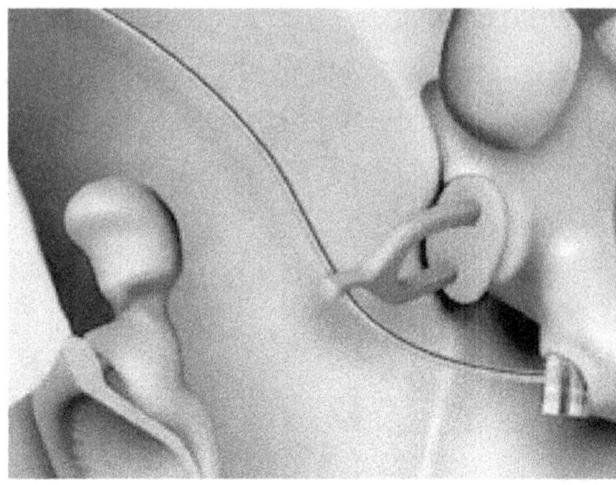

Figura 34: se observa el FMT directamente colocado en ventana redonda. (tomado de www. medel.com)

Una última opción es la creación, en aquellos pacientes que no presenten ventanas, de la llamada tercera ventana. Esta no es más que una fenestración o cocleostomía hasta descubrir el laberinto membranoso a nivel promontorial y sobre ella colocar el FMT. En verdad es una técnica complicada, riesgosa y con resultados más pobres por el posible desplazamiento del FMT.

Capítulo 8

Implante coclear

Dr. Mario E. Zernotti

Introducción

El implante coclear es un dispositivo electrónico médico diseñado para rehabilitar a personas que presentan pérdida auditiva grave o profunda. Es por lo tanto una solución efectiva para personas con hipoacusia grado severo a profunda uni o bilateral. La clave por la cual el implante es capaz de devolver parcial o totalmente la audición es su funcionamiento que consiste en transformar los sonidos mecánicos en señales eléctricas que se envían directamente al nervio auditivo. Es decir realiza el mismo trabajo que lleva a cabo el oído interno, específicamente la cóclea, donde la energía sonora mecánica captada por las células ciliadas externas es transformada por el órgano de Corti en señales bioeléctricas, capaces de estimular y viajar a través del nervio auditivo hasta impactar en la corteza cerebral y hacer consciente el sonido. Por este motivo en su nombre está su esencia, implante coclear significa simplemente un dispositivo capaz de reemplazar la función de una cóclea dañada. Este dispositivo que hace posible recuperar la audición consiste en un aparato electrónico que consta de dos partes fundamentales: una parte receptora o implante interno que se coloca debajo de la piel y se fija al hueso mediante una cirugía y un procesador externo o bobina externa situada detrás de la oreja o por encima de la misma conectada a la parte interna a través de un imán.

Es decir que esquemáticamente el implante coclear tiene:

- *Parte Interna*: esta parte del dispositivo se implanta quirúrgicamente sobre el hueso temporal y por debajo de la piel. Esta bobina interna consta de un estimulador-receptor el cual capta, decodifica y envía una señal eléctrica a las terminaciones del nervio auditivo y a través de este al cerebro.

- *Parte externa*: es un dispositivo electrónico externo, formado por un micrófono/receptor, un procesador del habla y la fuente de energía. Esta parte del dispositivo recibe el sonido, extrae de él los picos energéticos más importantes denominados formantes fundamentales de la palabra, los convierte en señales eléctricas similares a las recibidas de orden mecánicas y las envía a la parte interna del implante coclear (Figuras 35 y 36)

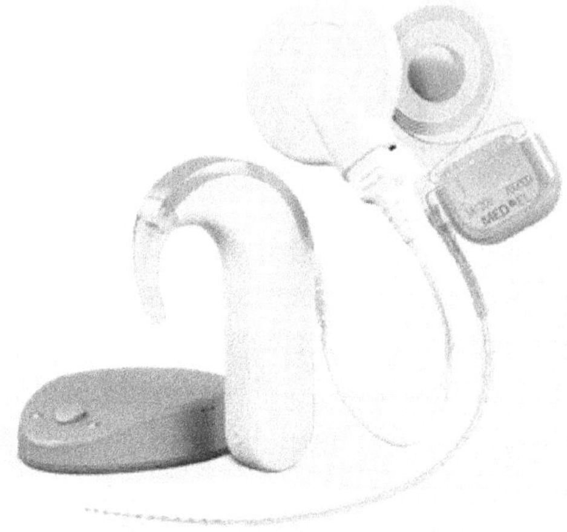

Figura 35: implante coclear con su parte interna que presenta el haz de electrodos y dos partes externas llamadas procesadores, uno típico retroauricular y el otro de unidad simple. (tomado de www.medel.com)

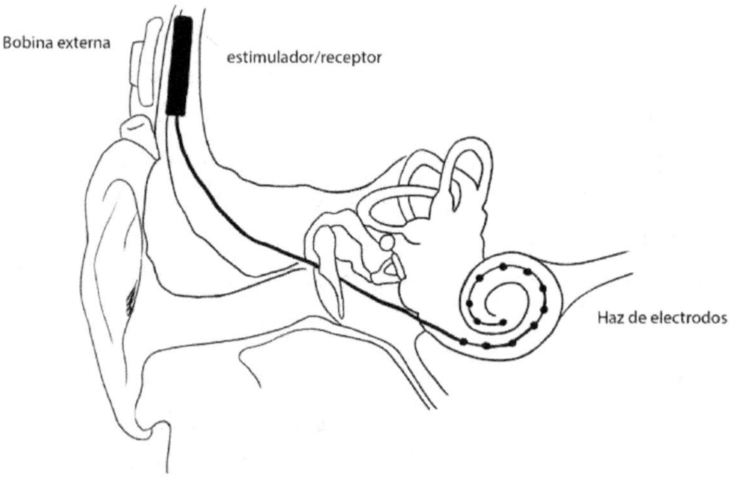

Figura 36: esquema de implante coclear donde se observa la parte externa y la interna con el haz de electrodos insertados en la cóclea.

Candidatos a un implante coclear

Los implantes cocleares permiten a las personas sordas recibir, procesar sonidos y percibir lenguaje. Sin embargo y a pesar de los enormes avances hay que aclarar que estos dispositivos no restablecen la audición normal, sino que lo hacen en forma parcial. Esto es importante a los fines de no crear falsas o desusadas expectativas en los candidatos. Es una herramienta indispensable a los fines de la recuperación auditiva cuando la sordera es grave o profunda.

No todo sordo se puede beneficiar de un implante coclear. La selección de una persona para un implante coclear es crítica y ahí reside la clave del éxito o fracaso posterior. La mejoría en la comprensión y en la evaluación de las vías auditivas amplían cada vez más las candidaturas. Niños como adultos pueden ser candidatos para un implante coclear. Tradicionalmente se ha dicho que pacientes con sordera pre, peri o postlingual son candidatos, esto significa que los candidatos pueden ser personas que nacieron sordas o que quedaron sordas durante o después de aprender a hablar.

Los niños desde el año de edad son candidatos para someterse a esta cirugía. Si bien los entes reguladores afirman esto en el caso de niños que han quedado sordos por meningitis, esta cirugía puede realizarse por debajo del año de vida ya que las meningitis producidas por el neumococo pueden osificar la luz coclear y condicionar la posterior implantación. Aunque los criterios son levemente diferentes para niños y para adultos (especialmente referidos a la discriminación) las pautas son similares:

- El candidato será evaluado por un equipo multidisciplinario. El jefe del equipo de implante coclear, que interviene en la selección del paciente es el otorrinolaringólogo, quien deberá examinar al paciente de forma global, y será este quien solicite la batería indispensable para confirmar o no la candidatura.
- Estos exámenes incluirán imágenes como tomografía computarizada o una resonancia magnética a fin de confirmar permeabilidad coclear, presencia o no de malformaciones y otras enfermedades que podrían contraindicar el implante.
- El paciente debe estar completamente sordo o casi completamente sordo en ambos oídos (actualmente se puede considerar la sordera unilateral en casos muy puntuales) y no obtener beneficio suficiente con audífonos superpotentes y adecuados. Cualquier persona que pueda oír lo suficientemente bien con audífonos no es un buen candidato para los implantes cocleares. Este punto es clave y controversial ya que se establece un poco convencionalmente que si un paciente entiende más

del 60% de bisílabos cotidianos en formato abierto no es candidato a implante ya que obtiene beneficio muy bueno con sus audífonos.

- La persona necesita estar muy motivada como así también su entorno familiar-afectivo. El proceso de rehabilitación posterior es habitualmente largo y requiere de mucha contención afectiva.
- El paciente debe tener expectativas lógicas, razonables y medidas sobre lo que pasará después de la cirugía. El implante no devuelve una audición normal, pero sí muy cercana.
- El paciente tanto sea niño como adulto debe participar de un programa de rehabilitación semanal para aprender a escuchar nuevamente. Si nunca escucho hablaremos de habilitación auditiva, mientras si ya experimentó la sensación sonora estaremos frente a un programa de rehabilitación auditiva. Esta dura de meses a años dependiendo de los avances y la edad del paciente y es posiblemente una de las resistencias más importantes a trabajar con el paciente y su entorno.
- Las personas candidatas necesiten evaluación psicológica con el fin de determinar si cumplen con los requisitos y si están comprometidas con la rehabilitación posterior.
- Los candidatos serán evaluados por un equipo fonoaudiológico, que entre otras cosas aplicaran una gran batería de estudios y determinarán previamente el tipo de habilitación.

Estudios preimplante obligatorios por resolución ministerio de Salud de la Nación. Resolución 46/2004

1. Estudios Audiológicos
   - Otoemisiones acústicas
   - BERA (Potenciales Evocados de Tronco Cerebral)
   - Audiometría Tonal a Campo Libre sin audífonos
   - Audiometría Tonal a Campo Libre con audífonos oídos por separado
   - Timpanometría y reflejos estapediales
   - Test de Percepción de los sonidos del habla (oídos por separado sin audífonos y con audífonos)
   - Logoaudiometría en adultos y evaluación de bisílabas y frases
   - Selección de audífonos
2. Estudios Médicos
   - Historia médica completa
   - Examen otológico
   - Estudios por imágenes (TAC – RMN) — Examen clínico prequirúrgico

3. Estudios psicológicos

4. Estudios neurolingüísticos en niños mayores de 18 meses

5. Estudios psicopedagógicos. Conformación de un ateneo que incluya profesionales en contacto con el paciente, docentes y rehabilitadora a los fines de evaluar pronóstico y expectativas con devolución familiar.

Cirugía de implantación

Una vez seleccionado el paciente se procede a la colocación mediante cirugía de la parte interna del implante coclear. Esta cirugía se realiza habitualmente con anestesia general, aunque está descripto el uso de anestesia local y sedación en pacientes muy añosos o de elevado riesgo quirúrgico.

Si bien existen variantes técnicas, la mayoría de ellas consiste en una pequeña incisión de aproximadamente 5 a 6 cm por detrás de la oreja. Se llega así al hueso mastoideo. Se procede a realizar una mastoidectomia, es decir remover gran parte del sistema neumático o de celdas de la apófisis mastoidea, que se utilizara como camino hacia la cavidad del oído medio. Una vez identificadas estructuras que sirven de guía como es la apófisis corta del yunque, se comienza a realizar el abordaje del oído medio desde atrás. Este paso se denomina acceso por receso facial (por la cercanía al nervio facial) o timpanotomía posterior. Luego de un minucioso fresado se penetra en la caja del tímpano, observándose habitualmente la presencia de las dos ventanas, la oval cubierta por el estribo y la redonda libre. Hoy la vía de la ventana redonda se considera la más importante y la menos traumática para llegar a insertar el electrodo dentro de la rampa timpánica de la cóclea, lugar donde debe ir insertado el haz de electrodos.

Una vez identificada la ventana redonda, se procede a colocar la bobina receptora sobre el hueso temporal o haciendo un pequeño lecho para evitar que se desplace. Posteriormente se procede a la apertura del oído interno a nivel de la ventana redonda o a través de una perforación llamada cocleostomía y se inserta en forma suave y lenta el haz de electrodos. Terminada la inserción se sella la entrada para evitar salida de endolinfa y entrada de gérmenes del oído medio hacia el oído interno. Se cierran los planos musculares y de piel y se procede a realizar pruebas de medición intra-operatorias del sistema.

Así tenemos que un audiólogo, médico o ingeniero puede medir la impedancia de los electrodos (resistencia a la estimulación eléctrica), y lo más importante se puede estimular a través de ellos y recoger respuesta neural a distancia. Este mecanismo se llama telemetría de respuesta neural y nos indica si el implante está estimulando la vía auditiva y si existe respuesta por parte del paciente. Estas mediciones además de aportar tranquilidad al equipo quirúrgico son mediciones indispensables o muy útiles para el posterior encendido del equipo. El encendido consiste en colocar la parte externa y activar el implante en su totalidad entre la primera y la cuarta semana del postoperatorio. En esta instancia el paciente comienza a percibir estímulos sonoros desde su procesador externo. No significa que en ese momento ya exista discriminación, sino la sensación auditiva.

El implante coclear es una cirugía con bajísimo índice de complicaciones. Sin embargo, como toda cirugía puede tener algunos riesgos. Los riesgos son poco comunes pero pueden incluir, problemas con la cicatrización de la herida, infección de las partes blandas, pequeñas hemorragias y no mucho más. El daño temporario del nervio facial es infrecuente (por cercanía para pasar el electrodo) y habitualmente totalmente recuperable.

Sistemas electroacústicos o implantes electroacústicos (EAS)

El implante coclear es desde hace más de 30 años el procedimiento de elección para restaurar la audición en pacientes con sordera profunda y severa. Pero simultáneamente a este hecho, las indicaciones de implante coclear han ido aumentado, pasando de su utilización solamente en la rehabilitación de sorderas totales a hipoacusias parciales e incluso unilaterales. Para ello la evolución de la técnica quirúrgica ha sido clave pudiéndose preservar restos auditivos en muchos pacientes. Fue von Ilberg en 1999 quien describió por primera vez la cirugía de preservación auditiva, desde ese momento mucho se ha avanzado en la técnica quirúrgica, en el uso de drogas para la preservación y finalmente el desarrollo de nuevos equipos, especialmente electrodos que permiten una cirugía atraumática de la cóclea, respetando los restos auditivos del paciente.

El nuevo tratamiento de la hipoacusias parciales con restos en graves, llevó al desarrollo de la estimulación electroacústica (EAS en inglés). Los estudios han demostrado que esta estimulación bimodal, amplificación acústica de los restos en graves y neutros, y estimulación eléctrica de las frecuencias agudas, permite a los pacientes un mejor rendimiento en los ambientes ruidosos y mejora la percepción musical.

Las prótesis electroacústicas representan un gran oportunidad para los pacientes que necesitan una estimulación eléctrica en las altas frecuencias mediante un implante coclear y una estimulación de sus bajas frecuencias residuales presentes a través de un audífono convencional. Por este motivo la combinación de ambos sistemas de estimulación auditiva se denominan genéricamente sistemas electroacústicos.

Los individuos con bajas frecuencias estimulables con audífonos (250 a 1000 Hz) que presentan pérdidas severas a profundas en las altas frecuencias son excelentes candidatos para las prótesis electroacústicas (Figura 37).

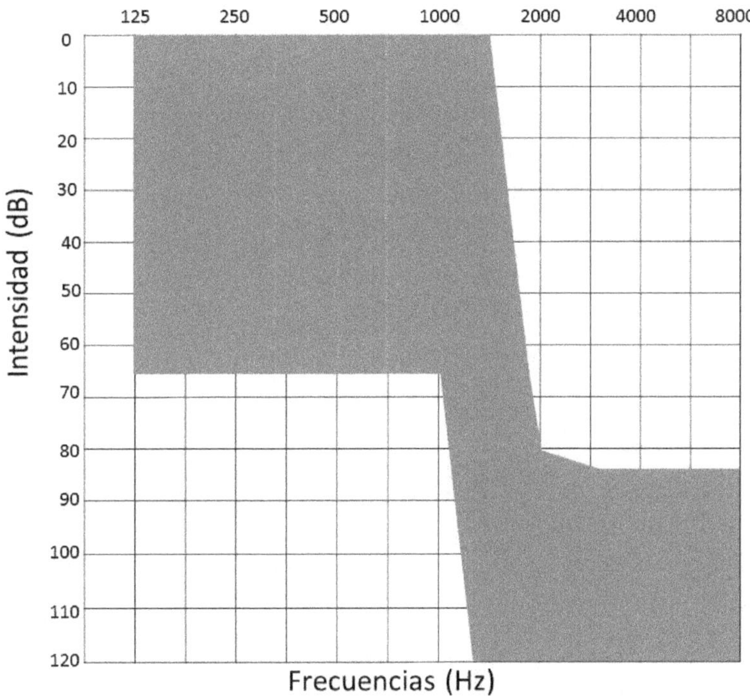

Figura 37: zona del audiograma donde se benefician los pacientes con estimulación electroacústica
No obstante ello, las técnicas de preservación hoy son la regla, no solo para aquellos pacientes pediátricos que tienen algún resto en graves, sino en todos los pacientes. La posibilidad no muy lejana de nuevas terapias como el uso de drogas neurotróficas que puedan regenerar las células ciliadas dañadas, la producción y manejo genético de células ciliadas o ganglionares e incluso reemplazos de los actuales implantes por otros de mayor y mejor tecnología, nos obligan a ser respetuosos al máximo de las estructuras cocleares, haya o no restos auditivos utilizables. Es lamentable que todavía a esta altura del desarrollo de prótesis implantables, todavía se discutan los beneficios de una implantación a-traumática. La profusa bibliografía indexada que disponemos claramente establece que el uso de implantes rectos y delgados, flexibles y de pared lateral son los menos traumáticos para la cóclea. De esta manera con una técnica adecuada y electrodos diseñados para preservación auditiva estamos asegurando un futuro auditivo para estos niños.

Rehabilitación

Una vez encendido el implante, es decir conectadas la parte externa e interna del mismo el paciente comienza a utilizar el dispositivo. A partir de ese momento el paciente comenzará a trabajar con especialistas con el fin de aprender a "oír" y procesar los sonidos utilizando el implante coclear. Estos especialistas pueden incluir: audiólogos, logopedas y profesores de sordos, además del apoyo psicológico indispensable en cada etapa.

(re) habilitación auditiva

Prof. Lic. Julia Tagliabue

Conceptos básicos

Rehabilitación: se refiere a niños con sordera postlingual (es decir cuando la pérdida se produjo después de adquirir el lenguaje) y a través del equipamiento correspondiente se vuelve a habilitar el canal auditivo.

Habilitación: se refiere a niños con sordera prelingual (deberá ser utilizado un programa de habilitación auditiva).

Los niños con sordera perilingual o hipoacusia progresiva deberán utilizar una combinación de ambas. Las estrategias para el desarrollo auditivo son estrategias específicas para ser utilizadas con el fin de mejorar las condiciones de recepción de la información sonora del habla y el lenguaje.

Auxiliares auditivos, implantes y niños

La mayoría de los niños con un alto grado de pérdida auditiva se pueden beneficiar de implantes cocleares y auxiliares auditivos y tener las mismas oportunidades que los demás para hablar correctamente. Existen muchos factores que influyen en la competencia comunicativa, como la edad de identificación y el tratamiento de la pérdida auditiva, la familia y el entorno educativo y la presencia o ausencia de otras dificultades.

La edad al momento del implante y el tiempo de sordera son variables muy importantes en el resultado de los niños con implantes cocleares en cuanto al desarrollo de la audición y su aplicación al habla y el lenguaje. Hay un periodo más sensible durante los primeros años de vida, donde el sistema nervioso central conserva su máxima plasticidad, en algunos niños esta plasticidad permanece hasta los 7 años y después de esa edad se reduce drásticamente.

En niños pequeños sordos o hipoacúsicos la audición es el canal principal para la recepción de la información y la adquisición natural del lenguaje, las etapas del desarrollo del lenguaje son similares a un niño normooyente como así también el ritmo del crecimiento del lenguaje. En los niños mayores esto es diferente ya que la audición es un canal complementario para la recepción de información visual, hay un aprendizaje formal del lenguaje oral, mejora la fluidez de la comunicación, el nivel de lenguaje, el grado de inteligibilidad y la cualidad de la voz.

Es válido mencionar que existen diferentes métodos, filosofías, teorías y enfoques en la educación del niño hipoacúsico. Las opciones de comunicación serian: Auditivo/oral, Auditivo/verbal, Palabra completada, Verbotonal, Comunicación simultánea, Comunicación total, Bilingüe, Comunicación manual, MCE/sistema de señas y Educación bilingüe-bicultural. Esta elección la hacen los padres y deben ser respetadas.

Dentro de los más difundidos está el método oral tradicional que prioriza la oralización de las personas sordas a través de la lectura labiofacial. Este método enfatiza la visión como principal vía para la recepción del mensaje oral, decodificando los movimientos de los labios para obtener información sobre el mensaje hablado. Sin embargo, investigaciones al respecto han demostrado que el canal visual no permite visualizar todos los fonemas consonánticos del habla. Sólo se logra captar el 30 a 35% del mensaje oral del interlocutor, lo que la hace muy poco efectiva para lograr la integración de la persona hipoacúsica al mundo social.

Los niños "sordos" pueden oír, en tanto cuenten con una adecuada implementación auditiva a temprana edad y tengan acceso a una terapia en el enfoque auditivo-interactivo-oral. Esta terapéutica dinámica alienta interacciones comunicativas significativas entre el niño y su familia, a través del juego, canto y actividades de rutina cotidiana, favoreciendo el desarrollo de las habilidades auditivas y lingüísticas, de modo que el menor pueda alcanzar una real integración escolar y social. Es importante comprender que el oír no sólo le brinda al niño el mismo espacio relacional que comparten sus padres sino que posibilita múltiples procesos cognitivos de los que no somos conscientes, tales como: La capacidad de anticipar eventos no presentes. Favorece nuestra capacidad de predecir y formular hipótesis, proceso que se inicia desde la cima cuando el bebé anticipa la llegada de su madre con el biberón, antes de que ésta aparezca en su campo visual. Tono muscular distendido, favoreciendo la alerta óptima y la atención voluntaria. Acceso a un espacio psíquico multidimensional, pues la audición nos da cuenta de lo que ocurre atrás, arriba, abajo, al lado y al frente nuestro, así como también nos alerta de eventos distantes, a diferencia de la visión que sólo nos da cuenta de aquellos eventos que se encuentran en nuestro campo visual, brindándonos una realidad lineal y concreta. Enriquece la percepción del espacio y del tiempo. Al ser un sentido abstracto, la audición enriquece el proceso de aprendizaje, simbolización y memoria, etc.

En cuanto al lenguaje oral, al ser éste principalmente un evento acústico, la audición nos permite desarrollar un habla inteligible y un lenguaje oral natural y fluido. A través de ésta desarrollamos y mantenemos las habilidades de comunicarnos oralmente con otros (competencia lingüística), insertándonos en la sociedad con las mismas posibilidades que cualquier otro ser humano. Sabemos también que sólo gracias a la audición desarrollamos los elementos suprasegmentales o prosodia del lenguaje oral (ritmo, velocidad y fluidez). Aquellos que trabajan con niños con impedimento auditivo a través de un enfoque auditivo-oral, confían plenamente en los recursos auditivos del niño. La experiencia ha demostrado que los niños con impedimento auditivo tienen la posibilidad de desarrollar audición y lenguaje oral siguiendo un desarrollo natural muy parecido al proceso de adquisición auditiva y lingüística de los niños oyentes. Los niños con impedimento auditivo que han tenido como modalidad terapéutica un enfoque auditivo-oral participan de la comunicación oral, haciendo uso de sus habilidades auditivas. Esta la enriquecen con claves visuales naturales como expresiones faciales o disposiciones corporales, así como lo hacemos la mayoría de los seres humanos en una situación comunicativa. Se observa en ellos un comportamiento lingüístico competente y un grado de fluidez que puede hacer dudar a los observadores de la severidad de su pérdida auditiva. Para lograr un dominio auditivo el diagnóstico y la adaptación de audífonos a temprana edad le debe brindar una amplificación efectiva, es decir, adecuada para la pérdida del menor. Una amplificación consistente, manteniendo el buen funcionamiento del aparato durante todo el día y todos los días.

Hay que proporcionar la oportunidad para desarrollar habilidades para escuchar, es decir, hablarle al niño, aprovechar cada momento para brindarle experiencia auditiva a través del lenguaje oral. El aprender a oír (así como cualquier aprender), ocurre todo el tiempo y de manera recíproca (niño y madre), como una transformación estructural contingente a una historia en el convivir. El dominio interaccional es a través de la práctica centrada en la familia: Una vez adaptado el audífono, le permite a los niños desarrollar la oportunidad de interactuar en el lenguaje con adultos significativos, generalmente sus padres y aprender lenguaje de la misma manera que los niños normo oyentes, aunque quizás más lentamente. Lo realmente importante es contar con el tiempo suficiente para compartir con el niño, descubrir sus intereses e interactuar y hablar con él utilizando patrones lingüísticos absolutamente normales. No existen mejores educadores para las primeras etapas de la vida de cualquier niño que sus propios padres, y no existen mejores espacios para el aprendizaje, que su hogar. En cuanto al dominio lingüístico el niño aprenderá lenguaje oral sólo sí vive sumergido en un entorno lingüístico de gran carga significativa, es decir, que sean sus seres queridos quienes permanentemente le brinden la oportunidad de interactuar en el lenguaje oral a través de las diferentes actividades cotidianas. Por este motivo se estimula a los padres a aprovechar cualquier situación de la vida diaria para modelar y extender el lenguaje del niño, situaciones como: juegos, rutinas diarias, cuentos, paseos, canciones, etc., ofreciéndoles, en un inicio del tratamiento, un lenguaje funcional y repetitivo. Sabemos que el lenguaje oral no se enseña, sino que se vive y se desarrolla en la convivencia como consecuencia de interacciones significativas recurrentes entre el niño y el adulto. Es así como todos hemos aprendido el lenguaje oral y es así como también lo aprenden los niños con impedimento auditivo que han tenido la oportunidad de ser equipados adecuadamente. Si bien el enfoque auditivo-oral es para todo niño hipoacúsico (ya que son múltiples los beneficios que reporta tanto a bebés, niños pequeños, con multidéficit e incluso aquellos que inician tardíamente el tratamiento), es primordial realizar como punto de partida un Diagnóstico Terapéutico Integral a cada niño en particular.

La selección y adaptación audiológica debe ser hecha en estrecha colaboración con los profesionales encargados del área, médicos con especialización en otorrinolaringología. La experiencia ha mostrado que el manejo audiológico alcanza su nivel óptimo cuando los terapeutas y el audiólogo trabajan juntos por conseguirlo en una dinámica de colaboración y confianza. En el proceso diagnóstico participa un equipo multiprofesional y transdisciplinario, compuesto por educadores diferenciales con mención en audición y lenguaje, fonoaudiólogos, psicopedagogas, psicólogas y terapeutas ocupacionales con formación en integración sensorial. El propósito es visualizar al menor en su totalidad, conocer su situación auditiva, lingüística, cognitiva, motriz y emocional-social, de tal modo que permita diseñar un programa terapéutico efectivo que se ajuste a las necesidades del niño y su familia. El enfoque auditivo-oral-verbal, pretende abrir un espacio sonoro funcional en la biología del niño con hipoacusia, de modo que éste se pueda desarrollar como cualquier otro niño, cursando los mismos procesos de aprendizaje, experiencia escolar y social. Por esto es que un hito importante en la habilitación y rehabilitación en el enfoque auditivo es el proceso de integración escolar. El proceso de integración escolar se inicia aproximadamente a los tres años de edad, con el ingreso del niño a jardín infantil normal. En esta etapa del proceso, las habilidades auditivas del niño se encuentran en pleno desarrollo, lo que le ha permitido desarrollar un lenguaje oral funcional y familiar tanto a nivel comprensivo como expresivo, el que deberá seguir ampliando día a día, pero que lo habilita para iniciar el proceso escolar.

Este enfoque pretende integrar al niño con impedimento auditivo dentro de la sociedad con las mismas posibilidades de cualquier persona, donde la única diferencia esté relacionada con la pérdida auditiva y donde todos los demás aspectos de la interacción sean normales, por eso hablamos de una total integración escolar. En el proceso de integración escolar es importante que sean los padres quienes elijan el lugar donde desean que sus hijos se eduquen. También conviene tener en cuenta que la integración persigue la inserción total del niño en el establecimiento educacional, por lo que se alienta la participación del menor en todas las asignaturas, incluidas lengua extranjera y música. El proceso se inicia con una charla en el colegio o jardín infantil donde se explica la situación del menor (déficit, historia evolutivas y situación actual), seguido de un período inicial de integración escolar. Este incluye apoyo terapéutico dentro de sala de clases, el cual persigue dos objetivos fundamentales:

1. Ayudar al niño a desarrollar estrategias cognitivas que faciliten su aprendizaje.

2. Modular la dinámica relacional de los profesores con el menor, evitando dinámicas de sobreprotección o privilegios que desfavorezcan la normal inserción del menor al grupo. Cuando se han cumplido estos dos objetivos, se suspende el apoyo en sala de clases y se continúa en contacto con el establecimiento educacional a través de reuniones semestrales. Seguramente el niño hipoacúsico, a través de su historia escolar presentará algunas dificultades académicas, sin embargo, éstas no serán mucho mayores ni muy diferentes a las de cualquier niño que esté en el sistema escolar, en tanto haya iniciado su vida auditiva a edad temprana.

Entonces la rehabilitación auditiva tiene como objetivo desarrollar las habilidades auditivas no adquiridas o adquiridas y luego perdidas por la persona que sufre una pérdida de audición. Los trabajos de rehabilitación se realizan principalmente a través de un entrenamiento de:

- **Detección**: En esta primera fase se realizarán actividades en las cuales deberán indicarnos la presencia o ausencia de sonido; detección de ruido-sonido/silencio.
- **Discriminación**: En esta etapa se trabajan las cualidades del sonido. Deberá discriminar si un sonido es igual o diferente a otro. Además deberá aprender a contar el número de "golpes" escuchados hasta llegar a ser capaz de contar sílabas.
- **Identificación**: Antes de abordar las actividades de identificación será imprescindible trabajar la memoria auditiva. Deberá escoger la respuesta adecuada de una lista cerrada o closet-set presentado.
- **Reconocimiento**: Antes de empezar esta fase, se tiene que asegurar que el niño sea capaz de identificar entre un largo y extenso número de ítems. El objetivo de esta fase es conseguir que el niño pueda repetir lo que ha escuchado, para ello nos ayudaremos de la lectura labial y en algunas ocasiones le proporcionaremos alguna pista.
- **Comprensión**: Esta es la fase más elevada, se trata de poner la audición al servicio del Lenguaje oral, pasando por todas las fases cognitivas llegando a una plena comunicación interactiva.

Las respuestas son los mejores indicadores para conocer si podemos pasar a la siguiente fase de rehabilitación o tenemos que permanecer en el mismo nivel. Cabe destacar que las fases o etapas no son puras y que generalmente se solapan.

En nuestro medio, el objetivo fundamental del tratamiento debe tender al establecimiento del lenguaje oral, para que el sordo pueda comprender la palabra hablada y adquirir los mecanismos necesarios para la expresión. La adquisición del lenguaje permite realizar una secuencia de eventos acústicos que obedecen a reglas lingüísticas perfectamente delimitadas. En condiciones normales, el oído analiza y transmite el lenguaje, con lo cual se logra la identificación lingüística en los niveles superiores del sistema nervioso central. La ausencia o el deterioro de la función auditiva limitan el aprendizaje de la correcta expresión y es así como se correlacionan los mecanismos de ingreso y egreso del fenómeno comunicativo. Oír es hablar. Quien no oye antes de adquirir el lenguaje, no lo desarrolla; quien oye mal, hablará mal; quien oye poco, hablará poco. La interrelación entre audición y lenguaje es absoluta. Resulta obvio que la identificación temprana de los problemas auditivos lleva a la habilitación o a la rehabilitación, oportunas, con lo que se adquieren o recuperan las funciones ausentes o limitadas y se permite la mejor incorporación o reincorporación social, humana y afectiva de quienes padecen estos problemas.

Cabe destacar que el aprovechamiento de la enorme maleabilidad de la corteza cerebral del niño para el aprendizaje, y fundamentalmente para el aprendizaje por medio de una metodología especial, es lo más importante: mientras más temprano se detecte el problema, mayores posibilidades de reincorporación integral tendrá quien lo padece.

Para que la rehabilitación auditiva ocurra de manera satisfactoria, es necesario que el audífono este ajustado adecuadamente o bien se dé un uso riguroso del implante coclear, ambos recursos, cuando están bien calibrados son capaces de ofrecer una percepción auditiva eficiente, especialmente en términos de comunicación. Lo que facilita el proceso de rehabilitación.

Es importante tener en cuenta que a partir del momento en que se detecta la discapacidad auditiva, se debe buscar ayuda especializada para valorar el recurso más adecuado, en función de cada caso concreto, para iniciar la rehabilitación, ya sea por medio del audífono o implante coclear. El éxito de la rehabilitación auditiva dependerá en gran medida de la dedicación y colaboración del paciente y el apoyo familiar.

Auxiliares auditivos, implantes y adultos

Los servicios de rehabilitación audiológica para el adulto con pérdida de audición se centran en ayudar a la persona a tolerar la pérdida auditiva, hacer el mejor uso posible de los auxiliares auditivos, explorar la tecnología auditiva asistencial que pudiera serle de utilidad, ajustarse a la conversación y hacerse cargo de su comunicación.

Se puede ofrecer los servicios individualmente, en grupos pequeños o en una combinación de ambos. Los temas comunes de las sesiones de rehabilitación pueden ser:

- **La pérdida de audición del paciente**: es importante que entienda su pérdida de audición. A veces son necesarias varias conversaciones con el audiólogo y la familia para quede todo claro. Al entender mejor su pérdida auditiva, se dará cuenta mucho mejor de por qué: Cree que las personas le hablan entre dientes. Oye pero no entiende. Tiene dificultad con las voces femeninas.
- **Cómo ayudar a la familiar a entender la pérdida de audición del paciente**: la familia no sabe cómo oye la persona con pérdida auditiva.

¡Lo que sí saben es que no oye bien! Saben que tienen que usar mucha energía para comunicarse con usted. A veces, el audiólogo le pone una grabación a la familia que simula su pérdida auditiva de modo que puedan entender mejor la situación por la que está pasando.

- **Los auxiliares auditivos**: es importante que el paciente entienda lo que puede o no puede hacer el auxiliar auditivo. El audiólogo le debe explicar cómo cuidar del auxiliar auditivo y contestará todas las preguntas que tenga. Es posible que recibiera tanta información cuando se le ajustó el auxiliar auditivo, que tenga dificultad en recordarla toda más tarde. Se le irán ocurriendo preguntas según vaya usando el auxiliar auditivo. Se sugiere hacer una lista de las preguntas que se le ocurran para hacerle al audiólogo.

Muchos audiólogos usan estas sesiones para repasar los distintos tipos de auxiliares auditivos y su funcionamiento. Esto le ayudará a entender por qué se seleccionó especialmente ese tipo de auxiliar auditivo que usa. Este repaso también le ayuda a los miembros de la familia a entender que se recetó este auxiliar auditivo específicamente para cada paciente. Es posible que familiares y amigos bien intencionados le traigan anuncios para otros tipos de auxiliares auditivos o hablen de algún amigo que tiene auxiliares auditivos "mejores". Simplemente no entienden que se seleccionó el auxiliar auditivo que usa porque satisface sus necesidades de audición y sus situaciones normales de comunicación.

Se debe aprender a escuchar de nuevo es decir darse cuenta de que tiene pérdida de audición, incluso si no usa auxiliares auditivos, se le brindan sugerencias durante los servicios de rehabilitación auditiva para oír mejor y optimizar la comunicación. Si usa auxiliares auditivos o tiene un implante coclear, su mundo se verá lleno de sonidos que había olvidado que existían. Mediante la práctica y la capacitación, se acostumbrará a escuchar de nuevo el mundo que lo rodea. Hay que informar sobre tecnología auditiva asistencial como de como el auxiliar auditivo no lo despertará cuando duerme. Y quizás no le ayude en el teatro. Pero hay otros aparatos que son de utilidad, como los audífonos para la televisión, los sistemas FM, los micrófonos de conferencia, aros magneticos y los amplificadores para teléfonos. Sería buena idea familiarizarse con estos equipos y aprender cómo mejorarían su vida social, familiar y profesional.

Enseñar a usar pistas visuales: Todo el mundo usa los ojos para obtener pistas visuales de lo que dicen los demás, de su estado de ánimo, su interés en el tema de conversación, etcétera.

Debido a la pérdida de audición seguramente usa la vista incluso más aún para compensar por lo que no oye. La capacitación en lectura labial brinda instrucción formal sobre la manera en que se forman los sonidos del habla y qué sonidos se asemejan en los labios.

Aprender qué sonidos producen el mismo movimiento de los labios, pero distintos significados, es de utilidad para entender mejor la conversación. También hay otras pistas visuales que quizás le sean de utilidad, como las expresiones faciales, los gestos, el movimiento de cuerpo y el lenguaje corporal.

Sugerencia para adaptación a uso de auxiliar auditivo

Se recomienda utilizar el dispositivo de forma gradual al principio. Usarlo en casa por periodos cortos y aumentar gradualmente el uso a medida que el usuario vaya sintiéndose más cómodo con el aparto.

Ser paciente la adaptación al audífono se da progresivamente. Es importante no apresurarse y ser consciente de que al principio los sonidos más normales de día a día puede resultar extraño. Identificar los sonidos requiere muchas veces un entrenamiento se recomienda que aprovechen los momento cotidianos para practicar la identificación de sonidos.

También pueden practicar el reconocimiento de la propia voz mediante la lectura en voz alta. Cuando una persona usa audífono por primera vez, es aconsejable entablar conversación con una sola persona a la vez así podrá concentrarse y adaptarse poco a poco al timbre de voz altura e identificación de las palabras.

Otras sugerencias para la atención oral de cómo mantener la conversación podrá ser pedir a los demás que atraigan su atención antes de hablarle, que le hablen cara a cara y pídales que no griten. Que sepan cuándo pedir que le expresen algo de distinta manera y cuándo indicar que simplemente le repitan lo dicho, y aprender cómo hacer preguntas. Indicarle como organizar su hogar, una buena idea es cambiar la iluminación de las habitaciones para poder ver mejor la cara de su interlocutor. Quizás haya dispositivos de alerta que le indiquen cuándo suena el timbre de la puerta. Indicar cómo tratar el problema del ruido ambiental fuera del hogar: En un restaurante ruidoso, por ejemplo, que seleccione una mesa que esté lejos de la cocina y del ruido de los platos. Sentarse frente a su compañero de mesa de forma que pueda sacar el máximo partido para entender la conversación. Deberá conocer sus derechos legales: conocer las leyes de sus posibilidades de adaptaciones para las personas con pérdida de audición en el trabajo y en los lugares públicos de reunión como los hospitales, las salas de los tribunales y los centros religiosos. Es importante que cada centro de rehabilitación cuente con un grupo de apoyo para que el paciente sepa que no está solo con su pérdida de audición. Unirse a un grupo de apoyo le brindará la oportunidad de aprender de las experiencias ajenas.

A pesar de los conocidos beneficios que aporta el uso de audífonos, muchas personas dejan de usar sus auxiliares auditivos porque no logran adaptarse a los mismos. Una persona con pérdida auditiva deberá pasar por un proceso de adaptación gradual al dispositivo. Esto se debe a que el cerebro sin estímulo sonoro debe acostumbrarse a la capacidad de oír, por eso es importante ser paciente y contar con el apoyo profesional adecuado para alcanzar el éxito pretendido.

SECCIÓN II: EQUILIBRIO

Capítulo 10:

Anatomofisiología del sistema vestibular

Méd. Ana V. Scotta

El sistema vestibular es uno de los componentes más complejos del sistema nervioso humano. Participa en la orientación en el espacio tridimensional, las modificaciones en el tono muscular, el equilibrio, la coordinación de las respuestas motoras, los movimientos oculares y la postura corporal.

La porción periférica del sistema vestibular se localiza en el oído interno, formado por un conjunto de cavidades óseas excavadas en el espesor de la peñasco del hueso temporal, las cuales constituyen el laberinto óseo. El laberinto óseo se encuentra ocupado por vesículas y sacos membranosos, de forma similar a las estructuras óseas, que forman el laberinto membranoso (Figura 38). El laberinto óseo y el membranoso se encuentran separados por un líquido denominado perilinfa (cuya composición es similar al líquido cefalorraquídeo), mientras que dentro del laberinto membranoso circula la endolinfa, con alto contenido de K^+ y bajo contenido de Na^+. La endolinfa se secreta en la estría vascular y se reabsorbe en el saco endolinfático, y su composición iónica es fundamental para la despolarización de las células ciliadas.

La parte del laberinto membranoso que forma parte del sistema vestibular está constituida por los tres conductos/canales semicirculares (superior, posterior y lateral), el sáculo y el utrículo. Las paredes de los sacos membranosos contienen receptores nerviosos a partir de los cuales se constituye el nervio vestibulococlear (VIII), cuyas aferencias son auditivas (nervio coclear) y del equilibrio (nervio vestibular).

Las estructuras del oído interno que forman la porción periférica del sistema vestibular funcionan como acelerómetros y dispositivos de guía inercial, que continuamente brindan información acerca de la posición y los movimientos corporales a los centros integradores localizados en el tronco encefálico, el cerebelo y la corteza cerebral. Estas últimas estructuras constituyen la porción central del sistema vestibular.

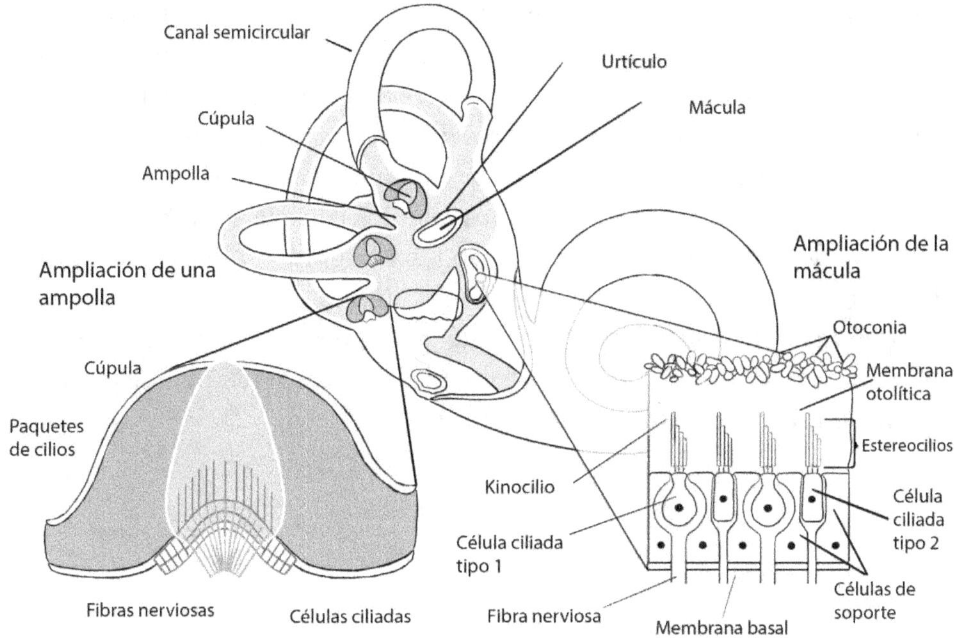

Figura 38: Estructura del laberinto membranoso y tipos de células ciliadas.

El laberinto vestibular

Vestíbulo

El vestíbulo constituye la parte central del laberinto óseo y es una cavidad ovoide, alargada en sentido anteroposterior y aplastada en sentido lateromedial. Se ubica por detrás de la cóclea y por delante de los canales semicirculares. En sentido medial se relaciona con el conducto auditivo interno, y en sentido lateral con la cavidad timpánica. Los componentes del laberinto membranoso que se encuentran dentro del vestíbulo óseo son el utrículo, el sáculo y las porciones iniciales del conducto coclear y del conducto endolinfático.

El utrículo y el sáculo son estructuras relacionadas con la detección de cambios en las fuerzas gravitacionales y el equilibrio estático. Se encargan de percibir la posición de la cabeza en el espacio, un componente fundamental para el control de la postura; por lo tanto, son sensibles a la aceleración linear. Las células saculares detectan principalmente la aceleración vertical, y las células utriculares la aceleración lateral y dorsoventral.

En las cavidades membranosas del vestíbulo se encuentran las máculas (sacular y utricular), formadas por células ciliadas neuroepiteliales. Aquí, las células ciliadas entran en contacto con una sustancia gelatinosa rica en carbonato de calcio que forma las membranas otoconiales, por encima de las cuales se ubican las otoconias u otolitos (cristales de sales de calcio depositadas sobre una matriz proteica). Los estereocilios de las células ciliadas orientan sus extremos apicales en relación a una línea curva llamada estriola. En el utrículo, los estereocilios orientan sus extremos apicales hacia la estriola, mientras que en el sáculo se orientan en dirección opuesta (Figura 39). Esta distribución de las células ciliadas en distintas direcciones implica el movimiento de distintos grupos de estereocilios dependiendo del grado de inclinación de la cabeza. El movimiento estimulará un grupo de células al mismo tiempo que inhibe otro, mientras que otras células no serán afectadas.

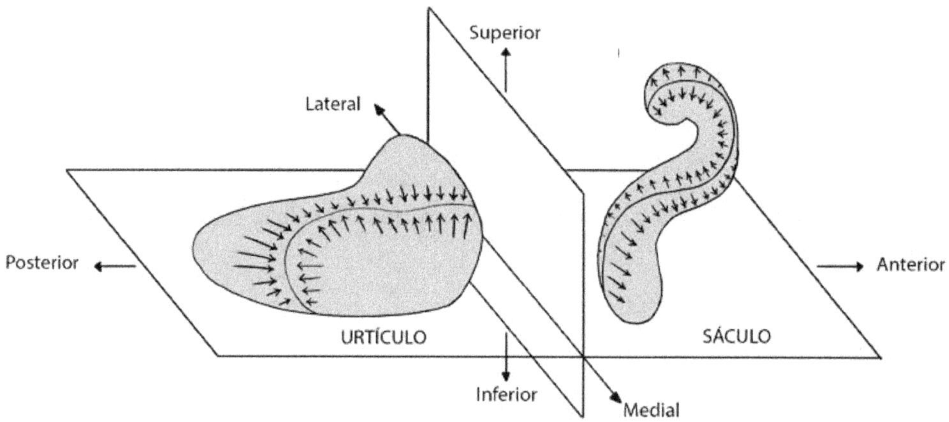

Figura 39: Ubicación espacial de los estereocilios en las máculas utricular y sacular.

Canales semicirculares

Los canales semicirculares constituyen la porción cinética del laberinto, ya que detectan la aceleración angular o la rotación de la cabeza. Los canales superior y posterior se alinean formando un ángulo de 45° con respecto al plano sagital, mientras que el canal lateral forma un ángulo de 30° con respecto al plano axial. A la vez, el canal superior de un lado (izquierdo o derecho) se alínea aproximadamente en el mismo plano que el canal posterior del lado opuesto, formando un par funcional. De forma similar, los canales horizontales de ambos lados se encuentran en el mismo plano, formando también un par funcional. Este ordenamiento permite la representación en tres dimensiones del vector de aceleración rotacional, y cada canal es sensible al movimiento en un plano específico (ver leyes).

Los canales semicirculares desembocan en el utrículo. Las ramas posteriores de los canales superior y posterior se unen formando un conducto común antes de su desembocadura. En uno de los extremos de cada canal semicircular se observa una dilatación denominada ampolla, que contiene una elevación que protruye hacia la luz, la cresta ampular. Esta zona contiene células ciliadas neuroepiteliales cubiertas por una sustancia gelatinosa rica en proteínas y proteoglucanos que forma las cúpulas, que se extiende hasta el techo de la ampolla. Las cúpulas son más gruesas que la sustancia gelatinosa de las membranas otoconiales, y no contiene otolitos. La aceleración rotacional provoca movimientos en la endolinfa que desplazan las cúpulas, inclinando los estereocilios en la dirección opuesta a la de la rotación. El movimiento de la endolinfa en un lado (izquierdo o derecho) provocará la excitación de las células receptoras homolaterales al mismo tiempo que se produce la inhibición de las células del canal asociado contralateral.

La fisiología de los canales semicirculares se rige por las siguientes leyes:

- ***Ley de Flourens:*** la lesión de cada canal origina respuestas motoras (ej.: nistagmo) que se producen en el mismo plano del conducto alterado, es decir, cada canal domina en un plano espacial.
- ***Leyes de Ewald:***
    - Primera ley: el componente lento del nistagmo sigue la dirección de la endolinfa.
    - Segunda ley: en el canal horizontal las corrientes endolinfáticas ampulífugas son inhibitorias y de mayor eficacia, mientras que las ampulípetas son excitatorias. En los canales verticales ocurre lo opuesto. Esto se debe a la orientación diferente que adoptan las células ciliadas (en los verticales el kinocilio se orienta hacia el canal y en los horizontales hacia el utrículo).
    - Tercera ley: el movimiento endolinfático más eficaz provoca un movimiento de los ojos y la cabeza en su mismo sentido.
- ***Ley de Alexander:*** establece que la velocidad de fase lenta del nistagmo espontáneo de origen vestibular periférico depende de la posición de la mirada, con mayor velocidad y amplitud cuando los ojos miran en la dirección de la fase rápida.

Las células ciliadas

Los receptores del equilibrio se encuentran en las máculas y las crestas ampulares, zonas de epitelio neurosensorial constituidas por células de soporte y células ciliadas, que se apoyan sobre las primeras. Tanto las máculas como las crestas contienen dos tipos de células receptoras ciliadas: las células piriformes o tipo I y las cilíndricas o tipo II (Figura 38). Las células tipo I tienen una base redondeada rodeada por una prolongación dendrítica aferente en forma de cáliz proveniente de una neurona del ganglio vestibular de Scarpa, ubicado en el conducto auditivo interno. Las células tipo II son las más abundantes, son cilíndricas y reciben en su base escasos contactos sinápticos con forma de botón.

La estructura común de las células ciliadas consiste de un único cilio, el quinetocilio, y aproximadamente 70 a 100 estereocilios en su superficie apical agrupados en forma de hexágono. Los estereocilios están organizados en filas según su altura: los más altos se ubican cerca del quinetocilio y su tamaño decrece progresivamente hasta los más cortos, ubicados lejos del quinetocilio. El quinetocilio contiene en su interior un axonema con estructura 9+2 (un par central de microtúbulos rodeado de 9 dobletes y sus proteínas asociadas). Los estereocilios, por su parte, tienen un esqueleto formado por microfilamentos de actina asociados a miosina y otras proteínas; por este motivo no tienen motilidad intrínseca y su desplazamiento es pasivo, ya que son movilizados por otras estructuras. Además, existen distintos tipos de fibras puente que unen a los estereocilios entre sí. Los puentes apicales o tip-links conectan los extremos de los estereocilios cortos a los estereocilios adyacentes más largos.

Actividad de los receptores

Las células ciliadas de las crestas y máculas se estimulan de la misma forma: cuando un movimiento de la cabeza provoca el desplazamiento de las membranas que se encuentran encima de las células (las cúpulas sobre las crestas y las membranas otoconiales sobre las máculas), sus otoconias provocan el desplazamiento de los estereocilios. Cuando el movimiento resultante es la inclinación de los estereocilios hacia el quinetocilio, el movimiento de los puentes apicales causa la apertura de canales iónicos y un influjo de potasio (K^+) en la célula. La despolarización resultante de la membrana plasmática abre canales de calcio (Ca^{++}) en la base de la célula ciliada. El ingreso de Ca^{++} en la célula estimula la liberación de neurotransmisores en su superficie basal, lo que activa las fibras nerviosas ubicadas en la base y envía un mensaje al sistema nervioso central. El movimiento de los estereocilios en dirección contraria, por otro lado, (alejándose del quinetocilio) provoca la hiperpolarización de la célula (Figura 40).

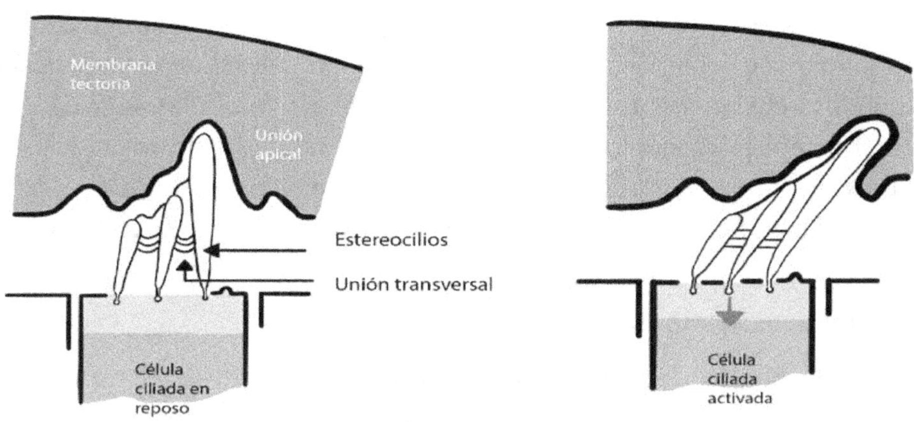

Figura 40: Activación de las células ciliadas.

El sistema nervioso central recibe información de las crestas y las máculas según se estimulen debido a los diferentes movimientos de la cabeza. Por este motivo, las crestas y máculas están situadas en diferentes planos del espacio de forma que entre todas ellas (teniendo en cuenta las estructuras izquierdas y derechas) se cubran todas las posibilidades de movimiento del individuo.

El ganglio vestibular

El ganglio vestibular (también conocido como ganglio de Scarpa) se encuentra en la porción lateral del conducto auditivo interno, cerca del fondo. En cada ganglio se ubican unos 20.000 somas de neuronas bipolares que reciben impulsos aferentes provenientes de las células ciliadas de la cresta ampular y de las máculas.

Cada ganglio vestibular se divide en una porción superior y una porción inferior, conectadas por un istmo. Las fibras periféricas pertenecientes a los cuerpos neuronales de la porción superior del ganglio provienen de la cresta ampular de los canales semicirculares superior y lateral y de la mácula del utrículo. Por su parte, la mácula del sáculo y la cresta ampular del canal semicircular posterior reciben fibras periféricas de la porción inferior del ganglio vestibular.

El nervio vestibular

Los axones de las neuronas del ganglio vestibular convergen para formar el nervio vestibular, que se combina con el nervio coclear para formar el nervio vestibulococlear. Este nervio viaja junto al nervio facial y la arteria laberíntica por el conducto auditivo interno. Las fibras nerviosas atraviesan el ángulo cerebelopontino e ingresan al tronco encefálico a nivel del surco bulboprotuberancial. La mayor parte de las fibras vestibulares hacen sinapsis en el complejo de núcleos vestibulares ipsilateral de la protuberancia. Otras fibras, las fibras vestibulares primarias, se proyectan directamente hacia el lóbulo floculonodular y la corteza adyacente del vermis en el cerebelo.

Los núcleos vestibulares

El complejo de los núcleos vestibulares constituye el principal sitio de procesamiento de las aferencias vestibulares. Consiste de cuatro núcleos principales: medial, superior, lateral e inferior (Figura 41). Se localizan por debajo del piso del cuarto ventrículo, extendiéndose desde una zona rostral al núcleo del hipogloso hasta encima del núcleo del abducens. Los núcleos vestibulares se organizan en dos columnas: el núcleo medial, de mayor tamaño, forma la columna medial; la columna lateral, por otro lado, está formada por los núcleos superior, lateral e inferior. Además, existen núcleos accesorios como el grupo Y, el núcleo parasolitario y el núcleo intercalado, entre otros. Las eferencias de estos núcleos constituyen las fibras vestibulares secundarias.

Los complejos vestibulares izquierdo y derecho se comunican entre sí a través de un sistema de fibras comisurales que es predominantemente inhibidor. Por otro lado, existen múltiples fibras de asociación entre los diferentes núcleos ipsilaterales.

El núcleo vestibular medial recibe fibras aferentes de la cresta ampular del conducto semicircular lateral, mientras que el núcleo vestibular superior recibe las fibras provenientes de la cresta ampular de los conductos superior y posterior. Ambos núcleos envían fibras eferentes ascendentes, que forman parte del fascículo longitudinal medial, hacia los núcleos motores de los músculos extraoculares, para coordinar el reflejo vestíbulo ocular. El núcleo medial, además, participa en el control del reflejo vestíbulo espinal a través de las fibras del fascículo vestibuloespinal medial, ubicado en la porción cervical de la médula espinal. Estas fibras permiten la coordinación de los movimientos de la cabeza y el cuello.

El núcleo vestibular lateral, que contiene los somas neuronales de mayor tamaño, recibe fibras aferentes provenientes de las crestas ampulares, las máculas y el vestibulocerebelo. Las proyecciones eferentes de este núcleo forman el fascículo vestibuloespinal lateral ipsilateral de la médula espinal. Este haz participa en el reflejo vestíbulo espinal al coordinar el tono reflejo de los músculos del tronco y de los extensores proximales de los miembros, para mantener la postura y el equilibrio.

El núcleo vestibular inferior recibe información aferente proveniente de las máculas del utrículo y del sáculo. Este núcleo emite fibras eferentes hacia los demás núcleos vestibulares y hacia el cerebelo.

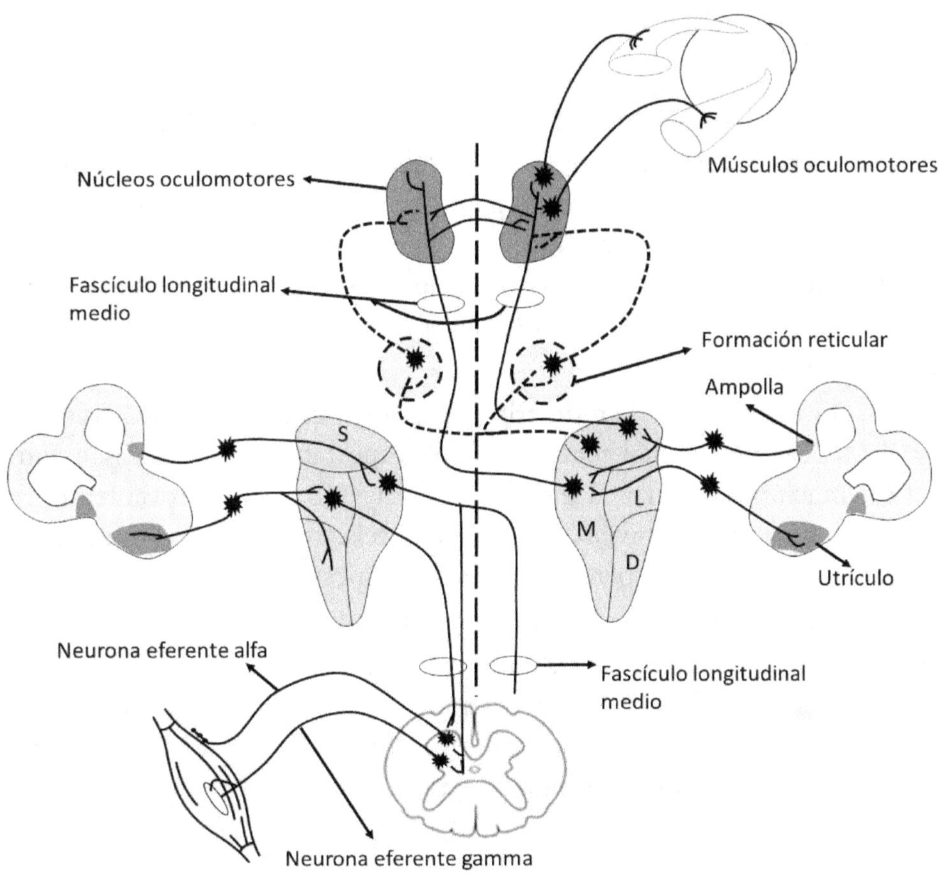

Figura 41: Vías del sistema vestibular.

El vestibulocerebelo

El vestibulocerebelo está formado por el lóbulo floculonodular y la corteza adyacente del vermis. El vestibulocerebelo de un lado puede enviar información eferente a los núcleos vestibulares izquierdos y derechos. Algunas de sus fibras se comunican directamente con los núcleos vestibulares, mientras que otras hacen sinapsis en el núcleo fastigio ipsilateral, para luego proyectarse a los núcleos vestibulares contralaterales.

La función del cerebelo en relación al sistema vestibular consiste en el procesamiento adaptativo, es decir, monitorea la función vestibular para reajustar, según lo necesario, la información aferente vestibular a través de efectos inhibitorios.

Proyecciones talamocorticales del sistema vestibular

Las proyecciones vestibulares al tálamo se originan en la zona rostral del complejo de núcleos vestibulares, y llegan a los complejos nucleares ventroposteriores, ventroanteriores, ventrolaterales, intralaminares y posteriores. La mayoría de estas proyecciones son contralaterales. Las neuronas de estos núcleos responden a estímulos propioceptivos profundos, además de los vestibulares.

Por otro lado, se han descrito conexiones entre los núcleos vestibulares y el hipocampo, el cual tendría un rol importante en el procesamiento de la orientación espacial y la memoria espacial. Las fibras provenientes de los núcleos vestibulares envían información relacionada al movimiento de la cabeza y el cuello, indispensable para cumplir esta función.

Múltiples áreas de la corteza cerebral han sido asociadas al sistema vestibular, distribuidas en la unión temporoparietal, las zonas anterior y posterior de la ínsula, la corteza somatosensorial, la zona posterior de la corteza parietal, la corteza frontal, entre otros. En conjunto, estas áreas se conocen como corteza vestibular, cuyas conexiones no han sido claramente descritas.

Exploración de la función vestibular

Reflejo vestíbulo ocular

El reflejo vestíbulo ocular es un mecanismo que produce movimientos oculares que contrarrestan los movimientos cefálicos. Esto permite estabilizar las imágenes en la retina durante la rotación de la cabeza. Las estructuras involucradas en este reflejo son los conductos semicirculares, los núcleos vestibulares y los músculos oculomotores; de esta forma, se logra un movimiento conjugado de los ojos en la dirección opuesta a la rotación cefálica (Figura 42).

Por ejemplo, una rotación de la cabeza hacia la derecha activa las células ciliadas del canal semicircular horizontal derecho (que detectan aceleración rotacional). Esto activa neuronas de los núcleos vestibulares derechos, las cuales a su vez emiten proyecciones excitadoras contralaterales hacia el núcleo abducens izquierdo. El núcleo abducens, junto con el núcleo oculomotor, permiten ejecutar los movimientos oculares compensatorios hacia la izquierda.

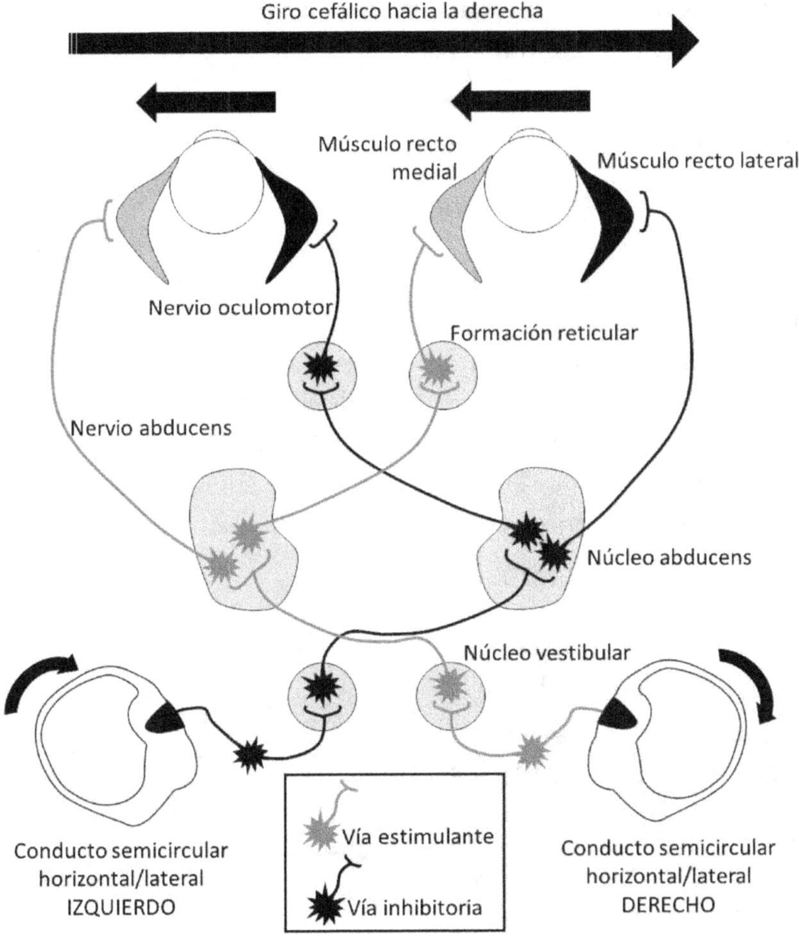

Figura 42: Reflejo vestíbulo ocular

Reflejo vestíbulo espinal

Este reflejo involucra conexiones complejas que integran en el tronco encefálico y el cerebelo información proveniente de las máculas, las crestas ampulares, el sistema visual y los músculos de tronco y extremidades para mantener la postura corporal y el equilibrio. Este reflejo involucra a los haces vestibuloespinales lateral y medial.

La principal vía de este reflejo es el haz vestibuloespinal lateral, que se origina del núcleo vestibular lateral. Este núcleo, en respuesta a aferencias provenientes del sáculo y el utrículo, emite señales eferentes que se proyectan ipsilateralmente hacia neuronas en todos los segmentos de la médula espinal. Esta vía produce una activación ipsilateral de los músculos extensores del tronco y proximales de los miembros, mientras que inhibe los músculos proximales extensores contralaterales.

Reflejo vestíbulo cólico

El reflejo vestíbulo cólico consiste en una respuesta compensatoria de los músculos del cuello a la rotación de la cabeza en el espacio, ya sea que se trate de rotación de todo el cuerpo o sólo de la cabeza (Figura 43). Estos movimientos activan elementos del laberinto vestibular: la rotación en el plano horizontal activa principalmente a los canales semicirculares horizontales mientras que la rotación vertical modula la actividad de los canales semicirculares verticales, sáculo y utrículo. La función de este reflejo es estabilizar la posición de la cabeza en el espacio (y por ende, la dirección de la mirada). Se desconoce con exactitud qué vías contribuyen al correcto funcionamiento de este reflejo.

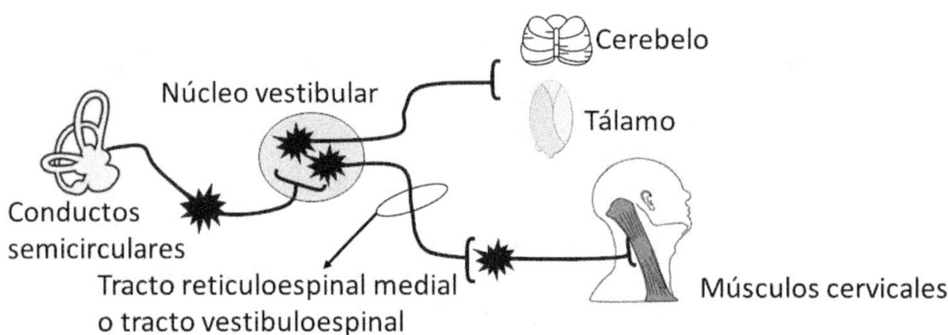

Figura 43: vías del reflejo vestíbulo cólico.

Capítulo 11

Evaluación del sistema vestibular

Méd. Agustín R. Miranda

Introducción

La evaluación clínica del paciente vestibular es una tarea desafiante. Para lograr una correcta precisión diagnóstica y terapéutica, el profesional debe comprender profundamente la fisiología del sistema vestibular, las técnicas de exploración específicas y el uso apropiado de pruebas complementarias. Cabe destacar el valor que adquiere la anamnesis en la construcción de la historia clínica. Mediante la entrevista se determina la forma en que se inició el problema, la descripción de síntomas (percepción subjetiva), cómo éstos afectan la calidad de vida, si existen comorbilidades (morbilidad asociada), antecedentes patológicos personales y familiares, y antecedentes tóxicos (consumo de sustancias, medicamentos, etc.).

El examen clínico será utilizado para evaluar el sistema vestibular, teniendo presente la neurofisiología, para lo cual se utilizarán maniobras y técnicas semiológicas para detectar signos (parte objetiva, lo que el observador encuentra y puede cuantificar). El examen clínico permitirá distinguir los problemas vestibulares periféricos frente a los centrales, el grado de pérdida y cuán agudo puede ser el problema. Con la información registrada en la anamnesis, el examen clínico y las pruebas complementarias, se definirá el diagnóstico de síndrome vestibular (síndrome: conjunto de signos y síntomas característicos de una enfermedad). El diagnóstico y manejo de los síndromes vestibulares siempre requieren un abordaje interdisciplinario combinado con un cuidadoso armado de la historia clínica del paciente.

Síntomas vestibulares

Las clasificaciones y definiciones son esenciales para facilitar la comunicación entre profesionales clínicos e investigadores, y promover criterios de diagnóstico e investigación en mecanismos de epidemiología y tratamiento. En consecuencia, el Comité de Clasificación de la Sociedad Bárány definió los síntomas vestibulares claves y generó consenso en torno a estas definiciones formalizadas, para posteriormente construir la Clasificación Internacional de Trastornos Vestibulares. La sociedad definió los siguientes síntomas vestibulares primarios:

El *mareo* es la sensación de una orientación espacial perturbada o alterada sin una sensación de movimiento falsa o distorsionada.

El *vértigo* es la sensación de auto-movimiento (de cabeza/cuerpo) cuando no se produce el auto-movimiento, o la sensación de auto-movimiento distorsionado durante un movimiento de cabeza normal.

Los *síntomas vestibulovisuales* son síntomas visuales que generalmente resultan de la patología vestibular o la interacción entre los sistemas visuales y vestibulares. Estos incluyen falsas sensaciones de movimiento o inclinación del entorno visual y distorsión visual (desenfoque) relacionadas con fallas vestibulares (en lugar de ópticas).

Los *síntomas posturales* son síntomas de equilibrio relacionados con el mantenimiento de la estabilidad postural, que ocurren solo en posición vertical (sentado, de pie o caminando).

Además, la publicación incluyó un glosario de definiciones de síntomas vestibulares secundarios:

El *vértigo (o mareo) espontáneo* es vértigo (o mareo) que ocurre sin un disparador obvio.

El *vértigo (o mareo) desencadenado* es vértigo (o mareo) que ocurre con un disparador obvio.

- El vértigo (o mareo) *posicional* es vértigo (o mareo) desencadenado por y que ocurre después de un cambio de posición de la cabeza en el espacio en relación con la gravedad.
- El vértigo (o mareo) *por movimiento de cabeza* es un vértigo (o mareo) que ocurre solo durante el movimiento de la cabeza.
- El vértigo (o mareo) *inducido visualmente* es vértigo (o mareo) desencadenado por un estímulo visual complejo, distorsionado, de gran tamaño o en movimiento, incluyendo el movimiento relativo del entorno visual asociado con el movimiento del cuerpo.

- El vértigo (o mareo) ***inducido por el sonido*** es vértigo (o mareo) desencadenado por un estímulo auditivo.
- El vértigo (o mareo) ***inducido por Valsalva*** es vértigo (o mareo) desencadenado por cualquier maniobra corporal que tienda a aumentar la presión intracraneal o del oído medio.
- El vértigo (o mareo) ***ortostático*** es un vértigo (o mareo) desencadenado por y que ocurre al levantarse (es decir, un cambio en la postura del cuerpo de estar acostado a sentado o ponerse de pie).

Síntomas vestibulovisuales

- El ***vértigo externo*** es la falsa sensación de que el entorno visual gira o fluye.
- La ***oscilopsia*** es la falsa sensación de que el entorno visual está oscilando.
- El ***retraso visual*** es la sensación falsa de que la imagen visual sigue luego de un movimiento de la cabeza, con un retraso o hace una breve deriva después de que se completa el movimiento de la cabeza (es decir la imagen percibida del entorno se retrasa después del movimiento real).
- La ***inclinación visual*** distorsión subjetiva de la verticalidad con rotación paradójica transitoria del campo visual.
- ***Desenfoque inducido por el movimiento***, reduce la agudeza visual durante o momentáneamente después de un movimiento de cabeza.

Síntomas posturales

- La ***inestabilidad*** es la sensación de vacilación o sensación de inseguridad al estar sentado, parado o caminando sin una preferencia direccional particular.
- La ***pulsión direccional*** es la sensación de inestabilidad con tendencia a girar o caer en una dirección en particular mientras se está sentado, parado o caminando. La dirección debe especificarse como ***lateropulsión***, ***retropulsión*** o ***anteropulsión***. Si es lateropulsion, la dirección (***derecha*** o ***izquierda***) debe ser especificada.
- ***Caída incompleta relacionada con el equilibrio*** es una sensación de caída inminente (sin que se concrete) relacionada con fuerte inestabilidad, pulsión direccional u otro síntoma vestibular (ej.: vértigo).
- ***Caída relacionada con el equilibrio*** es una caída completa relacionada con fuerte inestabilidad, pulsión direccional u otro síntoma vestibular (ej.: vértigo).

Otros síntomas relacionados a los trastornos vestibulares

La hipoacusia, el dolor, las náuseas, los vómitos o los síntomas neurológicos pueden ayudar a diferenciar la causa del vértigo. Como las alteraciones del oído interno son una causa común de síntomas vestibulares, es importante preguntar sobre los síntomas cocleares o aurales como hipoacusia, tinnitus y plenitud auditiva. Generalmente, cuando el vértigo se asocia con una pérdida auditiva, la patología es periférica. La principal excepción es un evento cerebrovascular que afecta la arteria auditiva interna o la arteria cerebelosa inferior anterior. En el caso de vértigo y dolor, las patologías agudas del oído medio pueden ir acompañadas de sensaciones dolorosas, al igual que en enfermedades invasivas del hueso temporal o con irritación meníngea. El vértigo a menudo se asocia con náuseas o vómitos en la neuritis vestibular aguda y en episodios graves de la enfermedad de Ménière y vértigo periférico paroxístico benigno. Los síntomas neurológicos como debilidad, disartria, cambios en la visión o la audición, parestesias, alteración del nivel de conciencia, ataxia u otros cambios en la función sensorial y motora favorecen la presencia de una causa de vértigo, como enfermedad cerebrovascular, neoplasia o esclerosis múltiple. Los pacientes con vértigo migrañoso pueden experimentar otros síntomas relacionados con la migraña, incluido un dolor de cabeza típico (a menudo palpitante, unilateral, algunas veces precedido por un aura), náuseas, vómitos, fotofobia y fonofobia.

Por último, los trastornos vestibulares pueden tener un sustrato somatopsíquico y psicosomático. En este sentido, el vértigo psicógeno ha sido definido como una entidad patológica en la cual determinadas características psicológicas y estímulos desencadenan episodios de vértigo. Estos incluyen la presencia de: desencadenantes de síntomas situacionales como puentes, habitaciones vacías y multitudes en grandes espacios; síntomas de ansiedad y autonómicos que ocurren durante los ataques; y trastornos de personalidad, en particular, rasgos de carácter obsesivo.

Historia clínica y anamnesis

La historia clínica es un documento donde quedan registrados todos los actos asistenciales realizados con el paciente, está reconocida como un derecho del paciente y como un deber y un derecho del profesional de la salud. En el abordaje del paciente con alteraciones vestibulares es fundamental la construcción de una historia clínica detallada, ya que nos orientará en un primer momento si la patología es central o periférica. Existe evidencia que sugiere que la historia clínica es útil detectando tres de cuatro pacientes que se quejan de mareos.

La anamnesis y la exploración física del paciente son partes importantes de la historia clínica. Para interrogar bien (anamnesis) se debe tener profundo conocimiento de la fisiopatología vestibular, y se debe:

- Dejar al paciente expresarse libremente y sólo después dirigir el interrogatorio, comprensible y pertinente.
- Definir todos los síntomas y signos de la enfermedad.
- Obtener la mayor semiología posible de éstos.
- Ordenarlos cronológicamente (cronopatograma), precisando en el tiempo los hitos fundamentales.
- Determinar las condiciones de aparición del padecimiento.
- Duración total del cuadro clínico.
- Consultas médicas, análisis y tratamientos recibidos.
- Conocer a qué atribuye el enfermo sus molestias.
- Relación del cuadro clínico con funciones fisiológicas.
- Relación del cuadro clínico con actividades, hábitos, situaciones afectivas y socio-familiares.

Posteriormente, a la información recabada tiene que ser redactada de forma ordenada, clara, precisa y legible en la historia clínica. Al recopilar la información, primero se determinará si se trata de vértigo o mareo, preguntando, por ejemplo, *"Cuando tiene mareos, ¿se siente mareado o ve el mundo girar a su alrededor?"*. La siguiente tarea será determinar el origen, periférico o central, para lo cual es necesario interrogar sobre el momento, la duración, la presencia de factores desencadenantes, y la existencia de hipoacusia o síntomas neurológicos asociados.

Las ilusiones rotatorias están muy asociadas con trastornos vestibulares periféricos, especialmente cuando las náuseas o los vómitos acompañan al vértigo. El movimiento repetitivo e involuntario de los ojos (nistagmo) se caracteriza por ser horizontal y rotacional en el vértigo periférico, y disminuye o desaparece cuando el paciente enfoca la mirada, y es gatillado por un factor desencadenante (Figura 44). En cambio, el vértigo de tipo central, se presenta con un nistagmo puramente horizontal, vertical o rotatorio, que no disminuye con la fijación de la mirada y persiste por periodos más prolongados de tiempo. La duración de los síntomas se asocia con el tipo de vértigo, generalmente los de origen central son episodios más largos.

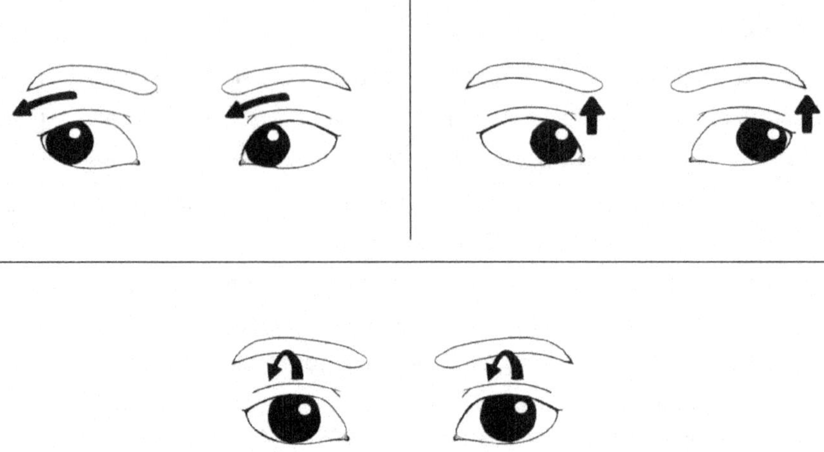

Figura 44: Tipos de nistagmos, horizontal (arriba-izquieda), vertical (arriba-derecha), y rotatorio o torsional (abajo).

Los reflejos vestíbulo-ocular y optocinético se evocan por cambios en la posición cefálica o por movimientos del campo visual, como respuesta se obtiene un nistagmo definido por una fase lenta y luego una fase rápida. El nistagmo vestibular se puede inducir estimulando el aparato vestibular, ya sea rotando la cabeza o irrigando el conducto auditivo externo con agua fría o tibia (Figura 45). Ambos métodos inducen corrientes en el fluido endolinfático en los canales semicirculares, estimulan las células ciliadas de la ampolla e inician el reflejo vestíbulo-ocular. Las fases lentas de ambos nistagmus son causadas por este reflejo vestibular-ocular, mientras que las fases rápidas son desencadenadas por la corteza cerebral. Además, el nistagmo se puede dividir en tres categorías: inducido fisiológicamente (por ejemplo, optocinético y vestibular), congénito o infantil (presente en el nacimiento), y adquirido (vestibulopatía, enfermedad neurológica, toxicidad farmacológica).

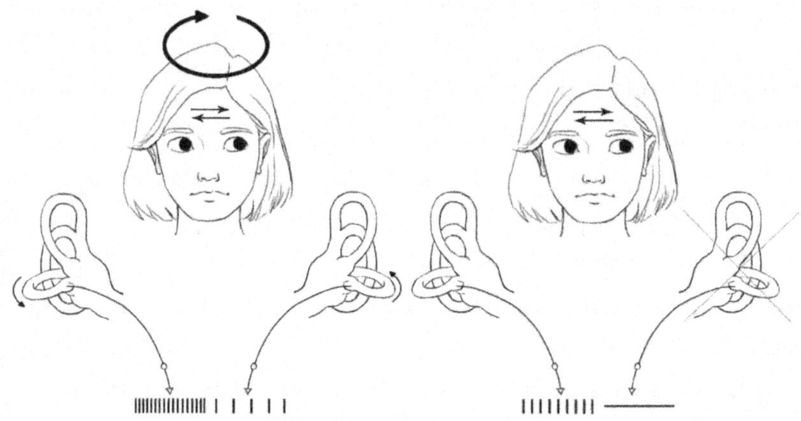

Figura 45: Actividad nerviosa aferente primaria asociada con nistagmo fisiológico inducido por rotación (izquierda) y nistagmo espontáneo resultante de una laberintopatía (derecha). Las flechas rectas sobre la frente indican la dirección de los componentes lentos (flecha superior) y de los componentes rápidos (flecha inferior); Las flechas curvas sobre el laberinto muestran la dirección del flujo de endolinfa en los canales semicirculares horizontales.

Es necesario preguntar si los episodios ocurren particularmente en algún momento del día, ya que algunos estudios confirman un comportamiento circadiano. En este sentido, el vértigo matutino sugeriría trastorno vestibular periférico.

Asimismo, se debe averiguar sobre el modo en el que se iniciaron los episodios, los trastornos periféricos son de un inicio más repentino que los centrales, a excepción de los eventos cerebrovasculares agudos. La severidad del vértigo a lo largo del tiempo también es un dato útil. Las neuritis vestibulares agudas suelen iniciarse con síntomas severos, que disminuyen con el paso del tiempo, mientras que los episodios de vértigo de la enfermedad de Ménierè incrementan en gravedad, pudiendo luego de un tiempo disminuir. Ante un vértigo constante, que no varía en cuanto a sus características, temporales y de severidad, sugieren causa psicógena.

Es crucial la identificación de factores desencadenantes que provocan los episodios de vértigo. Si los síntomas ocurren sólo con cambios posturales, como voltearse en la cama, inclinarse en la cintura y luego enderezarse o hiperextender el cuello, el vértigo postural paroxístico benigno es la causa más probable. Incluso resulta necesario preguntar por antecedentes de infecciones respiratorias altas, ya que pueden preceder a la neuritis vestibulares agudas o laberintitis aguda. En el caso de las migrañas vestibulares, los desencadenantes de las crisis de migraña, como la menstruación, alimentos, el estrés e insomnio, actúan como gatillo para los síntomas vestibulares.

El antecedente de traumatismo (por contusión, barotrauma o maniobras de valsalva) puede explicar la comunicación anormal entre el oído interno y el oído medio (fístula perilinfática).

La aparición de vértigo agudo y nistagmo cuando el paciente se expone a ruidos intensos (arrancar de un automóvil, bocinas, campanas, vocales fuertes emitidas por el propio paciente) se denomina Fenómeno de Tullio, y sugiere causa periférica de vértigo.

Indagar sobre antecedentes psicológicos y psiquiátricos puede resultar una práctica útil, el estrés psicosocial ha sido propuesto como una causa de vértigo, al igual que los trastornos de ansiedad y ataques de pánico.

Por último, los episodios vestibulares pueden estar relacionados al consumo de medicamentos, traumas o exposición de toxinas, así como a escenarios patológicos específicos como la diabetes, hipertensión, y esclerosis múltiple. Además de los antecedentes patológicos personales, se debe indagar sobre la existencia de patologías en los familiares.

Exploración del reflejo vestíbulo ocular

El reflejo vestíbulo-ocular es uno de los más rápidos, con una latencia de 7 a 10 milisegundos. Su función principal es mantener la mirada fija en un objeto a pesar de movimientos rápidos e inesperados de la cabeza.

-Asimetría vestibular espontánea:
- Asimetría estática:
a. **Nistagmo espontáneo con fijación visual:** El examinador se coloca frente al paciente, y se le solicita que fije la mirada en un punto (nuestro dedo) y lo siga hacia arriba, abajo, izquierda y derecha durante aproximadamente 15 segundos con la cabeza inmóvil (Figura 46). Es importante evitar llevar el ojo a la posición extrema de la mirada ya que fisiológicamente aparecerá un nistagmo de punta o de mirada extrema. Cada vez que el sujeto cambie la posición de mirada, tiene que llevar el ojo hacia la posición neutra (al centro) para apreciar si existe un nistagmo de rebote (cuya dirección coincidente con la del movimiento que realizaba el ojo) indicativo de patología central.

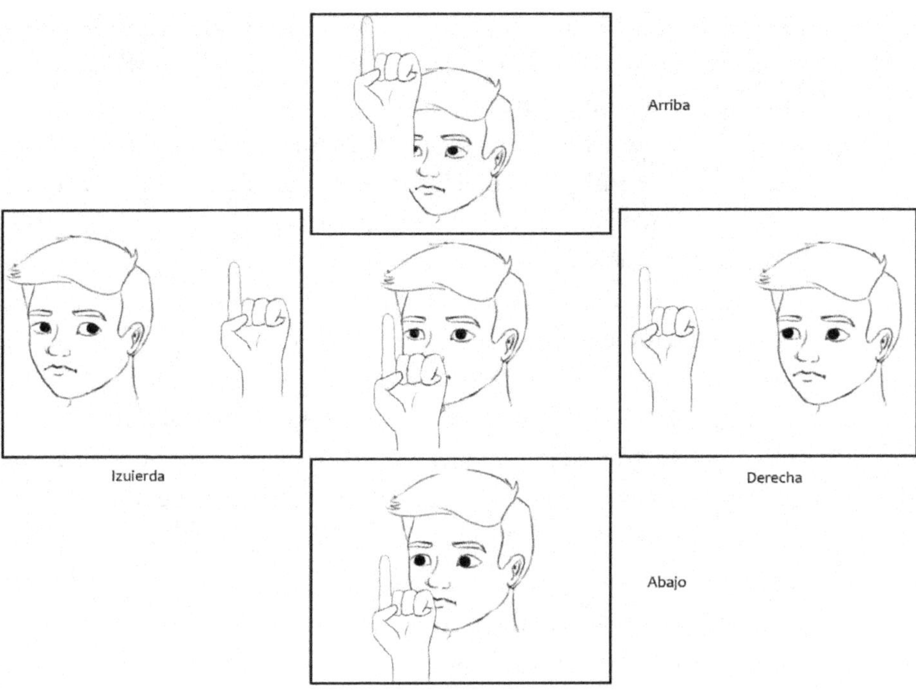

Figura 46.

b. **Nistagmo espontáneo sin fijación visual:** Un nistagmo vestibular o periférico puede ser suprimido por la fijación visual, por lo tanto se debe eliminar la fijación para evidenciar la presencia del nistagmo, o si sufre variaciones o se acompañan de movimientos disociados. Para la supresión de la fijación existen distintos métodos:

* *Observación y palpación de párpados*, es el método más sencillo y de baja fiabilidad. Se solicita que el paciente cierre sus ojos y se observa o palpan suavemente los párpados para percibir movimientos de los globos oculares.

* *Técnica de Ganzfeldt*, consiste en interponer intermitentemente una hoja blanca de papel vacía inmediatamente delante de los ojos del paciente, bloqueando su visión del entorno visual. El sujeto deberá mirar al centro del papel. Sin embargo, esta técnica requiere que el examinador mire el nistagmo alrededor del papel desde una posición lateral, lo cual es bastante desafiante para el observador desentrenado.

* *Gafas de Frenzel*, gafas provistas de unas lentes de 15 o 20 dioptrías que permiten anular la fijación visual. Poseen un sistema de iluminación lateral que facilita la visualización del nistagmo en cualquier posición de la mirada (en sus 5 posiciones). Además, permite investigar los mo-

vimientos oculares mientras se realizan las maniobras. Se recomienda oscuridad en el consultorio, para evitar que fije la mirada en puntos exteriores a la lámpara de las gafas.

- *Uso del oftalmoscopio*, la técnica utiliza una luz brillante (oftalmoscopio) para interrumpir la fijación continuamente en un ojo, mientras que la fijación en el otro ojo se bloquea intermitentemente por oclusión manual. Este método de oftalmoscopía oclusiva interrumpe la fijación en ambos ojos, pero no oculta la vista del examinador, permitiendo la monitorización continua del nistagmo al observar el movimiento oscilatorio del disco óptico. Desafortunadamente, la técnica exige destreza con la oftalmoscopía junto con condiciones favorables de visión (por ejemplo, ausencia de cataratas). Debemos enfocar un punto en concreto de la retina y observar si existe desplazamiento, siendo valorado en sentido opuesto al polo anterior.

c. **Asimetría otolito-ocular:** alteraciones en el tallo cerebral o laberínticas pueden provocar desviación vertical, uno ojo hacia arriba y el otro hacia abajo, con ciclotorsión conjugada en la dirección del ojo desviado hacia abajo. Este fenómeno se denominó reacción de inclinación ocular, se caracteriza por la siguiente tríada:

- Desviación ocular vertical.
- Rotación ocular: movimiento de rotación de los ojos asociado a un desplazamiento horizontal contralateral al laberinto predominante.
- Inclinación de la cabeza. Hacia el lado deficitario.

Fisiopatogenia: se encuentra alterado el balance otolito-ocular (por afectación en el tono vestibular), por causas periféricas (estimulación de los utrículos, canales semicirculares o nervio vestibular); o centrales (fosa posterior), afectando las vías graviceptivas que van del bulbo al mesencéfalo, al fascículo longitudinal medial y al cerebelo, que tiene un papel importante en el control del equilibrio corporal y movimientos oculares

- Asimetría dinámica
a. Test de agitación cefálica

Consiste en una rotación de la cabeza realizada por el explorador de forma pasiva a alta frecuencia, y que puede realizarse en los planos horizontal y vertical. Al ser una maniobra muy brusca, previamente el profesional debe explicar al paciente en qué consistirá la prueba y tener recaudo en los pacientes con patología cervical. El procedimiento consiste, primero en colocar las gafas de Frenzel y sujetar la cabeza del paciente en ambos lados de la misma. Luego se comenzará a mover de un lado al otro aumentando progresivamente la velocidad, hasta conseguir la máxima velocidad posible y mantenerse en esta durante al menos 5 segundos. Luego de los 5 segundos se detendrá la cabeza bruscamente y se observará la aparición o no de nistagmo.

Durante la sacudida de la cabeza, los laberintos vestibulares envían actividad nerviosa al tronco encefálico, que "carga" los circuitos vestibulares centrales (fenómeno de almacenamiento de velocidad). Al detenerse bruscamente la cabeza, la actividad neuronal relacionada con el vestíbulo que fue almacenada en los circuitos vestibulares centrales se descarga en un corto período de tiempo (5-20 segundos). Si los inputs de los dos laberintos vestibulares durante la sacudida de la cabeza son simétricos, la descarga de la actividad neuronal vestibular almacenada dentro de los circuitos vestibulares bilaterales se cancelará y no se producirá nistagmo.

Cuando es positivo se produce una respuesta en forma de nistagmo, que traduciría la existencia de un desequilibrio en el sistema vestíbulo-ocular, o sea una asimetría en las aferencias vestibulares. Se suele realizar siguiendo las pautas establecidas por Kamei, que estandarizó la amplitud de movimientos a 45° y el número de ciclos a 20-30. La respuesta obtenida se clasifica cualitativamente atendiendo:

- la morfología: monofásico (cuando se obtiene un nistagmo en un solo sentido) o bifásico (cuando el nistagmo inicial se invierte pasados varios segundos).
- la fase rápida del nistagmo (de la primera fase si es bifásico): parético cuando bate hacia el lado sano e invertido o de recuperación cuando lo hace hacia el lado afectado.

Además se conoce como nistagmo por agitación cefálica de tipo pervertido cuando hay un pequeño componente vertical que es superior al horizontal, e indica lesión central.

El lado predominante vendrá indicado por la dirección del nistagmo. En una alteración periférica, el nistagmo se dirige hacia el lado predominante, raramente aparece un leve nistagmo vertical. Por otro lado, si la lesión tiene un origen central, se obtendrá un nistagmo que no se relaciona con la dirección del lugar de lesión, y pueden aparecer nistagmos verticales.

Finalmente, existe la posibilidad de hallar un pequeño componente vertical, pero cuando es superior en magnitud (velocidad de la fase lenta) al componente horizontal, se habla de nistagmo pervertido y es indicativo de lesión central.

a.   Test de movimientos bruscos de cabeza, test de Halmagyi

En esta prueba simple, sencilla y rápida se valora el funcionamiento del reflejo vestíbulo-ocular en su función fisiológica, el cual consiste en la compensación de los movimientos de cabeza por parte de la musculatura extrínseca del ojo, para que la mirada pueda permanecer fija en un objeto pese a los movimientos. Para realizar la maniobra el paciente deberá fijar su mirada a u punto fijo, pudiendo ser la nariz del evaluador. Luego se desplaza la cabeza horizontalmente de manera suave hacia un lado (para alinear los canales horizontales con el eje de giro de la maniobra la cabeza debe estar inclinada 30° hacia abajo; Figura 47), y a continuación se ejecuta un movimiento brusco en seco hasta colocar la cabeza en la posición inicial o neutra (Figura 48).

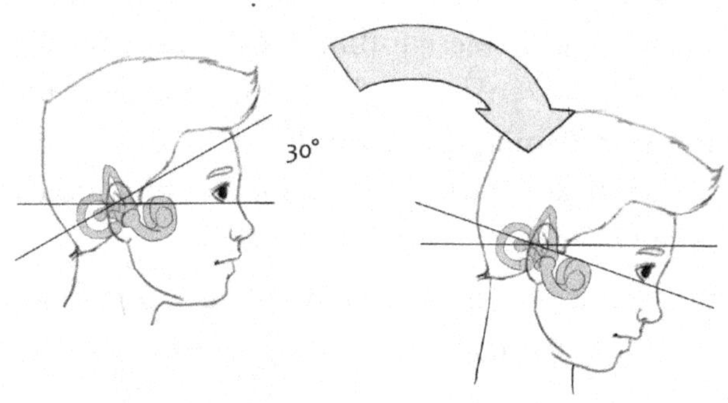

Figura 47: alineación de los canales horizonrales.

Con el giro en el plano horizontal se está estimulando el canal semicircular lateral ipsilateral a la dirección del giro. El aparato vestibular estimulado, activa a su vez a los músculos extrínsecos de ambos ojos e inhibiendo a su vez los músculos antagonistas, para contraerse en directa proporción al giro cefálico, moviendo ambos ojos en forma compensatoria, logrando mantener la vista fija en el objeto. En un paciente con una disfunción vestibular este reflejo se encuentra alterado y disminuido.

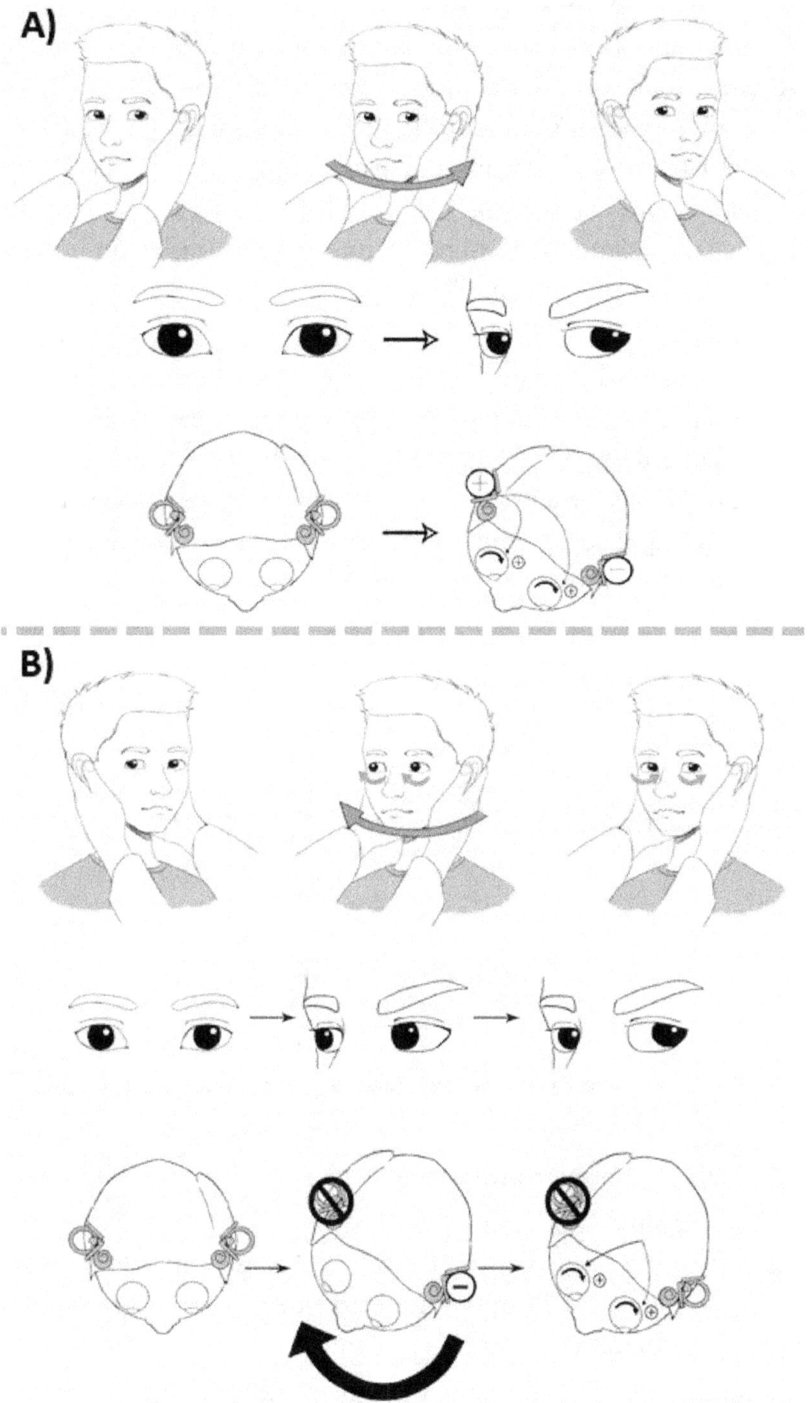

Figura 48. Test de Halmagyi o de movimientos bruscos o de impulso cefálico normal (A) o alterado (B).

b. Head heaves test.

Es una maniobra análoga a la anterior y se utiliza para evaluar el reflejo vestíbulo-ocular traslacional y, a su vez, la función del utrículo. En esta prueba, se impone un movimiento lateral abrupto y de alta aceleración de la cabeza de alrededor de 5-10 cm en la excursión, mientras que el sujeto mira la nariz del examinador (Figura 49). Un efecto de sacada se considera como reflejo hipoactivo, siendo la respuesta asimétrica a la traslación horizontal más útil para identificar una anormalidad.

A diferencia del signo de impulso brusco de la cabeza, que es permanente o hay una pérdida completa de la función laberíntica, la asimetría del heave test suele compensarse rápidamente y, por lo tanto, solo es aparente en los primeros días después de la pérdida unilateral de la función. En resumen, los resultados de las pruebas se consideran anormales si existe una sacada correctiva obvia que complementa una fase lenta inadecuada con aceleración hacia un lado (afectado).

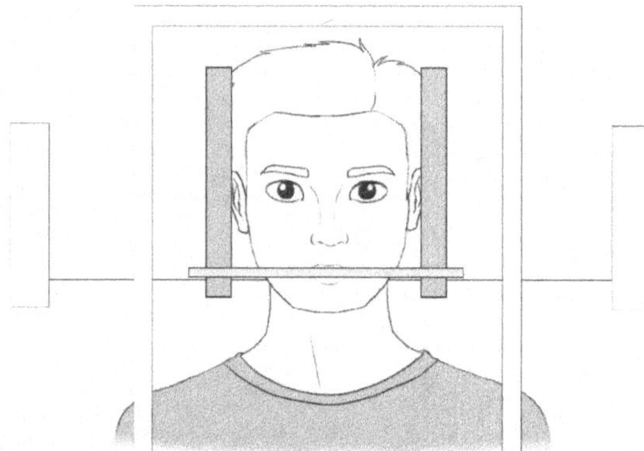

Figura 49: sistema de montaje usado en la prueba Head Heave Test.

-Asimetría vestibular provocada:

• Nistagmo de posición.

Es el nistagmo que aparece cuando la cabeza adopta una posición determinada, por lo tanto se mide el efecto que genera la gravedad sobre los receptores vestibulares en diversas posiciones.

La metodología es la misma que para evaluar el nistagmo espontáneo, por lo que es recomendable utilizar gafas de Frenzel para eliminar la fijación. La maniobra consiste en evaluar la provocación de un nistagmo en las siguientes posiciones (Figura 50):

1. se inicia en decúbito supino con el cuerpo horizontal alineado con la cabeza.

2. decúbito lateral derecho.

3. decúbito lateral izquierdo.

4. hiperextensión cefálica.

5. postura erecta con el paciente sentado.

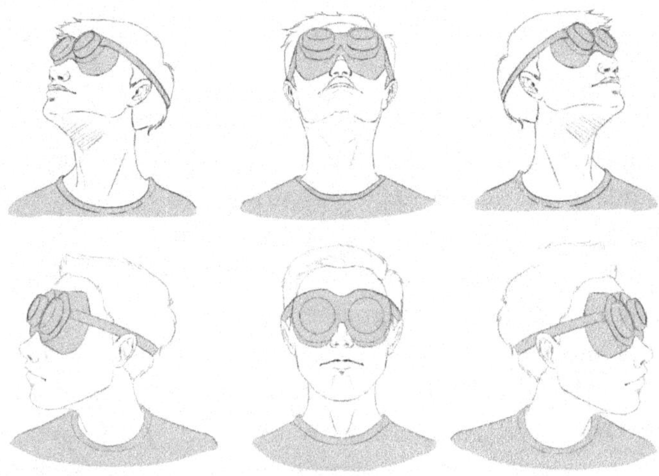

Figura 50: seis posiciones de cabeza y cuerpo durante la prueba para el nistagmo de posición.

El examinador debe ser lo suficientemente paciente y esperar al menos 20 segundos en cada posición, ya que algunos pacientes presentan nistagmo con latencia relativamente larga después de cambiar la posición de la cabeza. Además, en cada posición se determina la existencia o no de nistagmo, la intensidad, modificaciones en una prueba o entre varias y la aparición de un componente vertical.

En general, las características de un nistagmo persistente de origen central, son las siguientes:

- No tiene latencia, se desencadena inmediatamente al adquirir la posición desencadenante.
- La forma persistente, no se fatiga, dura todo el tiempo que se mantiene la posición y la forma paroxística no se resuelve con ninguna maniobra y reaparece continuamente.
- No se habitúa, al repetir la maniobra se manifiesta con la misma frecuencia y amplitud.

- Puede acompañarse o no de sensación vertiginosa (si no lo hace, tiene más posibilidades de que el origen sea central).
- Puede o no reducirse con fijación (si no disminuye o incluso se incrementa, tenemos otro argumento que apunta hacia un origen central, pues expresa un daño en la vía de interacción visuo-vestibular). Es muy importante recordar que, ante un nistagmo posicional de posible etiología central, valoremos si disminuye o no con la fijación.

El nistagmo de posición se puede clasificar según la dirección y regularidad del nistagmo:

- Nistagmo de posición de dirección cambiante o tipo I de Nylén: Cambia de dirección dependiendo de la posición adoptada. Será geotrópico cuando bate hacia el suelo y ageotrópico cuando lo hace en dirección opuesta. Tiene un valor localizador muy escaso. Se descarta el resultado ante un antecedente de ingesta de alcohol en las últimas 48 horas o de síndromes de hiperviscosidad sanguínea.
- Nistagmo de posición de dirección fija o tipo II de Nylén: Siempre bate en la misma dirección (geotrópico de un lado y ageotrópico del contrario), pero su intensidad cambia según la posición adoptada. No tiene valor localizador, aunque generalmente es periférico.
- Nistagmo de posición de dirección cambiante en una posición o tipo III de Nýlen: Cambia de dirección sin necesidad de cambiar de posición. Indicativo de lesión central.

- **Nistagmo posicional.**

Este tipo de nistagmo es inducido por cambios en la posición de la cabeza, y por tanto, siempre es transitorio, lo cual lo diferencia del nistagmo de posición. Dentro de los mecanismos implicados en su fisiopatogenia, se han propuesto las lesiones de las máculas otolíticas (receptores sensibles a cambios en la dirección gravitatoria) y sus conexiones con los núcleos vestibulares y el cerebelo, así como alteraciones en las cúpulas de los canales semicirculares (acompañada de cambios en su gravedad específica con respecto a la endolinfa).

La maniobra principal es la de Dix-Hallpike (Figura 51). Esta maniobra es el estándar de oro para diagnosticar el vértigo paroxístico posicional benigno causado por un otolito del canal posterior. Coloque al paciente de forma adecuada en la camilla e informe acerca de lo que está a punto de suceder, prepárelos para el vértigo (y posiblemente para las náuseas y los vómitos) que experimentarán. Considere un antiemético antes de implementar la prueba. La técnica consiste en los siguientes pasos:

1. Se sitúa al paciente sentado en la camilla y se gira la cabeza a un lado unos 45°.

2. Se tumba rápidamente hacia atrás hasta situarlo en decúbito supino con la cabeza colgando unos 20°, manteniendo esta posición al menos 40 segundos y observando la aparición de nistagmo.

3. Sentamos al paciente observando la inversión del nistagmo.

4. Repetimos la maniobra hacia el lado contrario.

Durante la maniobra se recomienda utilizar las gafas de Frenzel.

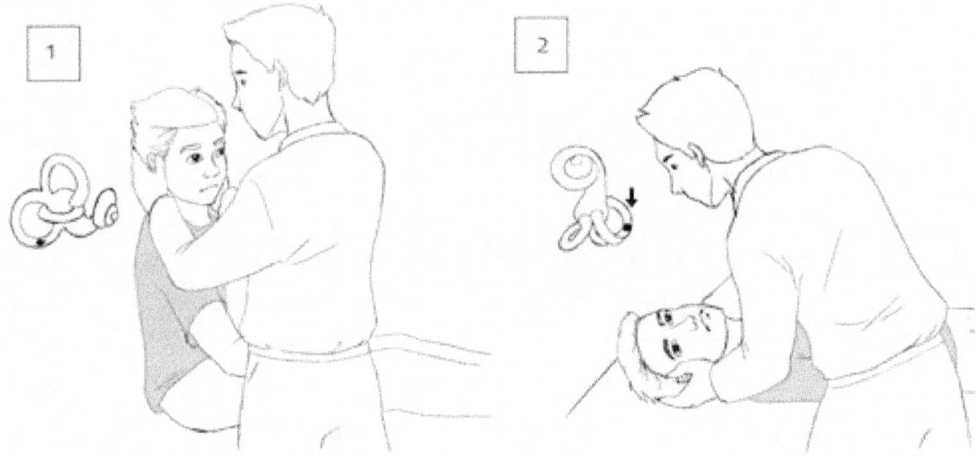

Figura 51: maniobra de Dix-Hallpike para obtener nistagmo de canal semicircular posterior derecho.

Existe otra maniobra que puede ser utilizada para desencadenar un vértigo posicional: la maniobra de Semont modificada (Figura 52). Las instrucciones para el oído izquierdo son:

1. Paciente sentado derecho en la camilla con la cabeza girada a 45° hacia oído derecho.

2. Tumbarlo rápidamente hacia el lado izquierdo, de modo que su cabeza toque la cama detrás de su oreja izquierda. Esperar 30 segundos.

3. Mueva la cabeza y el tronco en un movimiento rápido hacia el otro lado sin detenerse en posición vertical, de modo que su cabeza descanse en el lado derecho. Espere de nuevo por 30 segundos.

4. Incorporarlo a la posición inicial (sentado).

Para el oído derecho, la maniobra debe realizarse en la dirección opuesta, comenzando con la cabeza girada hacia la oreja izquierda.

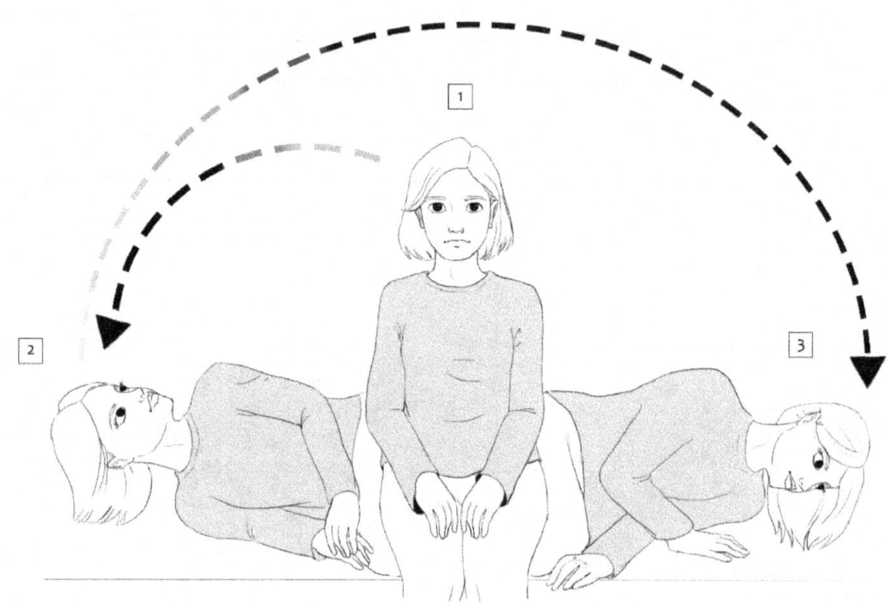

Figura 52: maniobra de Semont para VPPB de lado derecho.

Ambas maniobras tratan de estimular los conductos semicirculares, ya que movemos la cabeza en el plano de un canal, de forma que la gravedad pueda estimularlo. Se estimula el canal semicircular posterior del lado que queda más bajo, y el canal semicircular anterior del lado que queda más alto.

Para estimular el canal semicircular horizontal, podemos utilizar la **maniobra de McClure** (Figura 53): El paciente se recuesta en posición supina:

1. La cabeza se gira hacia el lado derecho.

2. Se observa la aparición de un nistagmo, y luego se coloca en la posición inicial.

3. La cabeza se gira hacia el lado izquierdo, se espera unos segundos.

El lado con el nistagmo más prominente se toma como el canal semicircular horizontal afectado. La dirección del nistagmo en cada posición determina si es de tipo geotrópico o ageotrópico.

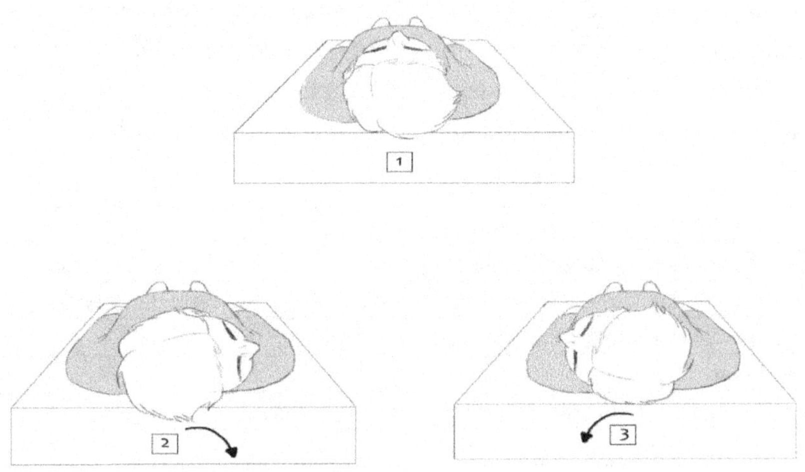

Figura 53: test del rodillo supino (maniobra de Pagnini-McClure) para detectar el VPPB del canal lateral.

Con dichas maniobras se puede deducir la localización de la lesión:

- Para el canal semicircular posterior: El nistagmo se caracteriza por ser paroxístico (transitorio), fatigable, y hay una correlación entre la intensidad del nistagmo y la sensación vertiginosa. Puede existir una latencia de 20 segundos, aparece únicamente con la maniobra realizada en una sola dirección, siendo rotatorio geotrópico si es más evidente en el ojo que está más abajo y vertical hacia arriba si es más notorio en el ojo que está más alto.
- En el canal semicircular anterior, el nistagmo sólo se diferencia del anterior en que es en la aparición de un componente vertical hacia abajo.
- En el canal semicircular horizontal: cuando las maniobras de Dix-Hallpike o Sémont son positivas hacia ambos lados se deben evaluar los canales semicirculares horizontales mediante la maniobra de McClure, mediante la cual se obtiene un nistagmo horizontal puro, geotrópico o ageotrópico, y positivo hacia ambos lados. El lado de la lesión será el que provoque un nistagmo más intenso. También es transitorio, fatigable, con latencia y acompañado de sensación vertiginosa,
- Los nistagmos de origen central que aparecen con estas maniobras se caracterizan por carecer de fatigabilidad, no tener latencia, y durar más de 30 segundos.

La maniobra de Dix-Hallpike debe evitarse en pacientes con patología cervical, en quienes los movimientos involucrados podrían ser peligrosos. La inestabilidad cervical, los problemas vasculares como la insuficiencia verte-brobasilar y el síncope del seno carotídeo, el traumatismo agudo en el cuello y el prolapso del disco cervical son contraindicaciones absolutas. En pacientes sin una contraindicación absoluta, se sugiere evaluar brevemente la rotación y extensión del cuello antes de intentar la maniobra para ver si estas posiciones se pueden mantener cómodamente durante treinta segundos.

Tabla 4: Contraindicaciones para la maniobra Dix-Hallpike
Inestabilidad de la columna cervical incluyendo subluxación atlantoaxial
Inestabilidad occipitoatlantal (artritis reumatoide, síndrome de Down)
Disco intervertebral prolapsado con radiculopatía
Mielopatía cervical
Malformación de Arnold-Chiari (ectopia cerebelosa)
Síndromes de disección vascular
Insuficiencia vertebrobasilar
Cirugía anterior de columna cervical
Traumatismo agudo en el cuello: "latigazo cervical" Contraindicado si el rango de movimiento de la columna cervical es insuficiente.
Artritis Reumatoide
Síncope del seno carotídeo
Aplasia odontoidea

- **Nistagmo inducido por cambios de presión en el conducto auditivo externo:**

Al provocar una presión positiva en el conducto auditivo externo se produce desviación ocular, nistagmo y sensación vertiginosa (test de la fístula). Se explora, como siempre, con las gafas de Frenzel y aplicando un cambio de presión en el CAE mediante:

- Oclusión y presión del CAE con el trago.
- Usando una pera de Politzer o un otoscopio neumático de Siegle.
- Con el impedanciómetro.

Signo de Lucae o **nistagmo neumático**: aparición de nistagmo asociado a sensación vertiginosa al introducir aire a presión en el conducto auditivo externo. El nistagmo se dirige hacia el oído estimulado, y al disminuir la presión, el nistagmo se dirige hacia el otro oído. Este signo indica fístula en el canal semicircular horizontal. Cuando la dirección de los nistagmos es opuesta a la descrita, la fístula se encuentra a nivel del utrículo o de la ventana oval.

- Nistagmo por aumento de la presión intracraneal.

La **maniobra de Valsalva** consiste en expulsar el aire forzosamente, tapando la nariz y cerrando la boca, o cerrando la glotis. Esto induce un aumento de la presión intracraneal, lo cual desencadena un nistagmo en caso de anormalidades de la unión cráneocervical (malformación de Chiari), fístula perilinfática, y otras alteraciones osiculares, ovales y saculares.

En la dehiscencia del canal semicircular superior, la maniobra de Valsalva con las fosas nasales tapadas crea una presión elevada en el oído medio, que se transmite hacia la ventana redonda y oval, generando en el laberinto membranoso una corriente endolinfática ampulífuga (excitatorio) del canal semicircular superior, lo que causa un nistagmo vertical rotatorio con la fase componente lenta en dirección superior y alejándose del oído afectado. Al contrario, la maniobra de Valsalva con la glotis cerrada, incrementa la presión intratorácica, que disminuye el retorno venoso de las venas yugulares, aumentando la presión venosa central y como consecuencia la presión intracraneal, empujando al laberinto membranoso hacia adentro en el área de la dehiscencia, lo que determina una corriente endolinfática ampulípeta (inhibitoria) en el canal semicircular superior, causando un nistagmo vertical rotatorio en sentido del oído afectado.

- **Nistagmo por hiperventilación.**

El mareo y vértigo inducido por hiperventilación se han asociado históricamente con un origen psicógeno. Sin embargo, varios estudios han demostrado que la hiperventilación puede desenmascarar la disfunción vestibular. En particular, los pacientes con procesos periféricos retrococleares pueden manifestar nistagmo en respuesta a hiperventilación. El nistagmo puede ser parético (fase rápida hacia el lado sano) en neuritis vestibular y neurinomas gigantes de VIII par debido a una interrupción axonal completa o casi completa. No obstante, cuando el neurinoma es de menor tamaño, puede presentarse un nistagmo excitatorio (fase rápida hacia el lado malo).

La hiperventilación produce alcalosis respiratoria (aumento de pH sanguíneo) lo cual induce un aumento del calcio iónico y por lo tanto, el incremento de la excitabilidad neuronal en fibras parcialmente dañadas. Además, la hiperventilación provoca una vasoconstricción general, con caída de la perfusión del oído interno, lo que determina disminución del aporte de oxígeno tisular, que termina provocando inhibición de la actividad nerviosa. En casos de lesión vestibular completa, el déficit del lado sano inducido por este mecanismo rompe la compensación central generando un nistagmo hacia el lesionado.

Por otro lado, en patologías cerebelosas, la hiperventilación puede estimular las fibras de Purkinje, dando como resultado un nistagmo de tipo central (vertical hacia abajo). En los casos de fístula perilinfática o dehiscencia del canal semicircular superior, la hiperventilación podría provocar un nistagmo horizontal debido a los cambios de presión intracraneal que se transmitirán a los líquidos perilinfáticos.

Se le solicita al paciente mientras está sentado y con gafas de Frenzel o de Videonistagmografía en lo posible, que realice respiraciones rápidas y profundas a un ritmo de un ciclo por segundo, durante 60-70 segundos, suficiente para desencadenar los efectos metabólicos que interfieren con la respuesta del sistema vestibular. La prueba es positiva si aparecen al menos 5 sacadas nistágmicas en 5 segundos.

El nistagmo inducido por hiperventilación se puede ver en lesiones tumorales del VIII par, neuritis vestibular, compresión vascular del VIII par, esclerosis múltiple, fístula perilinfática, patologías cerebelosas, y en algunas fases del síndrome de Ménière. Suele ser una complicación de la exéresis de un neurinoma vestibular.

- **Nistagmo por vibración.**

El estímulo vibratorio aplicado sobre la apófisis mastoides o músculo esternocleidomastoideo induce nistagmo en pacientes con lesiones vestibulares unilaterales. En este caso, el nistagmo se dirige hacia el lado sano y se debe a la asimetría vestibular.

El explorador se coloca delante del paciente y aplica el estímulo con el vibrador mastoideo. Se puede realizar con el paciente en decúbito, ya que no se ve influenciada por la posición de la cabeza. Se recomienda realizar tres estimulaciones de unos 5 a 10 segundos en cada una de las mastoides a una frecuencia de 100 Hz.

El nistagmo inducido es predominantemente horizontal, alejándose del lado afectado en la mayoría de los casos. Es sostenido, reproducible y bate en la misma dirección, independientemente de la mastoides que se estimule. El nistagmo comienza con el inicio de la estimulación y se detiene cuando ésta cesa, sin reversión posterior.

Ganancia del reflejo vestibulo-ocular

En general, la ganancia se calcula a partir de las señales registradas simultáneamente de los movimientos oculares y la cabeza en varias bandas de frecuencia. Para una imagen visual perfecta, los movimientos del ojo y la cabeza deben tener las mismas amplitudes (ganancia= 1) y las fases ser perfectamente opuestas. Varios estudios con pruebas de autorotación han demostrado que la ganancia media del VOR tiende a disminuir en las lesiones vestibulares permanentes.

Velocidad de la cabeza (input) →Sistema vestíbulo-ocular→ Velocidad ocular (output)

Ganancia= Velocidad ocular/Velocidad de la cabeza

Evaluación:

- El examinador se coloca en frente del paciente, y se le solicita que fije la mirada en la nariz del examinador.
- Con las manos sujetando la cabeza del paciente, el examinador la mueve suavemente en plano horizontal.

Interpretación:

- Ganancia conservada (=1): Los ojos permanecen fijos mirando la nariz. Por lo tanto, los ojos y la cabeza se mueven a la misma velocidad. Hay ausencia de sacadas de corrección.
- Ganancia neutra (=0): Pueden presentarse dos situaciones, una de disminución y otra de aumento de ganancia. En el primer caso, los ojos se mueven junto con la cabeza, por lo tanto se pierde la fijación a la nariz. Se produce una sacada correctiva opuesta al movimiento de la cabeza ya que el sistema retino-ocular detectó la pérdida del estímulo visual. En resumen, el ojo se mueve más lento que la cabeza. Suele relacionarse con síndromes periféricos.
- Cuando hay aumento de ganancia, al ejercer el movimiento suave de la cabeza los ojos se desplazan rápidamente en sentido opuesto al movimiento cefálico. Esto hace que se pierda la mirada fija en la nariz. En este caso, hay sacada correctiva en el mismo sentido del movimiento de cabeza. Las causas suelen ser patologías centrales.

Es necesario reconocer que la ganancia correcta para un paciente es aquélla que le permita la adecuada estabilidad visual. Por ejemplo, las personas con miopía presentan una disminución de la ganancia secundaria a las gafas, lo cual no significa patología alguna.

- **Test de agudeza visual dinámica**

Este examen permite evaluar el reflejo vestíbulo-ocular evaluando la agudeza visual cuando la cabeza está en movimiento. Es decir, si la ganancia vestíbulo-ocular está conservada o es buena, hay estabilidad visual a pesar del movimiento cefálico. La técnica consiste en dos momentos, en el primero se evalúa la agudeza visual estática utilizando el optotipo de Snellen a una distancia de tres metros, mientras que en una segunda instancia, se le aplican movimientos horizontales verticales mientras el paciente lee el optotipo con una frecuencia cercana a los 2Hz (Figura 54). Es necesario determinar primero la agudeza visual estática, ya que se espera que la agudeza visual dinámica del paciente no disminuya en más de dos líneas en relación a la tabla de Snellen, lo cual sería indicativo de una alteración vestibular. Pacientes con hipofunciones bilaterales tienen una disminución de hasta cinco o seis líneas, debido a la oscilopsia que se provoca. En los casos de hipofunción vestibular aguda, el paciente puede disminuir de dos a cuatro líneas comparando con la medición con la cabeza estática. Además de la frecuencia estipulada, se exige un recorrido promedio de 20 grados hacia la izquierda y 20 grados a la derecha, evaluando la integridad del canal semicircular horizontal.

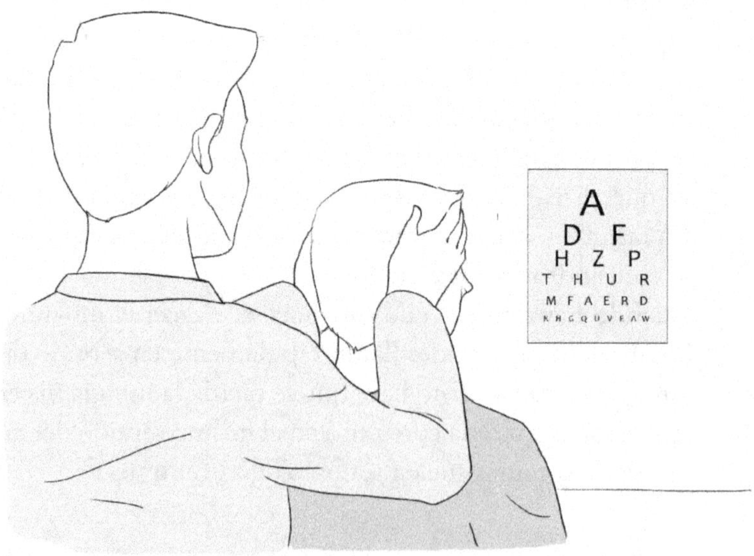

Figura 54: test de la agudeza visual dinámica.

- **Test de lectura**

Este test se basa en los mismos principios que el anterior. Se otorga al paciente un texto con tipografía y tamaño de letra legibles, de vocabulario sencillo (ej.: artículo de un diario local). Se le solicita que lea en voz alta, mientras el profesional se coloca por detrás de él. Se sujeta su cabeza por ambos lados y se le realizan movimientos horizontales bidireccionales a una frecuencia de 2Hz, aumentando progresivamente la velocidad (Figura 55). Si la estabilidad visual es buena, el paciente continuará leyendo sin problemas. Mientras que si hay una estabilidad deficiente, no podrá continuar con la lectura, pudiendo referir que le bailan las letras o que, en vez de palabras, ve líneas oscuras. Como limitaciones, estos test dependen de la atención del paciente, de sus características culturales, si usan o no anteojos recetados, entre otros.

A medida que los pacientes se recuperan de una pérdida bilateral, obtienen mejores resultados en estas pruebas. Esto probablemente esté relacionado con una combinación de cambios adaptativos en el reflejo vestíbulo-ocular, así como una preprogramación predictiva de los movimientos oculares.

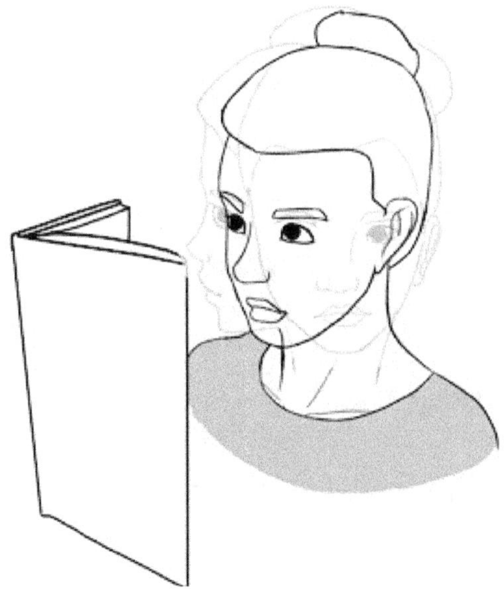

Figura 55: Test de la lectura.

Pruebas rotatorias y calóricas:

- **Pruebas rotatorias**

Utilizan el estímulo fisiológico de la aceleración angular, induciendo una corriente endolinfática de inercia en el par de canales semicirculares que se encuentra en el plano de rotación. La estimulación rotatoria de los canales semicirculares horizontales es fácil de lograr, mientras que la estimulación de los canales verticales es más complicada porque se necesita adoptar posiciones muy difíciles e incómodas, que requieren de sistemas complejos como sillones robóticos multirrotatorios. Esto hace que en la práctica clínica solo se evalúen los canales horizontales (Figura 56):

1. El paciente se sienta en una silla rotatoria de escritorio, con su cabeza inclinada 30 grados hacia delante y con las gafas de Frenzel para eliminar la fijación.

2. El examinador lo hace girar en un sentido (levógiro o dextrógiro) durante varios segundos (a razón de 10 vueltas en 15 segundos).

3. Se detiene bruscamente, se le solicita la apertura de los ojos y que fije la mirada en el dedo índice del examinador que está colocado a 20 cm del ángulo externo de la órbita opuesta al sentido de la rotación, y se espera la aparición de nistagmos.

4. Luego de unos minutos de reposo, se repite la prueba en el sentido contrario.

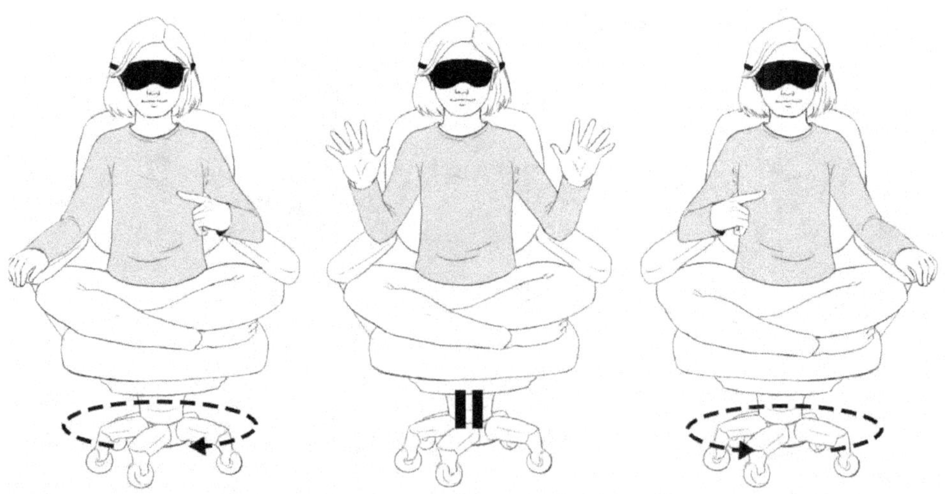

Figura 56: prueba rotatoria clásica en consultorio. Las piernas de la paciente estan elevadas para observar el sentido de giro, no obstante para la aplicación de la prueba el sujeto las debe mantener debajo.

Durante una aceleración positiva en plano horizontal, hay un desfase temporal entre la endolinfa y el laberinto: el laberinto se muéve antes que la endolinfa. Esto genera un efecto de direccionalidad opuesta: la endolinfa se mueve en sentido contrario. Este efecto se mantiene hasta que luego de un tiempo y a velocidad constante, ambas estructuras se igualan en velocidad: endolinfa y laberinto tienen la misma velocidad; en consecuencia actúan como si no hubiese movimiento. Cuando se genera una aceleración negativa (frenada), lo primero que se detiene es el laberinto, pero la endolinfa sigue en movimiento, iniciándose una nueva estimulación. Esta dinámica permite distinguir:

- Nistagmo prerotatorio I (primeros 30 segundos): bate en sentido del giro. Solo detectable y cuantificable si se dispone de videooculografía/ videonistagmografía.
- Nistagmo prerotatorio II (40 a 50 segundos): bate en sentido opuesto al giro. Solo detectable y cuantificable si se dispone de videooculografía/ videonistagmografía.
- Nistagmo prerotatorio III (>50 segundos): bate en sentido del giro. Solo detectable y cuantificable si se dispone de videooculografía/ videonistagmografía.
- Nistagmo postrotatorio: bate en sentido del giro y puede durar entre 30 a 40 segundos. Se registra su duración con un cronómetro, desde que se produce la detención brusca hasta que desaparece el nistagmo. Se compara siempre el resultado obtenido en ambos sentidos, buscando asimetrías en las respuestas obtenidas. Se interpreta:
- Nistagmo postrotatorio levógiro< duración que el dextrógiro=CSHizq hipofuncionante
- Nistagmo postrotatorio dextrógiro< duración que el levógiro=CSHder hipofuncionante

La técnica manual tiene como limitación de que es difícil conseguir la misma estimulación en ambos sentidos, como ocurre en los sistemas automatizados más complejos, esto puede dar asimetría en las respuestas sin significar patología. Además, la forma manual es de baja frecuencia (<1Hz), por debajo de los valores necesarios para desencadenar el estímulo (2 a 4Hz). Las indicaciones de las pruebas rotatorias son:

- Absolutas: Hipofunción bilateral, imposibilidad de pruebas calóricas (por tamaño del conducto auditivo externo, espesor timpánico, o neumatización mastoidea), variabilidad de la asimetría anatómica.

- Relativas: Clínica positiva y videonistagmografía normal, para el establecimiento línea de base de seguimiento de algunas enfermedades como el Ménière, para valorar la rehabilitación vestibular o cirugía.

- **Pruebas calóricas**

Los receptores de los conductos semicirculares se activan por aceleraciones angulares inducidas por procedimientos mecánicos, térmicos y de corrientes galvánicas. Cuando se estimula mediante variaciones térmicas distintas a las corporales, se consiguen corrientes endolinfáticas en los distintos canales, en sentido ampulípeto y ampulífugo (Figura 57). No obstante, el canal que se estimula más fácil es el horizontal, por lo tanto es el de mayor aplicabilidad clínica. Las pruebas calóricas pueden ser:

- Estimulación bitérmica bilateral alternante
- Estimulación bitérmica bilateral simultánea
- Estimulación con agua de hielo

La estimulación con calor induce el calentamiento de la porción externa del canal semicircular horizontal y genera el ascenso de la endolinfa (corriente ampulípeta), estimulando los receptores y desencadenando el nistagmo. La irrigación fría induce un flujo descendente (corriente ampulífuga), inhibiendo el canal y desencadenando un nistagmo opuesto a la estimulación con calor.

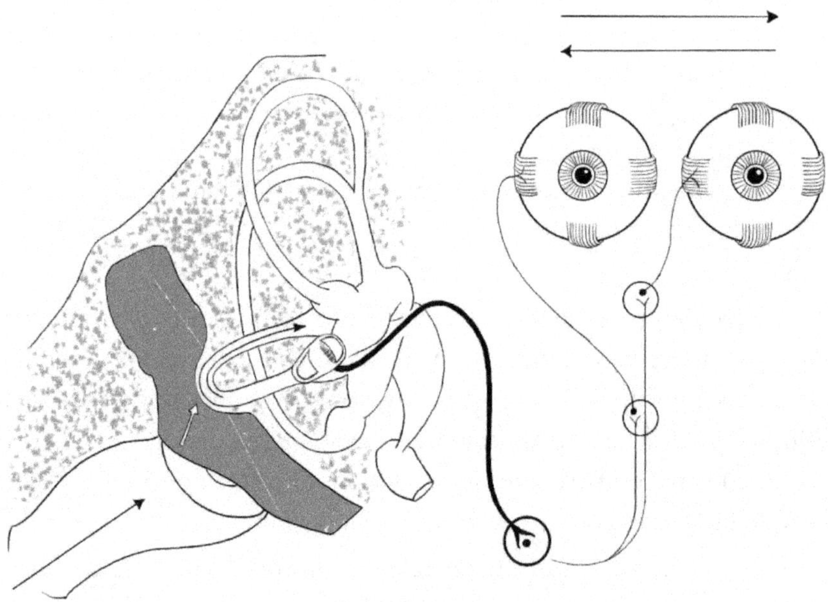

Figura 57: mecanismo neurofisiológico del nistagmo calórico.

Procedimiento (Figura 58):

1. El paciente se coloca en posición supina con la cabeza en flexión ventral a 30 grados centígrados, preferentemente con gafas de Frenzel.

2. Cada conducto auditivo externo se irriga dos veces con agua o aire, utilizando una jeringa y una sonda de diámetro pequeño: primero con 50 centímetros cúbicos de agua fría a 30 grados centígrados y después con el mismo volumen de agua caliente a 44 grados centígrados, durante 40 segundos. En el caso de que se utilice aire, las temperaturas serán de 50 y 24 grados centígrados, durante 60 segundos. Se dejan transcurrir entre 8 y 10 minutos entres las irrigaciones. Durante el examen, el paciente tiene que contar de atrás para delante para mantener la atención focalizada.

3. Durante la prueba se cronometra la duración de los nistagmos.

4. Si no se obtiene respuesta alguna con ninguna de las dos temperaturas, conviene repetirlo a cero grados, para excluir una abolición completa de las respuestas calóricas (Estimulación con agua de hielo).

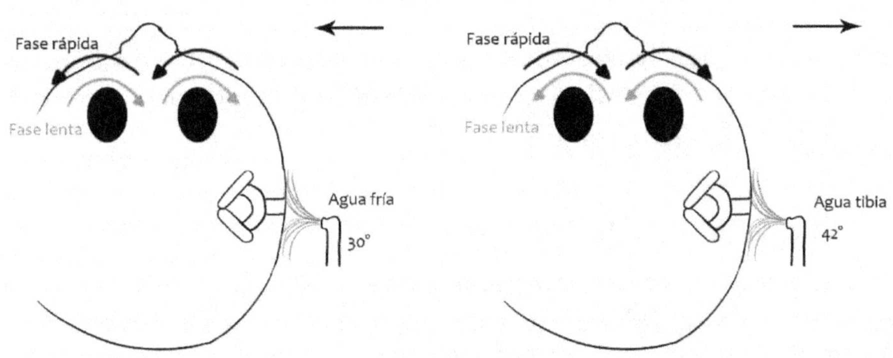

Figura 58: diferencias entre la estimulación con agua fria y agua tibia.

Interpretación:

*   *Paresia canalicular:* asimetría en respuestas, un oído es menor que el otro, a causa de una lesión periférica (en nervio vestibular o laberinto) localizada en el lado de menor respuesta.

*   *Preponderancia direccional:* nistagmo hacia un lado de mayor intensidad que el otro. Puede deberse a causas periféricas y centrales.

*   *Paresia canalicular bilateral:* disminución de respuesta en ambos oídos,

siendo la mayoría de las veces de causa periférica por lesión laberíntica o del nervio vestibular. Descartar consumo de sedantes, e inatención del paciente.

- *Hiperreflexia vestibular:* indica lesión central.
- *Inversión o aberración del nistagmo:* cuando se desencadena un nistagmo en dirección opuesta a la esperada, o aparece un componente vertical, son indicativos de lesión central a nivel del tronco.
- *Disritmia:* nistagmo irregular en cuanto a su amplitud.

La paresia canalicular o preponderancia laberíntica es el valor en que difieren las estimulaciones en ambos oídos, y se calcula mediante la fórmula de Jonkees. Un valor laberíntico global mayor de 25 % es significativo, cuando es positivo indica que el lado derecho tiene mayor respuesta que el izquierdo (hipofuncionalidad izquierda= hiporreflexia calórica izquierda o paresia canalicular izquierda). El valor direccional global es significativo si es mayor del 25 %, y nos indica si existe o no preponderancia direccional.

Valor laberíntico global= {[(DC+DF)-(IC+IF)]/(DC+DF+IC+IF)}X100
Valor direccional global= {[(DC+IF)-(IC+DF)]/(DC+DF+IC+IF)}X100

Donde, DC: Irrigación en lado derecho con calor; DF: Irrigación en lado derecho con frío; IC: Irrigación en lado izquierdo con calor; IF: Irrigación en lado izquierdo con frío.

-Exploración retino-ocular:

Los movimientos oculares ante estimulos visuales para mantener la imagen sobre la fóvea, dependen del sistema retino-ocular, en el cual intervienen vias motoras del reflejo vestibulo-ocular.

- Reflejo optocinético

Consiste en un reflejo que permite fijar la mirada en un punto del campo visual mientras la cabeza está inmóvil y el campo visual o los estímulos visuales son los que están en movimiento. El sistema optocinético implica vías subcorticales que proyectan directa o indirectamente (pasando por cerebelo) hacia los núcleos vestibulares, asistiendo al sistema vestibular en los desplazamientos cefálicos de velocidad constante. En otras palabras, el sistema optocinético mantiene la mirada cuando la imagen se mueve en la retina, mediante los reflejos optocinéticos.

Procedimiento: Se utiliza un tambor optocinético (**cilindro de Bárány**) el cual se lo hace girar a una distancia de 40cm de distancia del paciente, con el objetivo de desencadenar el nistagmo optocinético (Figura 59). Éste es un movimiento fisiológico repetitivo desencadenado por una estimulación visual; se compone de dos tipos de movimientos oculares: Un movimiento lento de seguimiento y un movimiento rápido de fijación (llamado movimiento sacádico). Existen diversos patrones de alteración según se trate de lesiones vestibulares uni o bilaterales, centrales o del sistema visual.

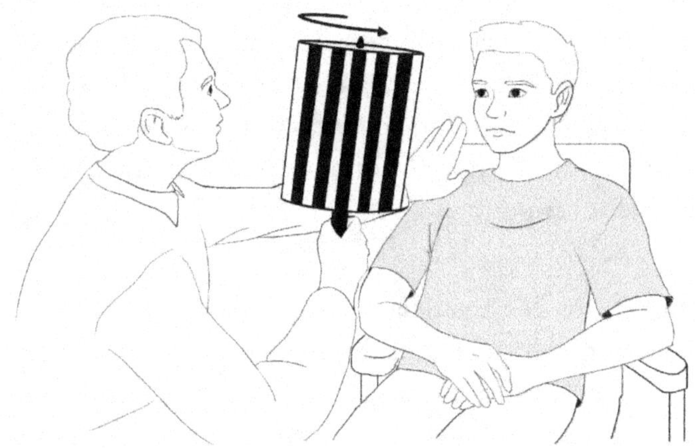

Figura 59: exploración del reflejo optocinético mediante el cilindro de Bárány.

- **Seguimiento visual**

Consiste en los movimientos voluntarios conjugados de ambos ojos para mantener estabilizada la imagen foveal de estímulos que se desplazan lentamente por el campo visual. Su velocidad se adapta a la del objeto, siempre que no supere los 45º/s.

Se explora pidiendo al paciente que persiga con la mirada un objeto visual (ej: dedo índice), que se moverá de izquierda a derecha con un patrón sinusoidal a una distancia de un metro.

Interpretación:

- Seguimiento sacádico: el movimiento ocular tiene un patrón sinusoidal, al que se superponen movimientos rápidos de pequeña amplitud y frecuencia menor a 3 Hz.
- Seguimiento atáxico: movimiento ocular cíclico que no llega a ser sinusoidal.
- Seguimiento abolido: ausencia total del movimiento sinusoidal, el se-

guimiento se ve sustituido por una sacudida de gran amplitud en cada dirección.
– Otros: combinación de los anteriores o superposición de otros movimientos oculares.

Un seguimiento visual alterado nos puede indicar la presencia de disminución de la ganancia del seguimiento, lo cual es característico en el envejecimiento, enfermedades neurodegenerativas como el Parkinson y Alzheimer, entre otras. También puede indicar aumento de la ganancia, que nos orienta a un mecanismo de adaptación ante una debilidad de la musculatura extraocular. Por otro lado, la asimetría del seguimiento horizontal se puede ver en lesiones centrales tanto cereberales como alteraciones a nivel del tronco (núcleos vestibulares. Mientras que cuando hay una alteración del seguimiento visual vertical se puede suponer oftalmoplejía internuclear y lesiones del pedúnculo cerebeloso superior.

- **Movimientos de vergencia**

Son los movimientos oculares destinados a centrar la imagen de un objeto en ambas fóveas al mismo tiempo. Implica el movimiento ocular en direcciones opuestas, contrariamente al de seguimiento en donde ambos ojos tienen el mismo sentido. Los movimientos de vergencia pueden ser:
– De convergencia: el movimiento de los ojos se produce en sentido nasal. Ocurre cuando un objeto se acerca.
– De divergencia: el movimiento ocular es sentido temporal (huesos temporales). Ocurre cuando un objeto se aleja.

Procedimiento: Los movimientos vergentes de la vista deben ser provocados pidiéndole al paciente que siga el dedo índice del examinador o una linterna mientras lo mueve acercándolo o alejándolo de la nariz.

Los mecanismos de vergencia pueden estar alterados en pacientes con estrabismos, ancianos, pacientes con antecedentes de traumatismos, enfermedad de Parkinson, Infarto de tálamo, de mesencéfalo, etc.

- **Movimientos sacádicos**

Las sacadas o movimientos sacadicos son los movimientos oculares de mayor rapidez, y consisten en cambios inmediatos de la dirección de la mirada para centrar la imagen en la fóvea. Se extienden en amplitud desde los pequeños movimientos realizados mientras se lee hasta los movimientos mucho más grandes que se realizan mientras se mira alrededor de una habitación.

Pueden ser voluntarios o involuntarios, como parte de un mecanismo reflejo.

Valoración: el terapeuta se coloca en frente del paciente y le solicita que mire alternativamente distintos objetivos según su orden. Los parámetros a tener en cuenta son:

- Secuencia principal: consiste en el análisis de la velocidad en función de la amplitud de la sacada (a mayor amplitud mayor velocidad). Una velocidad lenta puede deberse a: anormalidades oculares periféricas (paresia muscular) o lesión del fascículo longitudinal medial en casos de amplitud reducida; y alteraciones en el troncoencéfalico, hemisferios cerebrales y tubérculos cuadrigéminos superiores, consumo de psicofármacos, disminución de la conciencia, en los casos de amplitud normal. Por otro lado, cuando hay un aumento de la velocidad, la sacada se interrumpe en su trayectoria, y puede verse en casos de tumores de orbita y miastenia gravis.
- Precisión: nos define eumetría o dismetria (hipometría e hipermetría), esta última es generalmente de origen cerebeloso y de tronco.
- Latencia: el movimiento de los ojos tarda unos 200 milisegundos en comenzar, pero es una variable que depende de la edad, el nivel de conciencia y atención.
- Intrusión sacádica: Son sacadas que aparecen cuando no deben e interfieren con la fijación visual de un objeto de interés. Se denominan ondas cuadradas, macroondas cuadradas, oscilaciones macrosacádicas, flutter ocular y opsoclonus. Dichas alteraciones aparecen en múltiples procesos del sistema nervioso central.

- **Movimientos de persecución lentos**

Son movimientos de seguimiento mucho más lentos para mantener un estímulo móvil en la fóvea. Mediante el sistema de persecución lenta los ojos igualan la velocidad de un determinado objetivo móvil, y está bajo control voluntario. Se puede evaluar colocando al paciente dentro de un cilindro giratorio con rayas verticales o frente a una pantalla con una serie de barras verticales. Los ojos siguen automáticamente una raya hasta que llegan al final de su excursión. También se puede evaluar con el paciente sentado en frente del terapeuta, se le solicita que siga a un objeto (lapicera), el cual se mueve en un arco de 180° desde un lado de la cabeza al otro a una velocidad de aproximadamente 30° por segundo (6 segundos de oreja a oreja). El examinador debe estar atento a intrusiones sacádicas que indiquen que el ojo no se mantiene al nivel del objetivo (es decir, hay una ganancia reducida del reflejo de persecución lento).

Las lesiones de corticales (ej.: área visual temporal media), cerebelosas (ej.: flóculo y vermis cerebelosa) o troncoencefálicas (ej.: núcleo vestibular medial y núcleo prepósito hipogloso) generan retraso en el inicio de los movimientos de persecución lentos y menor velocidad que el estímulo (ganancia disminuida), teniendo que incorporar pequeños movimientos sacádicos de aproximación. También se pueden ver alterados con el consumo de sedantes, alcohol, y en casos de fatiga y la edad avanzada.

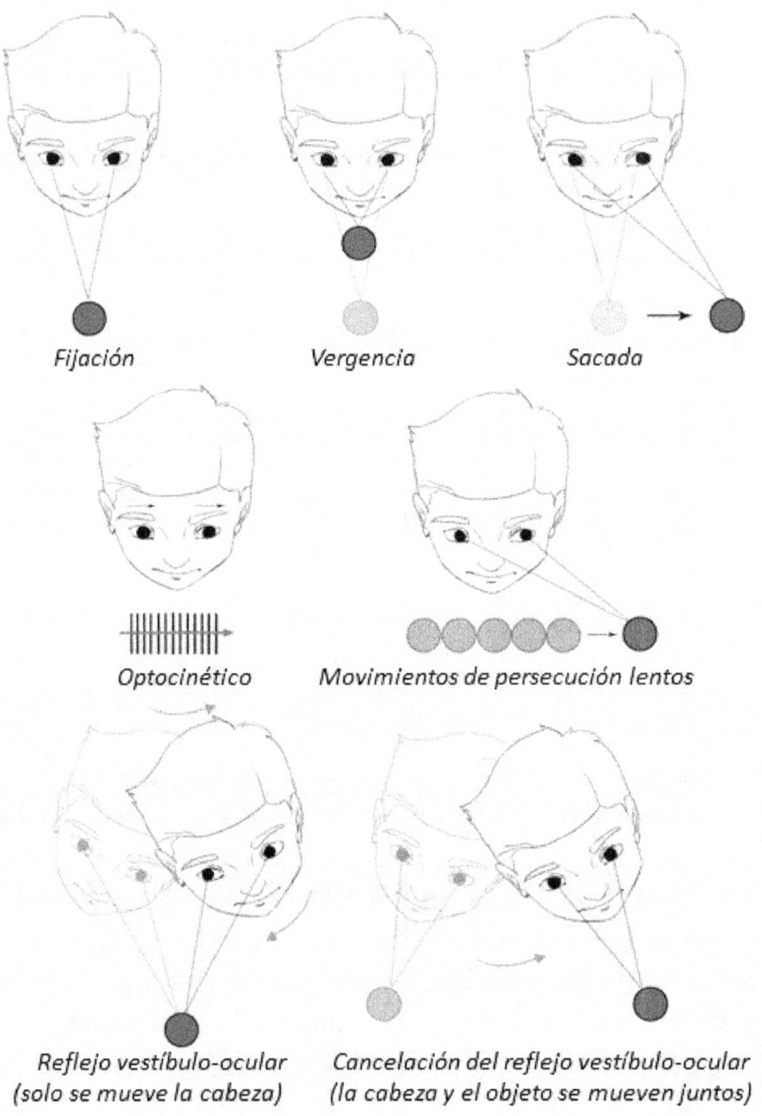

Figura 60: esquematización de los disitntos movimientos oculares.

Exploración del reflejo vestíbulo espinal

- **Prueba de Barany o de los índices**

Se sitúa al paciente sentado con los brazos extendidos apoyados sobre sus rodillas. El examinador se sienta en frente de él. Un punto se fija a una distancia mínima de dos metros (el punto generalmente es el dedo índice del explorador). El paciente cierra los ojos y se le pide que indique el punto varias veces consecutivas. Si hay una lesión presente, el brazo se desvía hacia el lado afectado (Figura 61).

La prueba puede sensibilizarse mediante su variante dinámica. La persona y el examinador se colocan en la misma posición que la versión estática. El paciente debe intentar desplazar los brazos al unísono desde sus rodillas verticalmente hacia arriba (evaluación de desviaciones en el plano horizontal) y hacia los costados (desviaciones en el plano vertical) hasta un punto que se le ha marcado previamente.

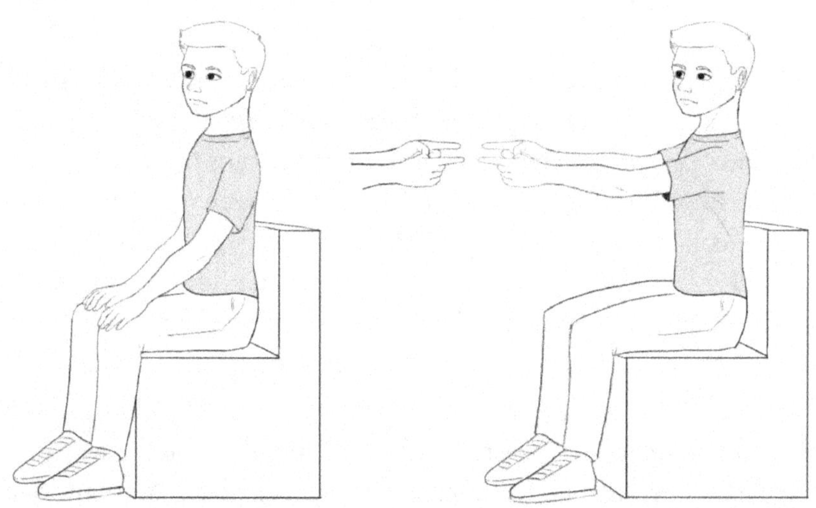

Figura 61: prueba de los índices de Bárány.

- **Prueba de Romberg**

La maniobra se basa en la premisa de que una persona para mantenerse equilibrado en bipedestación requiere al menos dos de los siguientes sentidos:

- Propiocepción: la capacidad de conocer el propio cuerpo en el espacio.
- Función vestibular: la capacidad de conocer la posición de la cabeza en el espacio.

- Visión: para controlar los cambios en la posición del cuerpo.

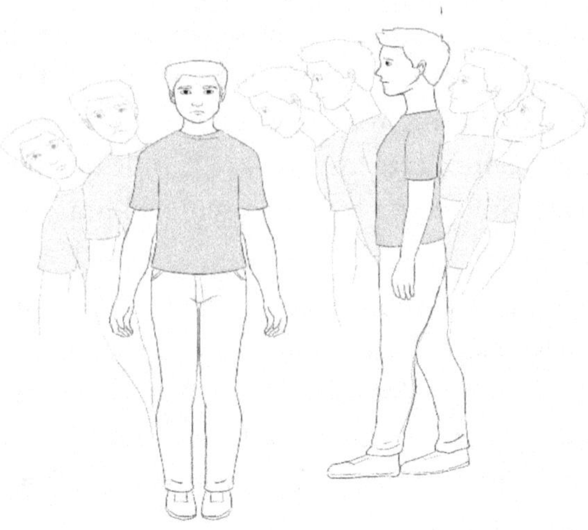

Figura 62: pruebas de Romberg clásica y en tándem.

La prueba se realiza con el paciente en bipedestación, con los pies juntos, tocando ambos talones y las puntas, brazos a los lados. Luego de permanecer un tiempo en la posición, se le solicita que cierre los ojos (Figura 62). Una pérdida de equilibrio se interpreta como un Romberg positivo. El test se puede hacer más fiable con maniobra de distracción de Jendrassik (enganche de una mano con la otra y fuerza hacia los costados). La prueba de Romberg es una prueba del sentido de posicionamiento del cuerpo (propiocepción) y de la función vestibular (la lesión se ubica hacia el lado de la inclinación o caída).

La maniobra puede ser sensibilizada (Test de Romberg sensibilizado o en tándem) reduciendo los límites de estabilidad, colocando al paciente con un pie delante de otro, en línea recta. Repetir la prueba alternando la posición de los pies.

Registrar:
- Si el paciente se cae o no.
- Hacia qué lado es la caída, y si es siempre es en el mismo sentido.
- Tiempo de latencia entre que cierra los ojos y cae.
- Si el paciente no se cae, ver si se mantiene estable y si moverse, o por el contrario se encuentra moviéndose continuamente, para evitar la caída (ataxia estática).

- **Prueba de Unterberger-Fukuda**

Se le pide al paciente que camine en el lugar (simulando la marcha) con los ojos cerrados, realizando entre 60 y 100 pasos (Figura 63). Si el paciente gira hacia un lado, puede tener una lesión laberíntica en ese lado.

Los parámetros a valorar son:

- Ángulo de desplazamiento: Ángulo entre la posición inicial y la final. Debe ser menor a 45-50 grados a un lado u otro.
- Ángulo de rotación: Ángulo recorrido por el paciente al girar entre el inicio y el final de la prueba. Normal = 45- 50 grados a uno u otro lado.
- Amplitud de las oscilaciones: Desplazamiento del cuerpo al apoyarse de un pie al otro.

Nos da una idea de la amplitud de los límites de estabilidad.

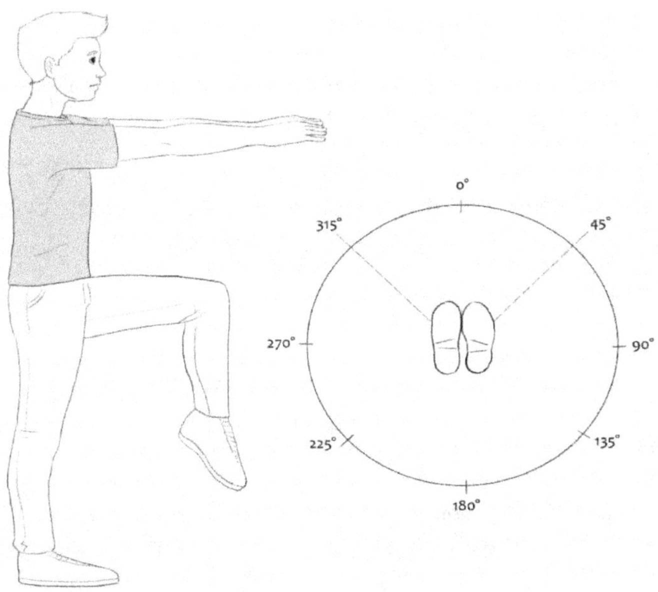

Figura 63: prueba de Unterberger-Fukuda.

- **Prueba de Babinski-Weill o de la marcha**

Se le pide al paciente caminar cinco pasos hacia delante y hacia atrás cinco veces con los ojos cerrados, manteniendo una línea recta imaginaria, repitiendo la secuencia seis veces, debiendo quedar al final de la prueba en el punto de partida. En sujetos sanos no hay desviación de la línea imaginaria.

En el caso de trastorno vestibular periférico, los pacientes oscilan hacia el lado enfermo (lateropulsión) en tres patrones de marcha:

- en estrella: un desplazamiento anterior se corresponde con otro posterior de igual amplitud y signo contrario.
- en ballesta: los desplazamientos anteriores y posteriores tienen idéntica amplitud y signo.
- en abanico: cuando sólo desvía en una sola dirección, ya sea hacia adelante o atrás.

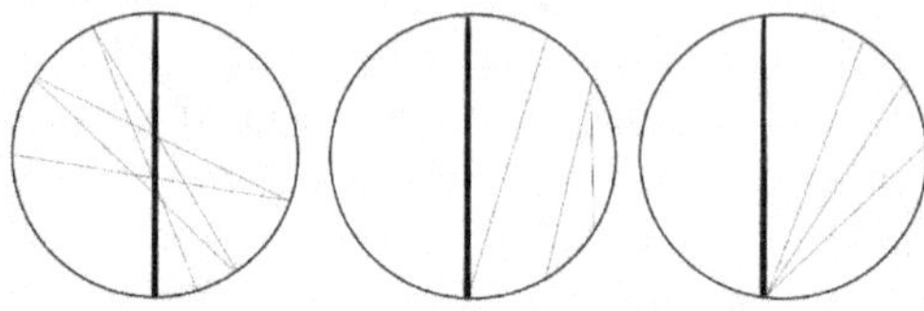

Figura 64: patrones patológicos de la prueba de Babinski-Weil. De izquierda a derecha: marcha en estrella, marcha en ballesta y marcha en abanico.

Los pacientes con alteraciones vestibulares centrales muestran patrones inciertos, predominando las paradas y lateropulsiones. También se han descripto otros patrones, como por ejemplo la marcha de segador (hemiplejía). Por último, al momento de realizar la prueba se deben evitar estímulos que puedan sesgar, como por ejemplo sonidos (voz del explorador) o estímulos visuales (luz de ventana).

Tabla 5: Vértigo periférico vs. vértigo central		
	PERIFÉRICO	**CENTRAL**
Nistagmo		
Gravedad	Severo	Moderado
Inicio	Repentino/gradual	Repentino/gradual
Ocurrencia	Paroxismal	Constante
Relación con cambios posicionales entre cabeza/cuerpo	Si	No
Tipo	Horizontal-rotatorio o rotatorio: nunca vertical.	Cualquier dirección (incluso puramente vertical).
Dirección	Unidireccional (componente rápido en la misma dirección, independientemente de la dirección de la mirada).	Suele ser bidireccional

Fijación	Se suprime con la fijación	No se suprime con fijación
Fatigabilidad	Si	No
Intensidad	Aumenta cuando la mirada está en la dirección de la fase rápida, y disminuye cuando la mirada está lejos de la fase rápida.	La intensidad no suele variar con respecto a la mirada.
Marcha		
Desequilibrio	Moderado	Severo
Caídas o inestabilidad	Opuesta al componente rápido.	Hacia cualquier lado.
Romberg	Caídas al lado opuesto de la fase rápida del nistagmo.	Caídas hacia cualquier lado.
Sintomas neurológicos asociados	No	Frecuente: signos de pares craneales, dismetría, signos sensoriales, disreflexias).
Maniobra de Dix-Hallpike		
Nistagmo	Nistagmo rotatorio hacia el oído dependiente; disminuye luego de 50 segundos.	Nistagmo de patrones variados; tienden a persistir por más tiempo.
Latencia	Los síntomas inician uno a cinco segundos luego de la maniobra.	Los síntomas inician inmediatamente.
Extinción	El nistagmo y vértigo se existen después de muchas maniobras.	No
Otros síntomas otoneurológicos	Puede haber hipoacusia y tinnitus	Generalmente ausentes
VOR	Afectado	Intacto
Vómitos y nauseas	Intensas	Moderadas

Capítulo 12

Vértigo paroxístico posicional benigno

Méd. Agustín R. Miranda

Introducción

El VPPB es un síndrome descripto inicialmente por Barany en 1921 y posteriormente ampliada por Dix y Hallpike en 1952, y que se define por la aparición de episodios de vértigo en forma de crisis breves acompañadas de nistagmos, y que son provocados por cambios posicionales y pueden ser reproducidos al adoptar la posición desencadenantes.

El vértigo posicional paroxístico benigno (VPPB) representa una de las principales causas de vértigo, con una prevalencia de 10,7 y 64 casos por cada 100.000 habitantes. Más aún, su prevalencia se ve incrementada en los adultos mayores, sobre todo entre los 50 y 60 años y en las mujeres (relación 3:1). Además, el VPPB se ha asociado con la osteopenia, osteoporosis y niveles séricos de vitamina D disminuidos. La tasa anual de recurrencia es del 15%, lo cual nos indica que son frecuentes. Por otro lado, el canal semicircular que más se afecta es el posterior (entre el 60 y el 90% de los casos), siendo el canal más dependiente de la gravedad. Rara vez se encuentra afectado el canal anterior debido a su posición más alta con respecto al laberinto, lo que dificulta y hace menos probable que los restos otolíticos queden atrapados.

Fisiopatología

El VPPB puede ser causado por canalitiasis o cupulolitiasis, y puede afectar a cualquiera de los tres canales semicirculares.

Canal semicircular posterior: Representa a la mayoría de los casos y es provocado generalmente por una canalitiasis. Este canal es el más afectado porque es el que tiene mayor dependencia gravitacional (tanto en posición vertical como supina), es decir, hay una tendencia de que la mayoría de los restos de endolinfa graviten e ingresen al canal posterior, acumulándose y quedando atrapados ya que la barrera cupular bloquea la salida de estos desechos.

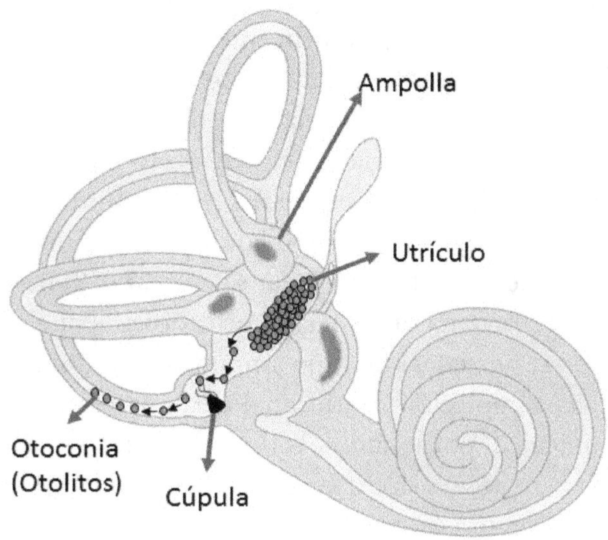

Figura 65: mecanismo fisiopatológico del VPPB.

Para que la canalitiasis en el canal semicircular posterior cause nistagmo requiere que las partículas logren acumularse hasta llegar a una "masa crítica". Esta masa se mueve con las modificaciones en el plano gravitacional, superando la resistencia que ofrece la endolinfa y la elasticidad de la barrera cupular para desviar la cúpula. El tiempo necesario para que esto ocurra más la inercia original de las partículas explica la latencia observada durante la maniobra de Dix-Hallpike. Al colocar la cabeza colgando, la masa se aleja de la cúpula para inducir corriente ampulífuga y desencadena una respuesta excitadora: aparición brusca de vértigo y el típico "nistagmo torsional" en el plano del canal posterior. En la posición de cabeza colgada hacia la izquierda se estimula el conducto posterior izquierdo, en la cual el nistagmo tiene un componente rápido que late en el sentido de las agujas del reloj. Mientras que la desviación hacia la derecha de la cabeza colgada estimula del canal posterior derecho, y da como resultado un nistagmo en sentido contrario a las agujas del reloj.

La duración de la reacción nistagmática es limitada debido a que la resistencia de la endolinfa cesa cuando la masa del canal alcanza el límite de descenso y la cúpula vuelve a su posición neutral. El "nistagmo de reversión" ocurre cuando el paciente regresa a la posición vertical: la masa se mueve en la dirección opuesta, creando así un nistagmo en el mismo plano pero en la dirección opuesta.

Aunque el VPPB afecta con mayor frecuencia al conducto semicircular posterior, puede afectar en menor medida los otros canales. Esto se debe a que el canal lateral se resuelve mucho más rápidamente y espontáneamente que el canal posterior. El canal lateral se inclina hacia arriba y tiene su barrera cupular en el extremo superior, lo cual imposibilita que se acumulen los residuos, ya que a posiciones normales tienden a volver al utrículo. Cuando existe canalitiasis del canal lateral, las partículas se encuentran en el brazo largo del canal, relativamente lejos de la ampolla. Si se ejerce una rotación lateral en sentido del lado afectado, las partículas se desplazan generando un flujo ampulípeto que desencadena un nistagmo geotrópico. Por el contrario, rotación hacia el lado opuesto genera un flujo ampulífugo inhibidor, con un nistagmo geotrópico. La estimulación de un canal crea una respuesta mayor que la inhibición de un canal, por lo tanto, la dirección del giro de la cabeza que cree la respuesta más fuerte (es decir, la respuesta estimulatoria) representa el lado afectado en el nistagmo geotrópico.

En el canal lateral, la cupulolitiasis es más importante en la variante del canal posterior. Como las partículas se adhieren directamente a la cúpula, el vértigo a menudo es intenso y persiste mientras la cabeza está en posición de provocación. Al dirigir la cabeza hacia el lado afectado la cúpula recibe un corriente ampulífuga inhibidora que desencadena un nistagmo apogeotrópico, y al girarla en sentido opuesto crea un flujo ampulípeto estimulante, dando como resultado un nistagmo apogeotrópico de mayor intensidad. Por lo tanto, alejarse del lado afectado creará la respuesta más fuerte. El nistagmo apogeotrópico está presente en aproximadamente el 27% de los pacientes que tienen VPPB del canal lateral.

Tabla 6: Vértigo posicional paroxístico benigno por alteración en canal semicircular lateral: Lugar de origen y mecanismo según el nistagmo			
		Lugar de origen y mecanismo	
		Nistagmo apogeotrópico	Nistagmo geotrópico
Intensidad	Más fuerte en el lado izquierdo	cupulolitiasis derecha	canalitiasis izquierda
	Más fuerte en el lado derecho	cupulolitiasis izquierda	canalitiasis derecha

En resumen, el proceso fisiopatológico fundamental en BPPV implica una otoconia desplazada de la mácula del otolito utricular que ingresa a los canales semicirculares. Cuando hay un cambio en la posición estática de la cabeza con respecto a la gravedad, los restos otolíticos se mueven a una nueva posición dentro de los canales semicirculares, dando lugar a un falso sentido de rotación.

Causas

- VPPB primario o idiopático: representa a la mayoría de los casos de VPPB, alrededor del 50 al 70% de los pacientes tienen este tipo ya que la aparición es aislada y no identifica un factor desencadenante de la enfermedad.
- VPPB secundario: en este caso el VPPB es secundario a otra patología. La causa más común es el traumatismo craneocefálico (entre el 7 y 17 % de todos los VPPB), ya que el golpe provoca la liberación de numerosas otoconias en la endolinfa, y aumentan el riesgo de bilateralidad. Otras causas de VPPB son la neuritis vestibular, la enfermedad de Ménière (el 5,5% de los pacientes con enfermedad de Ménière tienen VPPB del canal posterior), y la cirugía del oído interno por secuela de daño utricular durante el procedimiento, lo que lleva a la liberación de otoconia.

Diagnóstico

VPPB de canal posterior (canalolitiasis)

A. Síntomas

1. Ataques de vértigo rotatorios o mareos inducidos por cambios en la posición de la cabeza en relación con la gravedad.
2. El vértigo aparece con latencia corta, dura menos de un minuto y se caracteriza por un aumento seguido de una disminución en su intensidad.
3. La intensidad del vértigo disminuye o desaparece después de un posicionamiento repetido de la cabeza.
4. El vértigo no está asociado con ningún síntoma coclear, como pérdida de audición, tinnitus o plenitud de oído.
5. No hay síntomas neurológicos distintos al vértigo.

B. Signos

1. Nistagmo torsional: El ojo gira hacia el oído afectado, y es inducido por la maniobra de Dix-Hallpike donde el paciente es llevado desde la posición vertical hasta la posición supina con la cabeza girada 45° hacia la oreja afectada. El nistagmo a menudo contiene un componente vertical adicional (ascendente).

2. Nistagmo torsional con ojo que gira hacia el oído contralateral, inducido por la maniobra Dix-Hallpike inversa, donde el paciente es llevado desde la posición supina a la posición vertical. El nistagmo a menudo contiene un componente vertical adicional (hacia abajo).

3. El nistagmo aparece con una latencia corta, dura menos de un minuto y se caracteriza por un aumento seguido de una disminución en su intensidad.

4. Se excluyen otras enfermedades vestibulares periféricas y centrales que causan vértigo.

Categorías de diagnóstico

- VPPB de canal posterior definitivo por canalolitiasis: cumplir con todos los puntos en los criterios A y B.
- VPPB probable: cumplir con todos los puntos del criterio A, pero sin nistagmo observable ni vértigo con ninguna maniobra posicional o de posicionamiento, probablemente porque el VPPB se resuelve espontáneamente.
- VPPB atípico: Cumplir con todos los puntos en los criterios A y 4 en el criterio B, pero ninguno de los puntos 1-3 en el criterio B. El VPPB atípico consiste en el VPPB de canal anterior (canalolitiasis), el VPPB de tipo de canal posterior (cupulolitiasis) y el VPPB de canales múltiples.

VPPB de canal lateral (canalolitiasis)

A. Síntomas

1. Ataques de vértigo rotatorios o mareos inducidos por cambios en la posición de la cabeza en relación con la gravedad.

2. El vértigo aparece con latencia corta, dura menos de un minuto y se caracteriza por un aumento seguido de una disminución en su intensidad.

3. La intensidad del vértigo disminuye después de un posicionamiento

repetido de la cabeza.

4. El vértigo no está asociado con ningún síntoma coclear, como pérdida de audición, tinnitus o plenitud de oído.

5. No hay síntomas neurológicos distintos al vértigo.

B. Signos

1. El nistagmo posicional geotrópico es inducido por la prueba de rodillo supino: el nistagmo horizontal hacia la derecha es inducido por la posición hacia la derecha de la cabeza, y el nistagmo horizontal hacia la izquierda es inducido por la posición de la cabeza izquierda con el paciente en decúbito supino. El nistagmo consiste en componentes torsionales mayores y menores.

2. El nistagmo aparece con una latencia corta, dura menos de un minuto y se caracteriza por un aumento seguido de una disminución en su intensidad.

3. Se excluyen otras enfermedades vestibulares periféricas y centrales que causan vértigo.

Categorías de diagnóstico

- VPPB definido (canalolitiasis): Cumplir con todos los puntos en los criterios A y B.
- VPPB probable: Cumplir con todos los puntos del criterio A, pero sin nistagmo observable ni vértigo con ninguna maniobra posicional o de posicionamiento, probablemente porque el VPPB se resuelve espontáneamente.
- VPPB atípico: Cumplir con todos los puntos de los criterios A y con el 3º del criterio B, pero no con los puntos 1 y 2 del B. El VPPB atípico consiste en el VPPB de canal anterior (canalolitiasis), el VPPB de tipo de canal posterior (cupulolitiasis) y el VPPB de canales múltiples.

VPPB de canal lateral (cupulolitiasis)

A. Síntomas

1. Ataques de vértigo rotatorios o mareos inducidos por posiciones específicas de la cabeza.

2. El vértigo aparece sin latencia y dura más de un minuto sin que disminuya su intensidad.

3. El vértigo no está asociado con ningún síntoma coclear, como pérdida de audición, tinnitus o plenitud de oído.

4. No hay síntomas neurológicos distintos al vértigo.

5. B. Signos

6. Nistagmo posicional apogeotrópico inducido por la prueba de rodillo supino: nistagmo horizontal hacia la izquierda es inducido por la posición de la cabeza derecha hacia abajo y el nistagmo horizontal hacia la derecha es inducido por la posición de la cabeza izquierda hacia abajo con el paciente en decúbito supino. El nistagmo consiste en componentes torsionales mayores y menores.

7. El nistagmo aparece sin latencia y dura más de un minuto sin que disminuya su intensidad.

8. Se excluyen otras enfermedades vestibulares periféricas y centrales que causan vértigo.

Categorías de diagnóstico

- VPPB de canal lateral definido (cupulolitiasis): cumplir con todos los puntos de los criterios A y B.

- VPPB probable: cumplir todos los puntos en el criterio A, pero no hay nistagmo observable ni vértigo con ninguna maniobra posicional o de posicionamiento, probablemente porque el VPPB se resuelve espontáneamente.

- VPPB atípico: para cumplir con todos los puntos en los criterios A y el 3º en el criterio B, pero no con los puntos 1 y 2 en el criterio B. El VPPB atípico consiste en el VPPB de canal anterior (canalolitiasis), el VPPB de tipo de canal posterior (cupulolitiasis) y el VPPB de canales múltiples.

Examen clínico

Se debe buscar nistagmo posicional y/o de posición, preferentemente con elimicacion de fijación (gafas de Frenzel). Analizar: dirección, amplitud, frecuencia y los componentes de torsión/vertical/horizontal del nistagmo, asi como la latencia que transcurre antes de la aparición del nistagmo y los cambios en la intensidad del nistagmo a partir de entonces.

i) La prueba de nistagmo posicional para el diagnóstico de VPPB tipo lateral: La prueba de nistagmo posicional se evalúa con la prueba de rodillo supino, que es útil para el diagnóstico del VPPB de tipo de canal lateral. Se desencadena un nistagmo puramente horizontal que es geotrópico (componente rápido hacia el oído más bajo) en la mayoría de los casos, pero puede ser apogeotrópico en el 27% de los casos.

ii) La prueba de nistagmo de posición para el diagnóstico del VPPB tipo de canal posterior: En la prueba de nistagmo de posicionamiento, la cabeza del paciente debe moverse rápidamente. La prueba de Dix-Hallpike es útil para el diagnóstico del VPPB del tipo de canal posterior.

1. **Maniobra de Stenger:** posición sentada ⊠ posición supina con cabeza hiperextendida a un nivel por debajo del cuerpo⊠posición sentada.

2. **Maniobra de Dix-Hallpike** (para oído derecho): paciente sentado con la cabeza rotada 45° hacia el oído que se está explorando (derecho). El paciente se coloca rápidamente en posición supina con la cabeza extendida aproximadamente 30° por debajo de la horizontal. La cabeza del paciente se mantiene en esta posición y el examinador observa los ojos del paciente para detectar nistagmo. En este caso (lado derecho), se debe esperar ver un nistagmo en el sentido contrario de las agujas del reloj. Para completar la maniobra, el paciente regresa a la posición sentada y se espera la aparición de un nistagmo de reversión, en este caso un nistagmo de fase rápida en el sentido de las agujas del reloj.

Diagnóstico diferencial

*   Enfermedad de Ménière: los episodios de vértigo no son provocados por el cambio de posición, son de mayor duración (hasta varias horas), hay presencia de tinnitus e hipoacusia.
*   Laberintitis o neuritis vestibular: los episodios de vértigo generalmente persisten durante días, pueden verse agravados por los movimientos de la cabeza en cualquier dirección.
*   Tumores de la fosa posterior: se diferencian con el VPPB en los patrones de respuesta en la maniobra de Dix-Hallpike.

Tratamiento

Generalmente el VPPB es autolimitado, la mayoría de los casos se resuelve en 6 meses. Incluso, la evidencia ha demostrado que en algunos casos el intervalo medio entre el inicio de los síntomas y la resolución espontánea en sujetos no tratados es de siete días cuando el canal lateral es el que está afectado y de 17 días cuando está afectado el canal posterior. A medida que surgieron las teorías de cupulolitiasis y canalitiasis, se desarrollaron varias técnicas no invasivas para corregir la patología directamente. En consecuencia, nacen las maniobras liberadoras o de reposicionamiento, basada en la teoría de la cupulolitiasis. Estas maniobras consisten en series de cambios rápidos de la posición de la cabeza destinados a liberar depósitos que estaban unidos a la cúpula. Las maniobras de reposicionamiento pueden usarse para tratar el BPPV de manera rápida y eficaz.

El tratamiento sintomatológico está destinado a reducir las náuseas y vómitos. El tratamiento quirúrgico está indicado para pacientes específicos cuyos síntomas son intratable, incapacitantes y en los que no han tenido éxito con las maniobras de reposicionamiento. Las cirugías consisten en la sección del nervio ampular posterior (singular) y en la obstrucción del canal involucrado.

Maniobras de liberación o reposicionamiento

Canal semicircular posterior

En presencia de restos otolíticos móviles en el canal semicircular posterior se indica la ***maniobra de reposicionamiento canalicular de Epley***. El objetivo es que las otoconias sean desplazadas a lo largo del conducto en cada paso de la maniobra, y así ingresen al vestíbulo para ser finalmente reabsorbidos.

1. Se sitúa al paciente sentado en la camilla con la cabeza girada 45° hacia el lado afectado. Se realiza un Dix-Hallpike hacia dicho lado, lo que desencadena el nistagmo, y se mantiene esta posición durante 2 minutos.

2. Seguidamente, se gira la cabeza 180° hacia el lado contralateral, posición que se vuelve a mantener durante 2 minutos.

3. Se gira al paciente hacia ese mismo lado hasta el decúbito lateral y mirando hacia el suelo durante 2 minutos.

4. Se incorpora lentamente hasta quedar sentado con la cabeza inclinada 20°.

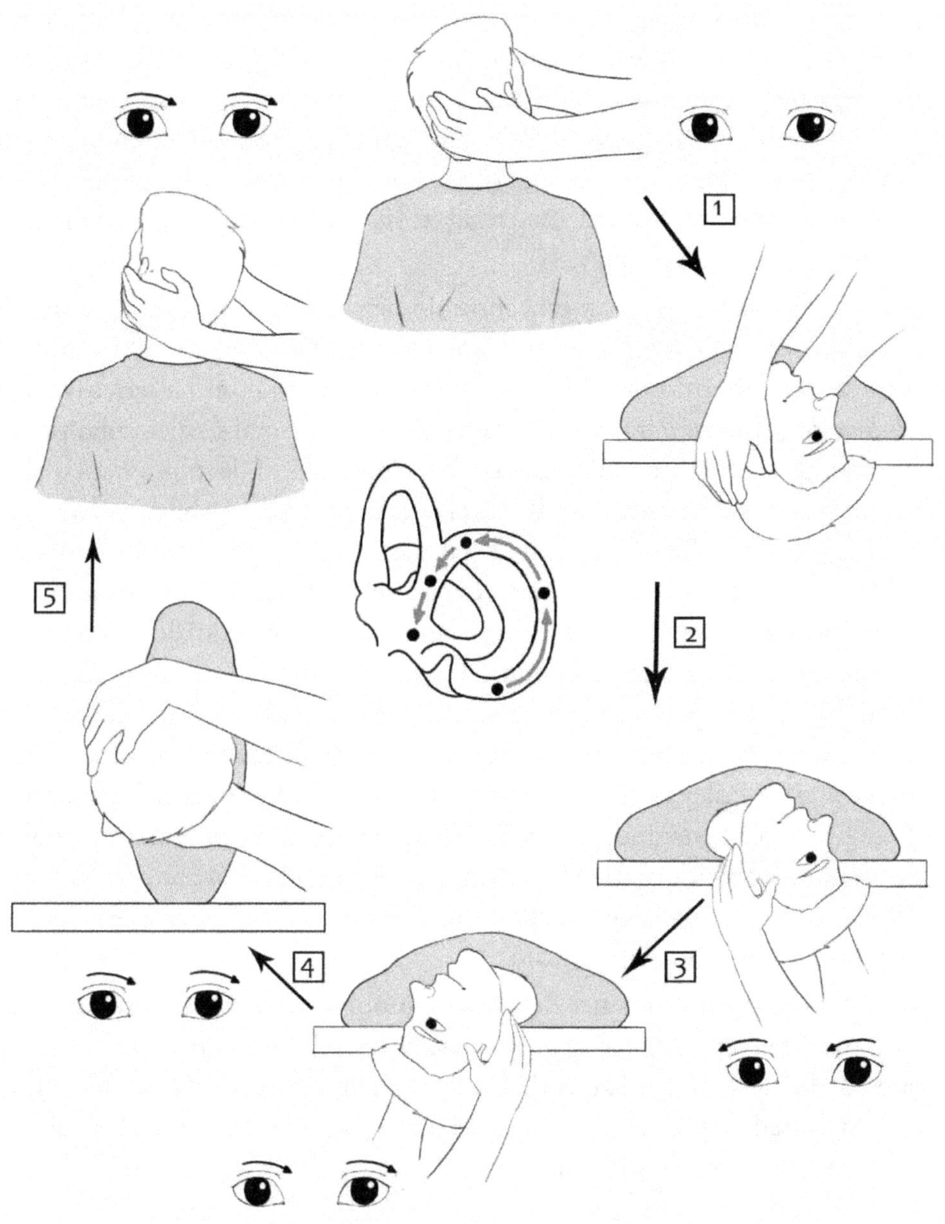

Figura 66: maniobra de Epley.

Existe evidencia que reporta una tasa de éxito del 80% cuando se hace una sesión con la maniobra de Epley, y aumenta a 92% cuando se repite cuatro veces. Luego de cada sesión, se recomienda que los pacientes se sienten quietos, en posición vertical durante 15 minutos, y luego caminar cautelosamente.

Un análisis minucioso de las características del nistagmo durante la ejecución de las maniobras nos aporta datos muy útiles que nos ayudan a predecir el éxito del tratamiento. En este sentido, cuando la cabeza rota unos 90º desde el lado afectado, reaparece el nistagmo de posicionamiento de vez en cuando, y si aparece en la misma dirección al nistagmo original hay mayores chances de éxito (se estima una resolución después de la aplicación de una segunda maniobra de Epley).

La maniobra de Epley está contraindicada en pacientes con patología de columna cervical y los que no toleran el procedimiento por vértigo profuso o vómitos repetitivos, por tal motivo se ha propuesto como alternativa la *maniobra de Semont*. Para evacuar las partículas del canal semicircular posterior el paciente se moviliza rápidamente al paciente de un decúbito lateral al otro. El paciente se sienta en la camilla con la cabeza rotada 45º hacia al lado opuesto del oído afectado. El terapeuta lo recuesta rápidamente en decúbito lateral del lado afectado, y lo mantiene en esa posición durante al menos un minuto. Posteriormente, se lleva a decúbito lateral del otro lado de manera rápida (recorrido en 180º), descansando en esa posición otro minuto. Como en la maniobra de Epley, el nistagmo hacia el lado afectado en la segunda posición de la maniobra de Semont es predictivo de tratamiento exitoso. Tanto las maniobras de Epley como las de Semont pueden repetir varias veces hasta que no se produzca nistagmo. Los pacientes que requieren tratamientos múltiples pueden ser instruidos para realizar las maniobras en el hogar. Por lo tanto, la combinación de maniobras autoadministradas y sesiones en consultorio aumentan las posibilidades de éxito.

Como complicaciones de estas maniobras se han descripto las náuseas, vómitos y vértigo. Incluso algunos pacientes refieren mareo transitorio después de las sesiones, o luego de un tratamiento exitoso. Otra complicación poco habitual es que el/los otolitos del canal posterior ingresen al canal lateral, convirtiéndose en un VPPB lateral.

Canal semicircular lateral

El tratamiento del VPPB de canal lateral va a depender las características del nistagmo. El nistagmo geotrópico se trata con la *rotación en barbacoa de Lempert*, el cual consiste lograr que los residuos otoconiales migren y caigan en el vestíbulo mediante rotaciones secuenciales de 90º de la cabeza, primero hacia el oído afectado y luego hacia el oído no afectado.

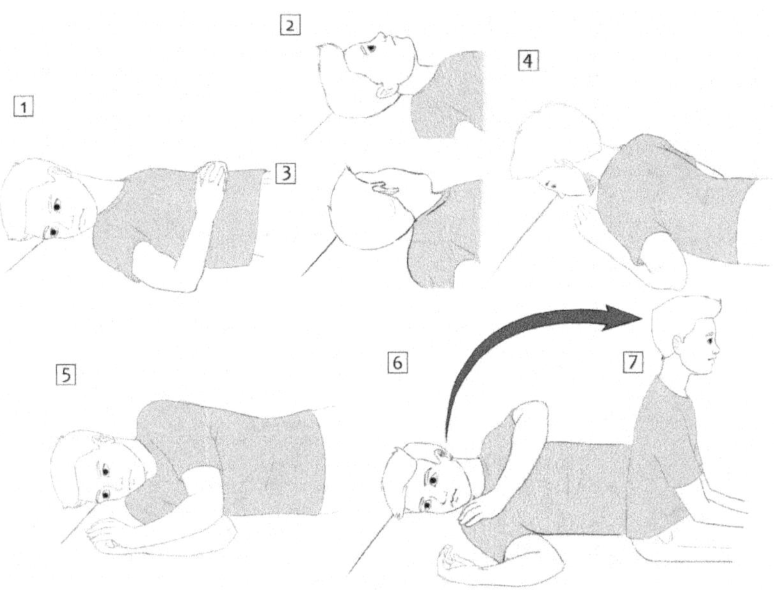

Figura 67: maniobra de Lempert.

Otro tratamiento, llamado ***posición prolongada forzada de Vannucchi***, implica indicar al paciente que se recueste sobre el lado sano por aproximadamente 12 horas. Está recomendado para sujetos con síntomas graves que empeoran con cambios secuenciales en la posición y para cuando no se puede diferenciar el oído afectado. Permanecer durante esa cantidad de tiempo permitiría que las otoconias salieran del canal por gravedad (con una eficacia del 75 al 90%).

Asimismo, existe otra maniobra -***maniobra de Gufoni***- en la cual el paciente se recuesta rápidamente en lado del oído sano (donde el nistagmo geotrópico es menos intenso) y permanece en esa posición al menos dos minutos, hasta que el nistagmo que se ha desencadenado desaparezca. Luego, la cabeza rota rápidamente 45º hacia el suelo, manteniéndose en esa posición durante otros dos minutos, y a continuación se retorna a la posición vertical. La maniobra puede repetirse 3 veces. En un porcentaje de casos, la técnica provoca una conversión del VPPB del canal horizontal a otro del canal posterior, haciendo necesario el uso de maniobras de reposición específicas, tales como Epley o Semont.

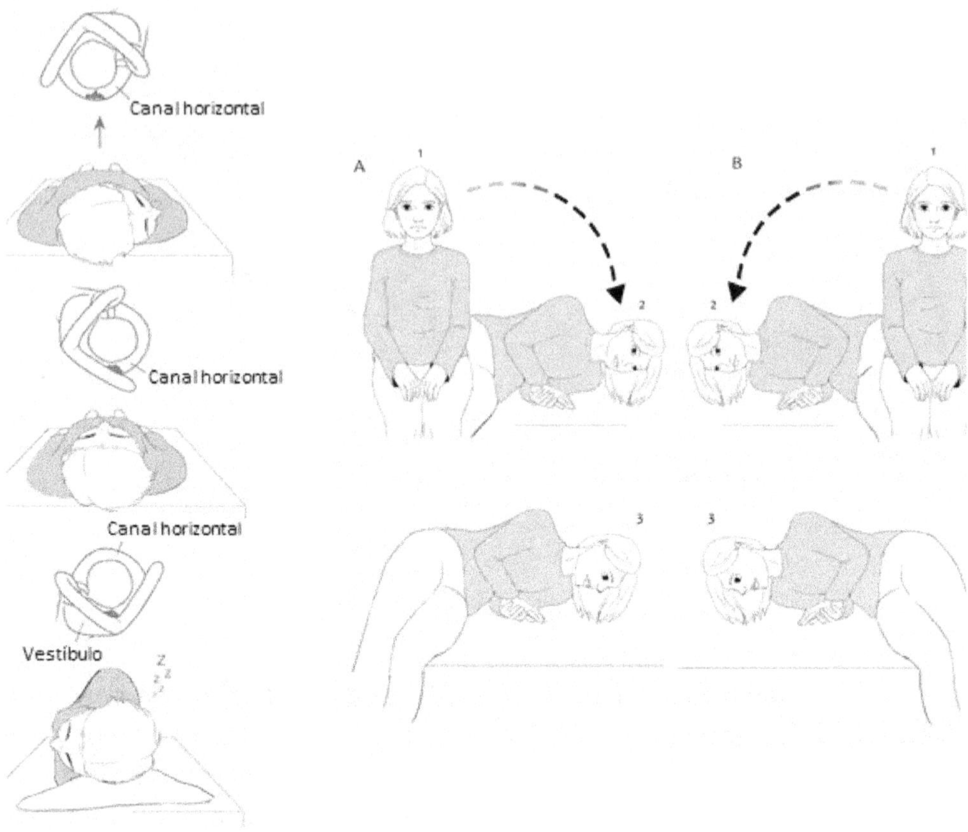

Figuras 68: A la izquierda maniobra de Vannucchi, a la derecha maniobras de Gufoni geotrópico (A) y ageotópico (B).

El VPPB que afecta el canal horizontal con nistagmo apogeotrópico se atribuye a desechos otolíticos que se adhieren a la cúpula (cupulolitiasis) o que flotan libremente dentro del brazo anterior del canal semicircular horizontal cerca de la cúpula (canalolitiasis).

El tratamiento implica maniobras diseñadas para separar los restos otolíticos de la cúpula o para mover los residuos desde el brazo anterior del canal horizontal hasta el brazo posterior.

La estrategia inicial es intentar transformar la cupulolitiasis en canalitiasis, mediante distintas maniobras:

- En decúbito supino, el paciente se coloca su cabeza de 0 a 30º, hacia el oído afectado. Se gira bruscamente 90º (nariz al frente) y otros 90º hacia el oído sano, volviendo a continuación lentamente a la posición inicial, para repetir la maniobra.

- Maniobra de la barbacoa hacia el lado sano.
- Maniobra de Gufoni invertida: el paciente se sienta derecho, y luego se acuesta rápidamente sobre el lado afectado (donde el nistagmo ageotrópico es menos intenso) y permanece en esta posición durante dos minutos después de que el nistagmo se haya extinguido. A continuación, la cabeza se gira rápidamente 45º hacia el techo y se mantiene en esta posición durante 2 minutos, después de lo cual el paciente reanuda lentamente la posición vertical.
- Combinación Gufoni invertida-Lempert: Comenzamos con la maniobra de Gufoni invertida. A continuación, se le suben las piernas a la camilla, manteniendo la cabeza girada hacia el lado afectado y se inicia la técnica de rotación de Lempert, hacia el lado sano.
- Maniobra de Vannuchi-Asprella: se tumba rápidamente al paciente de sentado a decúbito supino, con la cabeza a 0º. Se gira bruscamente la cabeza hacia el lado sano (como en la primera maniobra). Desde esta posición se sienta al paciente (manteniendo la cabeza girada) y una vez sentado se coloca lentamente la cabeza hacia delante. Esta secuencia se debe repetir un mínimo de 5 veces.

Luego de aplicar estas maniobras para transformar la cupulolitiasis en canalitiasis, se verifica el resultado con la maniobra de McClure-Pagnini a la media hora, se considera exitoso si el nistagmo posicional ha cambiado de dirección y se ha vuelto geotrópico. A partir de este hallazgo, se confirma la canalitiasis y se procede con las maniobras explicadas para el VPPB lateral con nistagmo geotrópico.

Si los síntomas continúan a pesar de aplicar múltiples técnicas, le podemos indicar al paciente que realice en su domicilio las ***maniobras de habituación modificadas de Brandt Daroff***:

1. posición sentada
2. Tumbarse rápidamente de cada lado, de forma alternante, comenzado por el oído afectado y con la cabeza derecha (sin rotar).
3. Se mantiene en cada posición 30 segundos después de que el vértigo cese.

Canal semicircular anterior

Las maniobras de reposicionamiento de partículas propuestas para el tratamiento de VPPB del canal semicircular anterior son:

- La ***maniobra de Epley invertida***, en el caso de que exista una canalitiasis izquierda:

1. El procedimiento comienza con el paciente sentado con la cabeza girada 45° hacia el oído sano (derecha).

2. Luego, el paciente se acuesta rápidamente, quedando con la cabeza colgando, manteniendo la cabeza girada hacia el mismo lado.

3. La cabeza se gira lentamente hacia el oído afectado (izquierda), que ahora está más abajo.

4. Luego, el paciente se coloca boca abajo, con la cabeza girada 45° hacia el oído izquierdo, y hacia abajo.

5. Finalmente, el paciente regresa lentamente a la posición sentada.

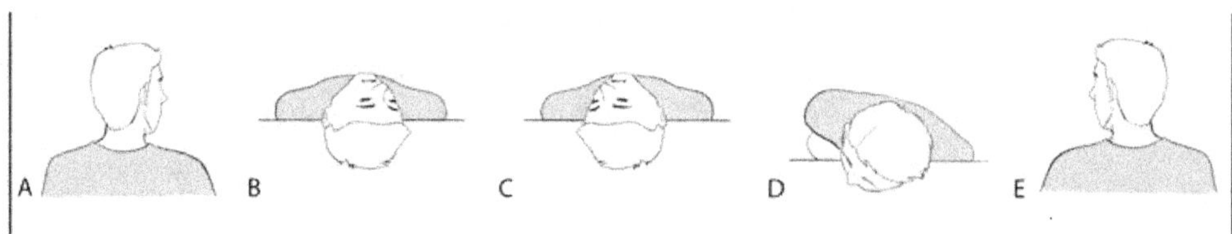

Figura 69: Maniobra de Epley invertida.

- La ***maniobra de Rahko***: Si la lesión fuese del lado izquierdo:

1. El paciente se acuesta en el lado sano durante 30 segundos.

2. La cabeza está inclinada hacia abajo 45° (mirando hacia el suelo durante 30 segundos más).

3. Luego, la cabeza se inclina 180° más. Por lo tanto, al final de esta fase, la cabeza del paciente se encuentra girada 45° hacia el lado afectado. El paciente permanece en esta posición durante 30 segundos más.

4. La cabeza se inclina hacia arriba 45° y durante 30 segundos más el paciente está mirando hacia arriba.

5. Finalmente, el paciente se sienta y permanece durante al menos tres minutos.

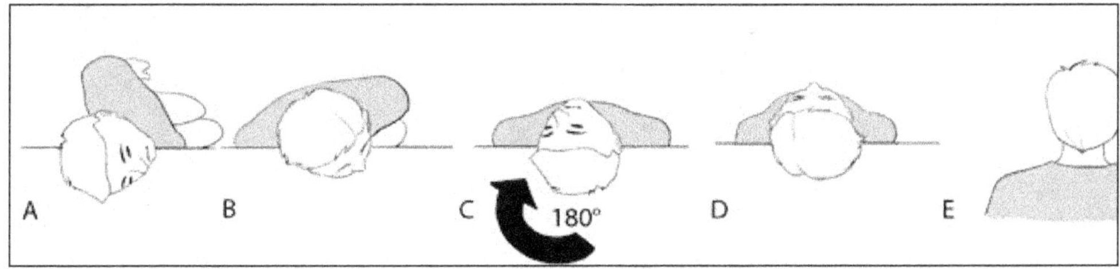

Figura 70: Maniobra de Rahko.

- La ***Maniobra de Epley modificada:*** Si la lesión fuese del lado izquierdo:
1. Este procedimiento comienza con el paciente sentado con la cabeza girada a 45° del oído afectado.
2. Luego, el cuerpo del paciente es acostado rápidamente, con una posición de cabeza colgando, manteniendo la cabeza girada hacia el mismo lado.
3. Inmediatamente, la cabeza se gira lentamente hacia el oído sano, que ahora está más abajo.
4. El paciente se coloca boca arriba, con la cabeza girada 45° hacia el oído sano, y hacia abajo.
5. Finalmente, el paciente regresa lentamente a la posición sentada.

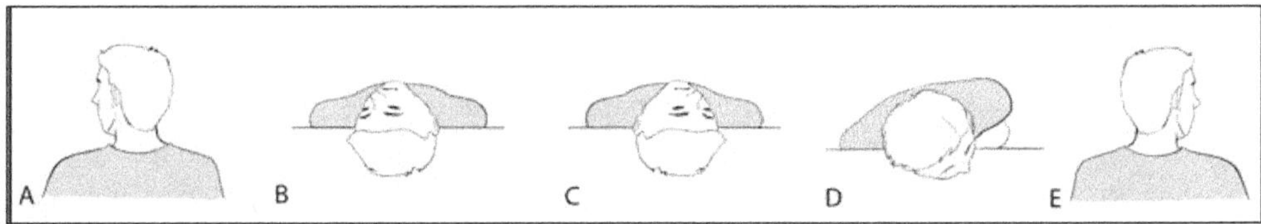

Figura 71: Maniobra de Epley modificada.

- ***Maniobra de Kim:*** Consiste en una modificación de la prueba Dix-Hallpike propuesta por Kim et al. en el año 2005 para el tratamiento de VPPB del canal semicircular anterior.
1. Primero, la cabeza del paciente gira 45° hacia el lado sano.
2. Luego se baja al paciente a una posición supina con la cabeza colgando 30°, y permanece en esa posición durante dos minutos.
3. A continuación, la cabeza del paciente se eleva en posición supina mientras la cabeza permanece girada 45° durante un minuto.

4. Finalmente, el paciente regresa a una posición sentada y su barbilla se inclina 30° hacia abajo.

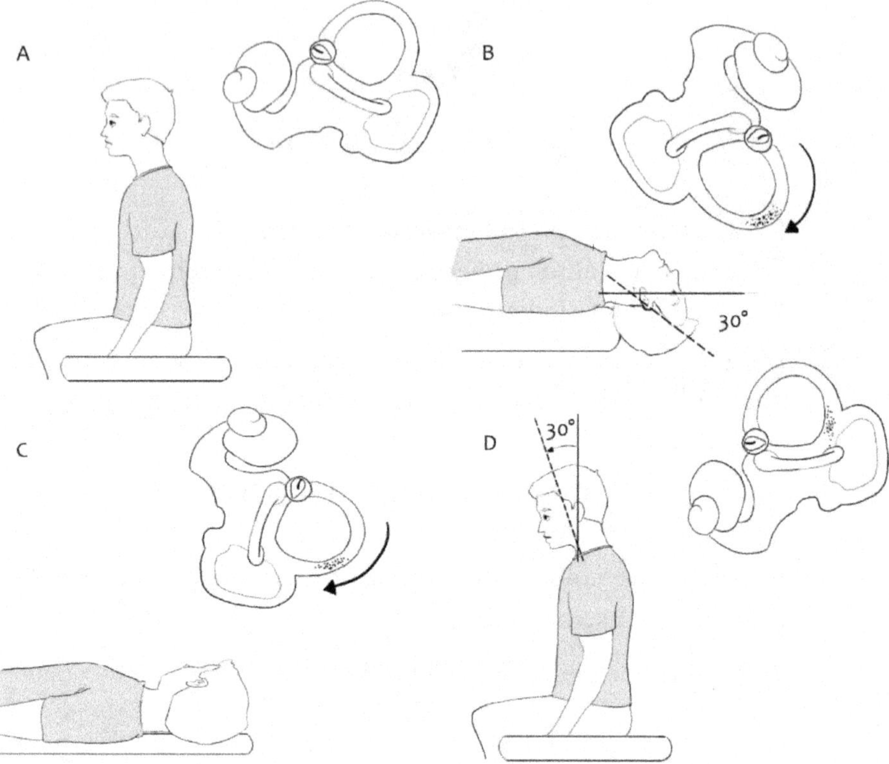

Figura 72: maniobra de Kim.

- ***Maniobra de Korres:*** nueva maniobra para el tratamiento del VPPB de canal semicircular anterior, propuesta por Korres et al. en el año 2010. Si la lesión estuviese del lado izquierdo:
- En decúbito supino con cabeza colgando y extensión máxima del cuello con torsión de la cabeza de 45° hacia el lado afectado, la otoconia se mueve ligeramente hacia la parte superior del canal.
- Al girar la cabeza del paciente 90° hacia el lado sano en posición de cabeza colgando, se espera que las otoconias se muevan hacia el utrículo.
- Cuando el paciente regresa rápidamente a la posición sentada, se espera que la acción sinérgica de la gravedad y la aceleración angular muevan la otoconia al utrículo.

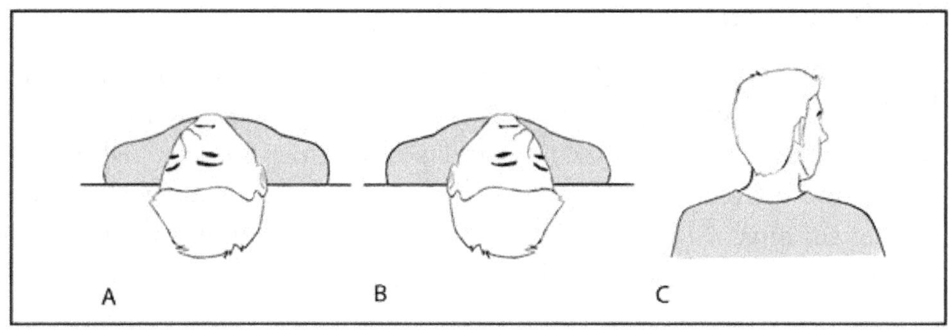

Figura 73: Manibora de Korres.

- ***Maniobra de Yacovino:*** tiene la ventaja de no requerir la identificación del lado afectado.

1. Se inicia con el paciente sentado en la camilla de exploración

2. El paciente adopta con rapidez la posición de decúbito supino con la cabeza colgando por fuera de la camilla.

3. Esperamos 30-60 segundos y flexionamos la cabeza hasta que la barbilla toque el pecho

4. Tras esperar otros 30-60 segundos, finalizamos con la posición que el paciente tenía en un inicio.

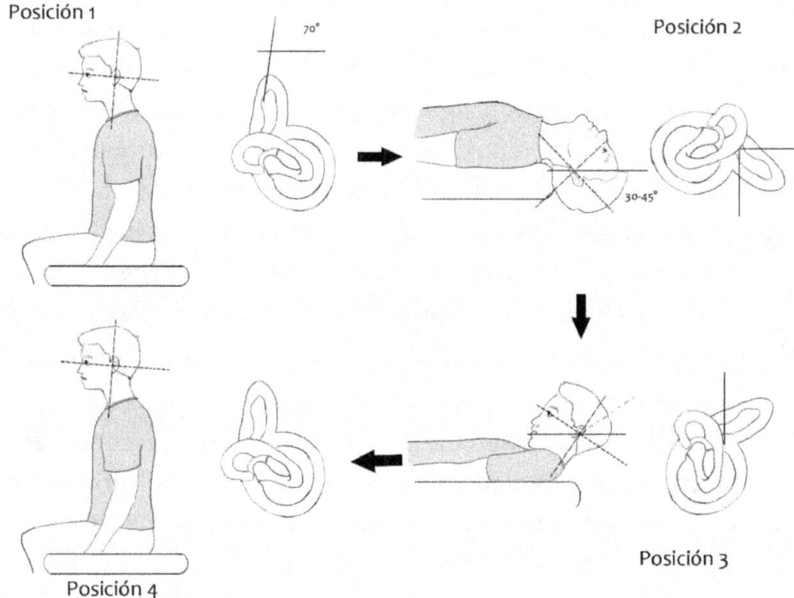

Figura 74: maniobra de Yacovino.

VPPB multicanal

Es una condición poco frecuente, generalmente causado por un traumatismo de cráneo. Se pautan sesiones entre uno y siete días. En cada sesión se trata un solo canal, empezando el plan terapéutico por el canal que causa mayor sintomatología. El tratamiento ha tenido éxito, cuando el paciente mejora los síntomas y las pruebas diagnósticas de Dix-Hallpike y test de rodillo supino, son negativas a los 2 meses.

Seguimiento

Para evaluar la respuesta al tratamiento se seguirán los lineamientos explicados en el capítulo 19. A modo de resumen, se comparan indicadores previos al inicio de la rehabilitación con los valores obtenidos en la finalización, para ello se aplican valores objetivos (maniobras semiológicas, pruebas complementarias) con herramientas subjetivas (ej.: cuestionarios de autorreporte). Se efectuará una maniobra de provocación, siendo necesaria una maniobra negativa (entendiéndose: ausencia de nistagmo) para considerar al paciente curado. En el caso de que la maniobra sea positiva en ausencia de sintomatología estamos ante un VPPB subclínico. Además es necesario diferenciar si la desaparición completa de los síntomas es real o se debe a la evitación consciente de ciertas posturas por parte del paciente.

En cuanto al tiempo que debe pasar desde que tratamos al paciente hasta la primera revisión, algunos autores recomiendan un plazo de 7-10 días y otros sugieren esperar un mes, esto dependerá de las características particulares del caso. Si la exploración sigue siendo positiva, se debe insistir en la realización de la maniobra de reposición correspondiente. Ante un VPPB que no se resuelve tras sucesivas maniobras hay que efectuar un estudio más profundo con prueba calórica, VEMPs o v-HIT. Si se mantiene o es de características atípicas, sobre todo si se sospecha un origen central, se debe pedir una prueba de imagen. Por otro lado, si se ha resuelto el VPPB se puede dar de alta, citándolo al mes o a los dos meses en el caso de recurrencia o si es anciano.

Aunque en la mayoría de los casos el VPPB tiene una resolución espontánea (entre 20-80%), un porcentaje de los pacientes presentan recurrencias. Las tasas de recurrencia oscilan entre el 7-23% durante el primer año y 50% al quinto año, no obstante está muy influenciado por las características del individuo (edad, causa del VPPB, sexo, comorbilidades sistémicas y neurotológicas, lateralidad). En consecuencia, el seguimiento de estos pacientes es una práctica crucial en el abordaje de esta patología. Los sujetos deben ser instruidos sobre la potencial recurrencia, cuales son los síntomas de alarma, y como se pueden revertir o mitigar.

Tratamiento quirúrgico

El VPPB es una enfermedad benigna, la cirugía está indicada en casos recurrentes e incapacitantes.

- Neurectomía singular o sección del nervio ampular posterior: aunque ha demostrado una alta eficacia, existe riesgo significativo de pérdida auditiva neurosensorial, esto ha hecho que en la actualidad sea reemplazado por la oclusión del canal semicircular posterior.
- Oclusión del canal semicircular posterior: La obstrucción de la luz del conducto semicircular previene el flujo de endolinfa, esto fija la cúpula y la hace insensible a las fuerzas de aceleración angular normales y, lo que es más importante, a la estimulación de partículas que flotan libremente dentro de la endolinfa o un depósito cupular fijo. Debido a que la oclusión también afecta la fisiología normal del oído interno, se espera que todos los pacientes tengan desequilibrio postoperatorio. No obstante, la mayoría de las personas se adaptan a esto después de unos pocos días o algunas semanas, siendo crucial la terapia de rehabilitación vestibular.

Capítulo 13

Enfermedad de Ménière

Méd. Agustín R. Miranda

Introducción

La identificación de esta entidad patológica comenzó con los estudios de Prosper Ménière, quien en 1861 describió la enfermedad de Ménière y los síntomas de vértigo episódico y zumbidos. Esto representó un avance en las ciencias de la salud, ya que se localizó la patología como una alteración periférica y no como un trastorno central de origen neuropsiquiátrico. Así, los pacientes afectados por esta enfermedad dejarán de ser tratados como enfermos mentales.

Posteriormente el conocimiento sobre la mecánica del flujo endolinfático en el oído interno fue profundizado por Guild en 1927. A través de sus investigaciones identificó el saco endolinfático y lo describió como el sitio de salida de la endolinfa. En 1943, Altmann y Fowler concluyeron que los problemas en la producción y absorción de la endolinfa pueden conducir a la enfermedad de Ménière. Lo cual fue ampliado por Kimura 1967, quien demostró mediante modelos animales que el bloqueo del saco endolinfático y el conducto causa la obstrucción del flujo endolinfático, lo que lleva hidrops (acumulación anormal de líquido) del oído interno.

Epidemiología

A pesar de todos los avances científicos, la enfermedad de Ménière sigue siendo una enfermedad difícil de diagnosticar, especialmente en las etapas iniciales cuando no todos sus síntomas pueden estar presentes. En consecuencia, los estudios epidemiológicos sobre la incidencia y prevalencia son variables. La mayoría de los estudios han sido desarrollados en países anglosajones. Se ha estimado una prevalencia en Reino Unido de 0,27%, según datos obtenidos en un estudio corte transversal de 500.000 participantes. Por otro lado, para Estados Unidos se informó una prevalencia estimada de 0,19%, estudio basado en 60 millones de registros. Se observa variabilidad de la prevalencia en otros países: Finlandia presenta una prevalencia de 43.2/100.00 habitantes, España 75/100.000 habitantes, Italia a 157/100.000 y Japón 38/100.000 habitantes.

Como puede observarse, los estudios son escasos, sobre todo en América Latina. En este sentido, el primer estudio que investigó la incidencia de la enfermedad de Ménière en Sudamérica fue llevado a cabo en Argentina, publicado en el año 2012. Se identificaron a todos los pacientes entre el 2000 y 2011 registrados en el plan de salud del Hospital Italiano de Buenos Aires. Los resultados revelaron una incidencia de Ménière de 3,5/100.000 personas/año. La incidencia específica por sexo fue en hombres de 3,6/100.000/año y en mujeres de 3,4/100.000/año.

Edad: Se ha estimado una edad media de inicio de síntomas entre los 40 y 50 años. El 10% inicia la enfermedad luego de los 65 años de edad, mientras que la prevalencia en población pediátrica es del 3%. La mayoría de los niños tienen más de 10 años al momento del diagnóstico, aunque se han reportado casos en menores de 4 años. Esto nos muestra un comportamiento particular, siendo la enfermedad de Ménière una patología que aumenta con la edad, con un pico en la edad media.

Localización: La prevalencia de enfermedad bilateral aumenta con la edad y la duración de la enfermedad. La frecuencia global de bilateralidad es del 24%, de los cuales el 11% muestra enfermedad bilateral en la presentación inicial y el 14% progresó de enfermedad unilateral a enfermedad bilateral. La evidencia indica que la localización unilateral progresa a bilateral en el 35% luego de 10 años, aumentando hasta el 47% cuando transcurren 20 años.

Sexo: Con frecuencia se ha informado una diferencia en cuanto al sexo, la mayoría de los estudios sugieren una leve preponderancia femenina de hasta 3 veces la de los hombres.

Predisposición genética: Si bien, la mayoría de los casos son esporádicos, entre el 5 y 15% de los pacientes tienen una predisposición genética para la enfermedad de Ménière, con un patrón de herencia autosómico dominante de penetrancia variable. En los casos de predisposición genética, hay una fuerte anticipación, lo que significa que se detecta una edad más temprana de inicio y síntomas más severos en cada generación sucesiva con la enfermedad.

Etiología multifactorial: además de la predisposición genética, hay una carga multifactorial que puede estar asociada a la enfermedad de Ménière. Se ha reportado una asociación con la migraña vestibular, alergia, autoinmunidad, lesiones isquémicas, infecciones virales, alteraciones neuroendocrinas, etc.

Fisiopatología

El correlato fisiopatológico de la enfermedad de Ménière es el hidrops endolinfático. Para comprender este efecto en donde hay una malabsorción de la endolinfa recurriremos a la analogía propuesta por Paparella: describe el saco endolinfático como un estanque, con el acueducto vestibular (el "río") que lo conecta al fluido endolinfático (el "lago"). Cuando hay una obstrucción cerca del saco, se crea una acumulación del fluido endolinfático que conduce a hidropesía.

La estría vascular es el sitio principal de producción de endolinfa, y es absorbida en el conducto y saco endolinfático por un mecanismo de transporte activo. Con la obstrucción del saco, se desencadena la producción de hormonas que aumentan la producción de endolinfa. Además, el saco endolinfático produce glicoproteínas osmóticamente activas que atraen endolinfa hacia él. Como resultado del sobreflujo endolinfático detrás de la obstrucción, la obstrucción se podría aliviar y la descarga repentina a través del saco provocaría vértigo.

Las lesiones características son la fibrosis, atrofia del saco y pérdida de la integridad epitelial, hipoplasia del acueducto vestibular y estrechamiento de la luz del conducto endolinfático. Se han descripto variaciones anatómicas del hueso temporal que son predisponentes a sufrir enfermedad de Ménière: cambios en la anatomía y el posicionamiento del acueducto vestibular, el conducto endolinfático y el saco, y el seno lateral (sigmoide), así como la neumatización (es decir, la presencia de espacios llenos de aire en el hueso) del peñasco.

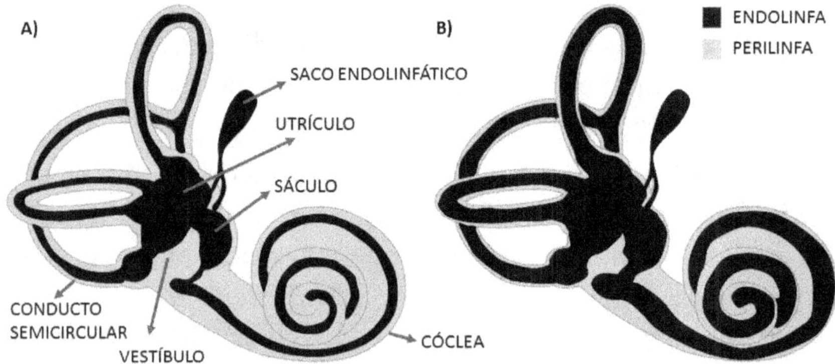

Figura 75: esquema del oído interno e hidrops endolinfático como mecanismo fisiopatológico para la enfermedad de Ménière. La hidropesía endolinfática se caracteriza por una acumulación de líquido que conduce a una expansión del espacio endolinfático.

Síntomas clínicos

La enfermedad de Ménière se caracteriza por episodios intermitentes de vértigo que duran de minutos a horas, con pérdida auditiva neurosensorial fluctuante, tinnitus y presión aural. Se puede clasificar como típica (con todos los síntomas cocleares y vestibulares) y atípica (con síntomas cocleares o síntomas vestibulares).

- **Hipoacusia:** Los estímulos sonoros producen la vibración de la membrana basilar en la cóclea. Las células ciliadas externas amplifican los estímulos y transmiten la vibración del fluido a las células ciliadas internas sensibles al sonido. La distribución tonotópica de la membrana basilar determina qué lugar de la membrana vibrará: ondas de baja frecuencia se localizan en el ápice coclear y las de alta frecuencia la base de la cóclea. La membrana basilar es más ancha y más blanda en el ápice que en la base. Como consecuencia, la distensión de las membranas por hidrops endolinfático comienza dentro del ápice, al igual que la pérdida auditiva. La hipoacusia comienza así con bajas frecuencias. El umbral de audición de tonos bajos y medios puede reflejar indirectamente la gravedad del hidrops endolinfático. El mecanismo sugerido para la pérdida de audición de tono bajo y la pérdida de audición fluctuante indica que hay una alteración en la transmisión del sonido en el oído interno como resultado del abombamiento de la membrana basilar.
- **Vértigo:** La excitabilidad anormal o el cese de la entrada sensorial del oído afectado como resultado de la hidropesía en el oído interno desencadena el vértigo, que puede ir acompañado de episodios de náusea y vómito. Estos dos síntomas están mediados por el núcleo fastigial en el cerebelo y el núcleo del tracto solitario en el tronco encefálico. Una vez iniciado, los ataques de vértigo persisten durante varias horas.
- Algunos pacientes pueden sufrir una ruptura de la membrana de Reissner o del laberinto membranoso, pero es una condición rara y de mayor severidad. En éstos, la fuga de endolinfa alta en potasio hacia la perilinfa puede despolarizar y activar las fibras nerviosas auditivas en descargas patológicas, generando crisis vertiginosas severas.
- No obstante, el principal mecanismo de vértigo en el síndrome de Ménière tiene que ver con los movimientos de líquido (endolinfa acumulada) dentro del espacio endolinfático.
- **Acúfenos:** son reconocidos como zumbidos o sensación de agua fluyendo. Son fluctuantes durante los primeros años de la enfermedad, y

aumentan de intensidad en las crisis vertiginosas o si el paciente aumenta su hipoacusia. Con los años, aumenta de intensidad, se torna continuo e incapacitante para el paciente, dificultando la comprensión verbal.

Tabla 7: Clasificación de los mecanismos fisiopatológicos del acúfeno según Zenner. Extraído de Herraiz, 2005.	
Clasificación	**Patología relacionada**
Acúfeno objetivo	Glomus, arteriosclerosis, bulbo procidente (mayor tamaño), alteraciones yugulares.
Acúfeno subjetivo	
A. Neurosensorial	
• Tipo I	Hipermotilidad, alteraciones en movimientos lentos, alteraciones eferentes, alteraciones en la regulación nerviosa, alteraciones iónicas en las células ciliadas externas.
• Tipo II	Alteraciones iónicas en las células ciliadas internas, alteraciones en estereocilios de las células ciliadas internas.
• Tipo III	Alteraciones en neurotransmisores e inervación eferente del complejo sináptico.
• Tipo IV	Alteraciones en estría vascular, circulación coclear, hidrops endolinfático.
B. Central	
• Primario	Tumores del sistema nervioso central, esclerosis múltiple, traumatismo de cráneo.
• Secundario	Tinnitus como "percepción fantasma".

- **Plenitud ótica:** sensación de taponamiento, ocupación y presión en el oído, que puede ser constante y aumentar de intensidad durante las crisis de vértigo.
- **Crisis otolíticas de Tumarkin:** entre un 5-72% de los pacientes con enfermedad de Ménière desarrollan a lo largo de su evolución crisis otolíticas de Tumarkin. Estas consisten en caídas bruscas al suelo sin pródromo previo, y sin pérdida de conciencia, de muy poca duración, que tienen lugar independientemente de los episodios más típicos del hidrops endolinfático. Los pacientes tienen la sensación de ser empujados por una fuerza externa hacia un lado, adelante o atrás, que les hace caer al suelo. A veces notan que el entorno se aleja de repente o se inclina, desplazándose ellos hacia el otro lado y cayéndose al suelo. Habitualmente se caen siempre en la misma dirección y pueden levantarse de inmediato y seguir con su actividad habitual. Los pacientes pueden resultar lesionados al caerse.

Criterios diagnósticos

Criterios propuestos en el año 2015 por el Comité de Clasificación de la Sociedad Barany, la Sociedad Japonesa para la Investigación de Equilibrio, la Academia Europea de Otología y Neurología, el Comité de Equilibrio de la Academia Estadounidense de Otorrinolaringología-Cirugía de Cabeza y Cuello y la Sociedad Coreana de Equilibrio:

Enfermedad de Ménière definida

A. Dos o más episodios de vértigo espontáneo (1,2), con una duración entre 20 min y 12 h (3).

B. Hipoacusia neurosensorial de frecuencias bajas y medias documentada con audiometría (4,5) en un oído, definiendo el oído afectado en al menos una ocasión antes, durante o después de uno de los episodios de vértigo (6,7).

C. Síntomas auditivos fluctuantes (hipoacusia, acúfenos o plenitud) en el oído afectado (8).

D. No existe otro diagnóstico vestibular que explique mejor los síntomas (9).

Notas:

1. Vértigo es la sensación de movimiento propia cuando no se produce movimiento o la sensación de movimiento alterada durante un movimiento normal de la cabeza 3. El mareo episódico y la inestabilidad no se consideran como criterios para definir la enfermedad de Ménière, aunque los pacientes pueden describir mareo e inestabilidad a largo plazo.

2. Aunque la mayoría de los pacientes describen crisis de vértigo espontáneo, algunos pacientes pueden identificar factores desencadenantes en la dieta, como el consumo excesivo de sodio o cafeína. Algunos enfermos pueden experimentar episodios de vértigo que dura segundos o minutos desencadenado por sonidos de alta intensidad y baja frecuencia (fenómeno de Tullio) y por cambios de presión. Estos episodios suelen ocurrir más tardíamente en la enfermedad, quizás como resultado de un hidrops avanzado que acerca el laberinto membranoso hacia la proximidad de la platina del estribo.

3. La duración de los episodios es definida por el tiempo que el paciente tiene que estar en reposo y no puede moverse. Esta duración puede ser inferior a 20 min o superior a 12 h, pero no es un hallazgo frecuente, y deben ser considerados otros trastornos vestibulares cuando la duración excede este rango 6. Cuando ocurren episodios más cortos, estos son habitualmente espontáneos. Los episodios breves desencadenados por los cambios de posición de la cabeza señalan otras causas como VPPB. La duración de un episodio

puede ser difícil de precisar, puesto que el paciente presenta síntomas residuales después de la crisis.

4. El oído afectado se determina por la hipoacusia definida en el criterio B. La hipoacusia neurosensorial de baja frecuencia se define como el incremento del umbral en al menos 30 dB HL en 2 frecuencias consecutivas por debajo de 2.000 Hz para los tonos puros en la vía ósea del oído afectado comparado con el contralateral. En los casos de hipoacusia neurosensorial de baja frecuencia, los umbrales absolutos para la vía ósea deben ser 35 dB HL o mayores en cada una de 2 frecuencias consecutivas inferiores a 2.000 Hz. Si existen múltiples audiogramas, la demostración de la recuperación de la hipoacusia neurosensorial de baja frecuencia en algún momento favorece el diagnóstico de enfermedad de Ménière. La hipoacusia neurosensorial bilateral sincrónica (simétrica o asimétrica) puede ocurrir en algunos pacientes, aunque este patrón audiométrico debería hacernos considerar la posibilidad de enfermedad autoinmune del oído interno; sin embargo, cuando la hipoacusia progresa lentamente a lo largo de los años, deberíamos considerarla independiente de los síntomas vestibulares y pensar en la migraña como una explicación alternativa para los episodios de vértigo o como una comorbilidad. La hipoacusia neurosensorial de baja frecuencia bilateral puede ser observada en estadios iniciales de la hipoacusia neurosensorial no sindrómica progresiva (DFNA6/14) causada por la mutación del gen WFS1, pero no se han descrito crisis de vértigo asociadas con mutaciones en este gen. La hipoacusia neurosensorial en la enfermedad de Ménière puede afectar también las frecuencias medias y altas, causando una hipoacusia neurosensorial pantonal.

5. Inicio no simultáneo de la hipoacusia y el vértigo. La hipoacusia neurosensorial puede preceder al inicio del vértigo en meses o años. Esta variante clínica se ha denominado «hidrops diferido», pero el término preferido debería ser enfermedad de Ménière diferida, puesto que el hidrops endolinfático es un hallazgo histopatológico. El vértigo recurrente puede ocurrir antes del inicio de la hipoacusia en varias semanas o meses, pero el acúfeno o la plenitud ótica se asocian habitualmente con el primer episodio de vértigo.

6. El paciente describe a veces una asociación temporal entre la hipoacusia y el vértigo, generalmente en el mismo día de la crisis. La hipoacusia fluctúa de forma espontánea en los primeros años de la enfermedad de forma típica. Después de varias crisis, la hipoacusia puede progresar y llegar a ser permanente, con lo que los episodios de vértigo no se asociarían con síntomas auditivos.

7. Además de las crisis de vértigo, pueden ocurrir crisis de pérdida brusca de los reflejos vestíbulo-espinales que originan caídas o, menos frecuentemente, lateropulsión. Estas crisis duran unos segundos o, más raramente, minutos y se denominan drop attacks vestibulares, crisis otolíticas o crisis otolíticas de Tumarkin.

8. En los primeros años, es frecuente que el episodio de vértigo se asocie con un aumento de la intensidad del acúfeno o presión ótica en el oído afectado. El acúfeno puede ser persistente una vez que la hipoacusia se ha hecho permanente.

9. El diagnóstico diferencial debería incluir el ataque isquémico transitorio, la migraña vestibular, la paroxismia vestibular, la vestibulopatía recurrente unilateral y otros trastornos vestibulares. La resonancia magnética podría ser necesaria para excluir un schwannoma vestibular o un tumor del saco endolinfático. La migraña, el vértigo posicional paroxístico benigno y algunas enfermedades sistémicas son consideradas comorbilidades y no explican per se el diagnóstico de enfermedad de Ménière.

Enfermedad de Ménière probable

A. Dos o más episodios de vértigo o mareo, con una duración entre 20 min y 24 h cada uno.

B. Síntomas auditivos fluctuantes (hipoacusia, acúfenos o plenitud ótica) en el oído afectado (1).

C. No existe otro diagnóstico vestibular que explique mejor los síntomas (2).

Notas 1. Los síntomas fluctuantes deben ser observados durante el episodio de vértigo. Generalmente se aprecia una hipoacusia neurosensorial, aunque durante los primeros años de la enfermedad puede encontrarse también una hipoacusia de transmisión o mixta. En los primeros años es habitual que se asocie con el episodio de vértigo un aumento de la intensidad del acúfeno o la plenitud ótica en el oído afectado.

2. El diagnóstico diferencial debería incluir accidente isquémico transitorio, migraña vestibular y otros trastornos vestibulares. La resonancia magnética podría ser necesaria para excluir un schwannoma vestibular o un tumor del saco endolinfático. La migraña, el vértigo posicional paroxístico benigno y algunas enfermedades sistémicas son consideradas comorbilidades y no explican per se el diagnóstico de enfermedad de Ménière.

Diagnóstico diferencial:

* Hipoacusia neurosensorial autosómica dominante tipo 9 (DFNA9) causada por el gen COCH.
* Enfermedad autoinmune del oído interno.
* Enfermedad cerebrovascular (ictus isquémico o hemorrágico/AIT en el sistema vértebro-basilar).
* Síndrome de Cogan.
* Tumor de saco endolinfático.
* Meningiomas y otras masas del ángulo pontocerebeloso.
* Neuroborreliosis.
* Otosífilis.
* Síndrome de Susac.
* Síndromes de tercera ventana (fístula perilinfática, dehiscencia de canal, acueducto vestibular dilatado).
* Migraña vestibular.
* Paroxismia vestibular (síndrome de compresión neurovascular).
* Schwannoma vestibular.
* Síndrome de Vogt-Koyanagi-Harada.

Examen de la cóclea: Revela hipoacusia aguda de tono bajo. Los resultados típicos de la prueba son la pérdida de audición fluctuante a través de la audiometría de tonos puros. Además, la electrococleografía muestra amplitudes del potencial de sumación aumentadas. Esto se explica porque el aumento del volumen endolinfático crea una alteración en la capacidad vibratoria del órgano de Corti, ante la cual el potencial de sumación es sensible. Estos hallazgos sugieren que la fisiopatología de la hipoacusia aguda de tono bajo es atribuible a la hidrops endolinfático coclear, especialmente en el vértice de la membrana basilar.

Examen del sáculo: Para estudiar el sáculo se analizan las ondas p13 y n23 del c-VEMP, calculando la relación de asimetría (diferencia en la amplitud de las ondas p13-n23 en cada oído dividida por la suma de la amplitud de las ondas p13-n23 en ambos oídos). Si la relación de asimetría es >0,33 uno de los oídos está alterado. Los c-VEMP aumentados a veces se observan en la etapa inicial de la enfermedad de Ménière, lo que sugiere la dilatación de la hidropesía sacular que presiona contra la base del estribo.

Examen del utrículo: Se puede usar el o-VEMP, obteniendo aumentos de los potenciales (una relación de asimetría de> 0,40) como resultado del aumento compensatorio de la hidropesía utricular a medida que incrementa la presión endolinfa en el utrículo, lo que podría indicar un estado transitorio y reversible más cercano al ataque de vértigo.

Examen de los canales semicirculares: Para examinar el funcionamiento de los canales semicirculares, se puede usar una prueba calórica, VOR rotacional o prueba de impulso cefálico videoasistida (v-HIT). La prueba calórica detecta un VOR horizontal deficiente (es decir, un déficit del canal semicircular horizontal) en pacientes con enfermedad de Ménière más a menudo que la v-HIT, lo cual refleja una mayor sensibilidad de las pruebas calóricas. En hallazgo más frecuente (73,5 % de los pacientes con enfermedad de Ménière) es la paresia unilateral del canal en el lado afectado. En el 6-11% se puede encontrar ausencia completa de respuesta calórica vestibular con irrigación con agua helada (arreflexia). Se puede encontrar preponderancia direccional, pero no es localizador. No obstante, la prueba calórica puede ser normal en el 16-30% de los casos.

Abordaje terapéutico

El tratamiento de los síntomas de Ménière se basa en el control y la reversión del hidrops endolinfático mediante el uso de medicamentos, cambios en los hábitos de vida y otros. Los tratamientos conservadores tienen como objetivo normalizar la homeostasis del laberinto membranoso y controlar la evolución de la enfermedad y sus síntomas, y así proporcionar alivio durante los ataques agudos de vértigo, prevenir los ataques recurrentes y eliminar el daño progresivo a la función auditiva y vestibular en el/los oído/s afectado/s. Cuando el control de los síntomas no puede lograrse mediante tratamientos conservadores, se puede considerar el uso de tratamientos invasivos.

En el tratamiento de las crisis vertiginosas agudas se utilizan drogas que reducen la asimetría en el input neuronal al tallo cerebral. Un ejemplo, son los fármacos utilizados para el tratamiento de la cinetosis. Los antihistamínicos de acción central con efectos anticolinérgicos tienen el doble efecto de suprimir el sistema vestibular a la vez que actúan como antieméticos (por ejemplo: el dimenhidrinato). Por otro lado, están las benzodiazepinas (por ejemplo: diazepam, lorazepam y clonazepam) con efecto agonista del ácido γaminobutírico (GABA), principal neurotransmisor inhibitorio central. Es decir, estos agonistas GABA disminuyen el disparo neuronal.

Además, uno de los objetivos terapéuticos es mejorar la regulación de líquidos en el oído interno con el uso de drogas diuréticas (por ejemplo hidroclorotiazida y acetazolamida), reforzado con restricción dietética de sodio.

Manejo de factores de riesgo

Se debe realizar una rigurosa búsqueda para identificar factores de riesgo y tratarlos, como por ejemplo migraña, apnea de sueño, enfermedades autoinmunes, coagulopatías y vasculopatías. En personas menores de cincuenta años, la migraña es el cofactor más comúnmente asociado a la enfermedad de Ménière, mientras que en los que superan esa franja etaria hay un correlato con las enfermedades vasculares, hipertensión, niveles elevados de colesterol, antecedentes de infarto de miocardio y de accidentes cerebrovasculares. Además se debe fomentar el cese de tabaquismo y el tratamiento de la apnea de sueño.

Procedimientos mínimamente invasivos

Estos procedimientos consisten en inyectar en el oído medio por vía intratimpánica sustancias, las cuales penetran al oído interno por las ventanas redonda y oval. Estos fármacos actúan para reducir el número de episodios de vértigo, pero no los suprime por completo. El efecto es temporal, del orden de semanas a meses, por lo tanto, se requieren tratamientos repetidos cuando se repiten los ataques. Ejemplos de las drogas utilizadas son los esteroides y la lidocaína.

Tratamiento quirúrgico

Consiste en la descompresión del saco endolinfático mediante eliminación de secciones del peñasco para que el saco endolinfático se pueda expandir, generalmente se coloca una derivación para drenar la endolinfa.

Ablación

La ablación vestibular es el tratamiento más eficaz para el control del vértigo (tasa de respuesta 80-90%) y consiste en la destrucción de las células ciliadas, el laberinto o el nervio vestibular. Estos procedimientos ablativos buscan eliminar estas estructuras para evitar que el oído ya no sea sensible al movimiento y que no pueda desencadenar vértigo. No obstante, no detienen la progresión de la hipoacusia o las crisis de tinnitus.

La técnica más utilizada y que cuenta con mayor evidencia es la inyección intratimpánica de gentamicina. Este fármaco induce la producción de oxidantes y desencadena la muerte celular de las células ciliadas. La conservación del utrículo puede provocar mareos y vértigo residuales.

En el caso de que la inyección intratimpánica de gentamicina no sea exitoso, existen procedimientos ablativos más invasivos, como por ejemplo la neurectomía vestibular (seccionamiento del nervio vestibular) o la laberintectomía (destrucción completa de los órganos vestibulares). Esta última, es la de mayor impacto y agresividad, ya que conduce a sordera, por lo tanto debe ser una opción solamente para casos de enfermedad de Ménière con hipoacusia profunda, siendo necesaria la implantación coclear.

Rehabilitación vestibular

La rehabilitación vestibular en los pacientes con enfermedad de Ménière resulta una práctica clínica con gran impacto ya que la patología se acompaña con una disminución en la funcionalidad vestibular del lado afectado. Esta alteración puede generar trastornos en el equilibrio si el cerebro no se adapta adecuadamente a la asimetría vestibular, algo que ocurre comúnmente en las etapas iniciales de la historia natural de la enfermedad de Ménière. En consecuencia, la terapia vestibular es útil para ayudar con la compensación central de la pérdida progresiva unilateral.

La terapia rehabilitadora estará diseñada con rutinas de ejercicios domiciliarios destinados a mejorar la mirada y la estabilidad postural, y así reducir el riesgo de caídas. Los ejercicios de estabilidad de la mirada consisten en desafiar al cerebro a mantener los ojos quietos en el espacio durante la rotación de la cabeza, cuando el reflejo vestibuloocular es deficiente al hacerlo, mientras que los ejercicios posturales desafían el equilibrio al alterar las aferentes visoceptivas y propioceptivas.

Existe evidencia científica sólida que la rehabilitación vestibular es un medio eficaz para mejorar el equilibrio, la marcha y reducir el riesgo de caídas. Más aún, la combinación de las técnicas de rehabilitación clásica y los métodos de realidad virtual reduce la percepción de discapacidad debido a los mareos y mejora la estabilidad postural en pacientes con enfermedad de Ménière.

Con respecto a la duración del tratamiento rehabilitador, éste dependerá del grado de hipofunción vestibular. Los programas de ejercicios domiciliarios con visitas al consultorio semanales o bisemanales suelen durar entre cuatro a ocho semanas.

Rehabilitación vestibular pre/post inyección con gentamicina

Como se explicó previamente, el propósito de los procedimientos ablativos por inyección intratimpánica de gentamicina es controlar el vértigo destruyendo parcial o completamente el laberinto vestibular, mientras se preserva la audición. Como resultado, este procedimiento conducirá desde una lesión inestable y fluctuante hacia una lesión estable que responderá a técnicas de rehabilitación vestibular. Luego de la inyección se produce inestabilidad y disminución del control postural, situación que es subestimada por algunos profesionales médicos, y por lo tanto conducen a un retraso de la derivación a rehabilitación vestibular, creyendo que los déficits desaparecerán con el tiempo. Si bien, es cierto que luego de un tiempo se generan mecanismos adaptativos-compensatorios, la instalación de terapia tempranamente puede provocar que los pacientes experimenten déficits funcionales de menor severidad y una recuperación más rápida con niveles de actividad funcional completa.

Generalmente solo se necesitan pocas sesiones de tratamiento acompañadas de un programa de ejercicios domiciliarios. Más aún, el médico puede identificar pacientes con mayor riesgo de sufrir dificultades relacionadas a la pérdida de la función vestibular después de la ablación, y así indicarle rehabilitación vestibular con profesionales fonoaudiólogos o especialistas en rehabilitación vestibular antes del inicio del tratamiento con gentamicina. Esto iniciará el proceso de compensación y educación completa antes de que el paciente pierda la función.

Rehabilitación vestibular pre y/o post procedimientos quirúrgicos ablativos

Dentro de los procedimientos ablativos, los de mayor complejidad son la laberintectomía y la sección del nervio vestibular. Estos tratamientos quirúrgicos son necesarios en determinados pacientes, y deben seleccionarse minuciosamente los pacientes candidatos porque conducen como secuela, a una pérdida aguda unilateral de la función vestibular. En consecuencia, la rehabilitación vestibular cumple un rol esencial para ayudar a los pacientes a mitigar y disminuir los síntomas vestibulares.

Se recomienda iniciar la consulta con los profesionales en rehabilitación vestibular con anterioridad a la cirugía, así se instruye al paciente sobre los ejercicios de adaptación que se iniciarán posteriormente al acto quirúrgico. Cuando los pacientes están familiarizados con los ejercicios, es mucho más fácil para ellos comenzar a realizarlos después de la cirugía, en lugar de intentar aprender nuevos ejercicios cuando recién se están recuperando de la cirugía.

Antes del alta hospitalaria, luego de la cirugía, se recomienda la interconsulta con un rehabilitador vestibular, quién brindará las pautas y recomendaciones, y diseñará un programa de caminatas y ejercicios de adaptación vestibular. Además se pautaran las futuras visitas ambulatorias para las sesiones en consultorio. Una atención integral y multidisciplinaria del paciente asegurará y facilitará la compensación y la recuperación de la función vestibular sin síntomas de una manera más oportuna. Los síntomas postablación quirúrgica pueden resultar en limitaciones funcionales importantes, perjudiciales para el funcionamiento normal, por lo tanto el impacto de la rehabilitación vestibular puede resultar una intervención significativa en la calidad de vida del paciente. Por ejemplo, poder volver a trabajar a un nivel completamente funcional o poder completar todas las tareas del hogar sin evocar síntomas puede hacer una diferencia significativa en la vida de un paciente. Una vez más, el programa de terapia a menudo requiere sólo unas pocas sesiones de tratamiento con un programa principalmente en el hogar.

En conclusión, los efectos de la enfermedad de Ménière sobre la calidad de vida y la funcionalidad de una persona pueden ser bastante graves. La rehabilitación vestibular ofrece una opción de tratamiento no invasivo para abordar y mejorar muchas deficiencias que enfrentan las personas con esta patología, en diversas etapas de la enfermedad. El profesional que implementa la terapia rehabilitadora puede abordar con éxito las quejas funcionales, evitando o retrasando la necesidad de procedimientos permanentes y más invasivos, mediante el diseño de programas de ejercicio individualizados adecuados a las necesidades individuales para promover la seguridad y la independencia funcional.

Capítulo 14:

Migraña vestibular

Méd. Agustín R. Miranda

Introducción

La migraña es un síndrome crónico que produce ataques episódicos caracterizados por dolor, síntomas asociados y, a menudo, discapacidad temporal. Dentro del espectro de síntomas asociados se encuentran mareos y vértigo, situación que se ha descripto como migraña vestibular. El abordaje terapéutico de los pacientes con migraña vestibular es de gran complejidad, ya que se superponen con otros diagnósticos clínicos como la enfermedad de Ménière o el vértigo posicional paroxístico benigno, sumada la baja comprensión de la fisiopatología y la falta de un marcador biológico.

Epidemiología

La migraña y los mareos son comunes en la población general. Estudios recientes basados en la población sugieren que la prevalencia de la migraña es del 4% al 6% en hombres y del 11,2% al 17,2% en mujeres, con una prevalencia de alrededor del 20% en mujeres de 30 a 49 años. Estudios otoneurológicos informan que hasta 3% o 4% de la población general tiene migraña y síntomas vestibulares. Es decir, el vértigo es muy común entre los que padecen migrañas y la migraña es más común entre los pacientes con vértigo.

El vértigo relacionado con la migraña puede desarrollarse a cualquier edad, con un pico de la tercera a la quinta década de vida. Con respecto al sexo, hay una predominancia en mujeres, representando entre 60% y el 85% de los pacientes.

Al analizar la historia natural de la enfermedad, se puede identificar que los dolores de cabeza comienzan años antes del vértigo (a menudo en la adolescencia). Previo al inicio de los síntomas vertiginosos, algunos pacientes informan que han tenido un período libre de episodios de migraña que puede durar años. No es raro que la migraña sea reemplazada por vértigo en torno a la menopausia. Asimismo, el vértigo también puede ser el síntoma inicial.

Clínica otoneurológica de la migraña

Vértigo

Generalmente, los pacientes refieren episodios de vértigo rotacional espontáneo o la sensación de movimiento propio o del entorno. Además, pueden informar síntomas asociados como aturdimiento, mareos, náuseas o sensación de "caminar sobre nubes". En general, los pacientes se quejan de algún desequilibrio postural, pero la mayoría puede caminar sin ayuda, tratando de evitar ciertos movimientos y posiciones que gatillan el vértigo.

Existe una variabilidad importante con respecto a la duración y frecuencia de los episodios. El vértigo puede durar de segundos a semanas, pero por lo general dura de minutos a horas, y la intolerancia al movimiento y la inestabilidad persisten durante días. Durante los periodos intercrisis, la mayoría de los sujetos informan estar libres de síntomas vestibulares, aunque algunos pueden desarrollar una sensación constante de intolerancia al movimiento o vértigo visual con episodios intermitentes de vértigo rotatorio. La frecuencia de los episodios oscila entre días a años de diferencia. Algunas mujeres pueden tener episodios de migraña vestibular antes de cada período menstrual.

Asociación con cefalea

La disociación temporal de los episodios de vértigo y migraña representa uno de los mayores desafíos al momento de diagnosticar esta patología. Entre el 50 y 90% de los pacientes informan padecer al menos un episodio de dolor de cabeza en situación de ataque de vértigo. La ubicación y la gravedad del dolor de cabeza son variables. El vértigo ocurre más comúnmente durante el dolor de cabeza, pero puede ocurrir durante el intervalo sin dolor o inmediatamente antes. La mitad de los pacientes informan no haber tenido dolor de cabeza durante los episodios de vértigo, mientras que un 50% refiere que los episodios de migraña vestibular son sus únicos síntomas. Muy pocos informan una relación temporal constantemente recurrente entre el vértigo y la cefalea.

Síntomas auditivos

Los síntomas auditivos son comunes y de baja severidad:

- Fonofobia: es la más común y ocurre hasta en el 81% de los pacientes con migraña Los pacientes con migraña vestibular presentan umbrales significativamente reducidos para la incomodidad auditiva.
- Tinnitus: está presente en el 15 a 60% de los pacientes migrañosos, pero generalmente se ve ensombrecido por otras quejas.
- Plenitud auditiva: puede ocurrir en 43% a 56% de las personas, pudiendo ser unilateral o bilateral.
- Hipoacusia: es menos frecuente, leve y no progresiva. La pérdida de la audición puede ser fluctuante, lo cual supone un reto para diferenciarla de la enfermedad de Ménière. Distinguir entre los dos puede ser difícil, ya que sus características clínicas pueden superponerse. Es pertinente aclarar, que existe mayor prevalencia de migraña entre los pacientes con enfermedad de Ménière.
- La migraña ocasionalmente puede causar una hipoacusia neurosensorial profunda unilateral súbita en todas las frecuencias. La causa sería el vasoespasmo relacionado con la migraña, lo cual induce infarto coclear.
- Crisis otolíticas de Tumarkin: La migraña también se ha asociado con las caídas atribuidas a las crisis otolíticas en algunos pacientes con enfermedad de Ménière.

Otros síntomas

Al igual que otras formas de migraña, la migraña vestibular se acompaña de otros síntomas como fotofobia (intolerancia anormal a la luz por la molestia o dolor que produce), osmofobia (intolerancia a los olores) y auras visuales o somatosensoriales. Estos síntomas deben ser indagados e investigados en profundidad porque pueden ser la única conexión aparente entre el vértigo y la migraña.

Asociación con otras patologías otoneurológicas

Cinetosis

La cinetosis puede verse en el 30-50% de los pacientes con cualquier tipo de migraña, incluso hasta el 45% de los niños con migraña tienen cinetosis, en contraste con una prevalencia del 5% al 7% en otros niños. Al examen clínico se puede realizar una prueba de estimulación optocinética para inducir la cinetosis, los pacientes migrañosos tienen mayor severidad con respecto a náuseas, cefalea y fotofobia. Esto demuestra que los pacientes con migraña vestibular tienen mayor sensibilidad al mareo por movimiento inducido visualmente, por tal motivo se debe indagar sobre la imposibilidad de ver películas en pantalla panorámica (cine).

Vértigo posicional

Existe una asociación entre la migraña y el vértigo posicional, siendo la presencia de migraña en los pacientes tres veces más frecuentes que en la población general. Además, la migraña vestibular puede presentarse como vértigo posicional episódico que puede simular VPPB. Las características que apoyan el diagnóstico de migraña vestibular son:

- Síntomas migrañosos sutiles.
- Períodos sintomáticos que duran de horas a días en lugar de las típicas semanas a meses de VPPB.
- Recurrencias frecuentes.
- Edad temprana de inicio.
- Nistagmo posicional atípico cuando se examina durante los síntomas.

Examen clínico

En general, el examen otoneurológico es normal entre los ataques. Estudios científicos observaron un porcentaje sorprendentemente alto (65%) de signos motores oculares centrales entre los ataques: seguimiento vertical (48%) y horizontal (22%) alterado, nistagmo evocado por la mirada (27%), nistagmo posicional moderado (11%) o nistagmo espontáneo (11%). Las pruebas calóricas pueden mostrar una respuesta vestibular reducida unilateralmente en 8 a 60% de los pacientes y bilateralmente en 4 a 12%. Una preponderancia direccional a la rotación también es un hallazgo común.

El examen durante los ataques agudos de migraña vestibular revela: desequilibrio y aumento en el balanceo postural en Romberg, nistagmo patológico espontáneo o posicional, anomalías de búsqueda leves o nistagmo evocado por la mirada durante y entre los episodios.

Diagnóstico

Para el diagnóstico es necesario realizar una exhaustiva anamnesis y examen físico, ya que no hay síntomas patognómicos ni marcadores moleculares, sumado al solapamiento con otras enfermedades explicadas previamente. Se debe realizar la maniobra de Dix-Hallpike para descartar vértigo posicional paroxístico benigno. Además, es necesario identificar síntomas auditivos que sugieran enfermedad de Ménière o schwannoma vestibular, o síntomas neurológicos que sugieran ataques isquémicos transitorios o enfermedad desmielinizante. Si el paciente refiere traumatismo previo o infección respiratoria alta, se puede pensar en fístula perilinfática o colesteatoma.

Asimismo, hay que descartar trastorno de pánico o depresión. Un solo episodio prolongado y aislado de vértigo con desequilibrio residual y signos de disfunción vestibular unilateral sugiere neuritis vestibular. El vértigo inducido por el ruido o Valsalva sugiere un síndrome de dehiscencia del canal superior.

Tabla 8: Criterios diagnósticos de Migraña Vestibular	
Migraña vestibular definida	**Migraña vestibular probable**
Deben cumplir todos los siguientes ítems: 1. Al menos 5 episodios de síntomas vestibulares (1) de intensidad moderada a severa (2) que duren entre 5 min y 72 hs.	Deben cumplirse con los ítems 1 y 4 + uno de los criterios 2 o 3:
2. Migraña o historia de migraña con o sin aura según la ICHD.	1. Al menos 5 episodios de síntomas vestibulares (1) de intensidad moderada a severa (2) que duren entre 5 min y 72 hs.
3. Una o más manifestaciones de migraña en al menos el 50% de los episodios vestibulares.	2. Migraña o historia de migraña con o sin aura según la ICHD.
3.1. Cefalea con al menos 2 de las siguientes características: hemicránea, pulsátil, intensidad moderada a severa, agravamiento por la actividad física habitual.	3. Una o más manifestaciones de migraña en al menos el 50% de los episodios vestibulares.
3.2. Foto y fonofobia	3.1. Cefalea con al menos 2 de las siguientes características: hemicránea, pulsátil, intensidad moderada a severa, agravamiento por la actividad física habitual.
3.3. Aura visual	3.2. Foto y fonofobia
4. No es explicado por otro trastorno vestibular.	3.3. Aura visual
(1). Síntomas vestibulares: vértigo espontáneo, posicional o visual, mareo inducido por el movimiento cefálico con náuseas. (2) Vértigo moderado: limita las actividades cotidianas pero no las prohíbe. Vértigo severo: El paciente no puede realizar las actividades cotidianas.	4. No es explicado por otro trastorno vestibular.
	(1). Síntomas vestibulares: vértigo espontáneo, posicional o visual, mareo inducido por el movimiento cefálico con náuseas.
	(2) Vértigo moderado: limita las actividades cotidianas pero no las prohíbe. Vértigo severo: El paciente no puede realizar las actividades cotidianas.

El profesional debe preguntar acerca de cefaleas, sus características, la presencia de síntomas transitorios de aura visual o aura somatosensorial, cinetosis y/o vómitos cíclicos, al igual que el antecedente de sonambulismo infantil. También debe determinar si los episodios de vértigo ocurren alrededor de la menstruación o en relación con desencadenantes de migraña, al igual que indagar sobre antecedentes heredofamiliares.

Tabla 9: Diagnóstico diferencial	
Central	**Periférico**
• Accidente isquémico transitorio. • Insuficiencia de la arteria vestibulo-basilar. • Esclerosis múltiple. • Trastornos neurodegenerativos. • Síndrome atáxico familiar.	• Enfermedad de Ménière. • Neuritis vestibular. • Vértigo posicional paroxístico benigno. • Fístula perilinfática.

Recomendaciones

Se ha comprobado que la cafeína y el etanol actúan estimulando las células de Purkinje del cerebelo lo cual desencadena la migraña. Por lo tanto, se recomienda la reducción de consumo de etanol y cafeína, esto incluye mate, café, té, chocolate, refrescos de cola y bebidas energéticas. Además, se fomenta una hidratación adecuada, evitar el ayuno, e identificar posibles alimentos desencadenantes comunes de la migraña: queso, yogur, alimentos salados, carne, pescado ahumado, vino tinto, cerveza, sustitutos de azúcar (aspartamo), glutamato monosódico, entre otros.

Una herramienta útil tanto el paciente como el profesional es el diario de migraña, en donde el paciente registre factores desencadenantes (ejemplo: alimentos, menstruación, y estrés). Además de la alimentación, se recomienda regular el sueño, reducción o manejo de estrés, y ejercicio aeróbico.

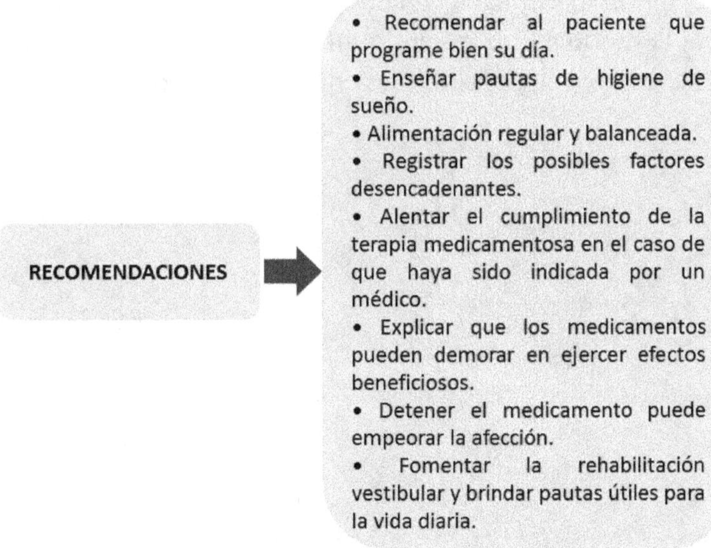

Fisiopatología

La migraña vestibular puede ser causada por una mayor excitabilidad que se produce durante el procesamiento de la información sensorial, que se debe a una susceptibilidad genética. La excitación aumentada induce interacciones de vías vestibulares y de dolor en varios niveles, desde el oído interno hasta el nivel tálamo y cortical. Esto es confirmado por la identificación de inervación trigeminal de los vasos laberínticos y la localización de neuropéptidos vasoactivos en los terminales aferentes perivasculares de estas fibras trigeminales, apoyando la participación del sistema trigémino-vascular.

La inflamación neurogénica desencadenada por la activación del reflejo trigeminal-vestibulococlear, con la posterior extravasación de proteínas plasmáticas del oído interno y la liberación de mediadores inflamatorios, puede contribuir a una activación sostenida y a sensibilización de las neuronas aferentes primarias del trigémino que explican los síntomas de la migraña vestibular. Las conexiones recíprocas entre los núcleos vestibulares del tallo cerebral y las estructuras que modulan las entradas nociceptivas del trigémino (médula rostral ventromedial, sustancia gris periaqueductal ventrolateral, locus coeruleus y núcleo rafe magnus) son fundamentales para comprender la fisiopatología de la migraña vestibular.

En el caso de la migraña asociada a la enfermedad de Ménière hay una superposición de los mecanismos fisiopatogénicos. En este sentido, un canal iónico defectuoso con expresión predominante en el cerebro y el oído interno podría conducir a una acumulación local de potasio extracelular, causando tanto la depresión diseminada en la migraña como un desequilibrio osmótico paroxístico, llevando a hidrops endolinfático y aumento de potasio perilinfático con efectos tóxicos en las células ciliadas del oído interno.

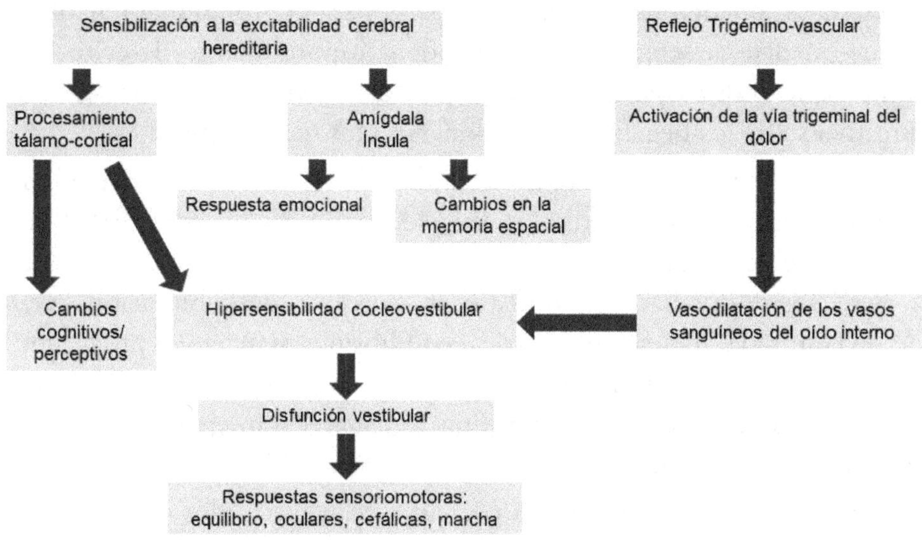

Figura 76: fisiopatología de la migraña vestibular.

Rehabilitación vestibular

Varios estudios científicos sugieren la efectividad de la rehabilitación vestibular como tratamiento para pacientes con migraña vestibular, ya ha mostrado mejorar la sensibilidad al movimiento, la integración visual, la confianza con su equilibrio y la inestabilidad postural. Por ejemplo, en su investigación retrospectiva, Whitney et al. encontraron que los pacientes luego de la rehabilitación indican significativamente mejores puntajes en el Cuestionario de Discapacidad por Vértigo (DHI- Dizziness Handicap Inventory), la Escala de Confianza en el Equilibrio cuando se realizan Actividades Específicas y el Índice de Marcha Dinámica, además de informar menores episodios de caídas y mareos. Resultados similares fueron hallados por Gottshall et al., quien investigó los efectos de un programa personalizado de rehabilitación vestibular utilizado junto con el tratamiento preventivo. En este estudio se encontraron también mejoras en la puntuación de la prueba de organización sensorial en la posturografía dinámica computarizada.

La duración de la terapia varía según las características del paciente. Algunos autores han demostrado la eficacia de un programa de rehabilitación vestibular de nueve semanas. Por lo tanto, se recomienda el diseño de programas de rehabilitación vestibular personalizado.

La intolerancia al movimiento, al ejercicio, los altos niveles de ansiedad y síntomas de sensibilidad sensorial (hipervigilancia y aumento de los niveles atencionales) pueden representar un desafío para el profesional rehabilitador porque pueden caracterizar un patrón de comportamiento de evitación. Se requiere que estos pacientes consulten para apoyo emocional y asesoramiento educativo sobre los beneficios de exponerse a los movimientos.

El siguiente programa es un ejemplo de un programa de rehabilitación vestibular para migraña vestibular diseñado por Vitkovic et al. En el primer encuentro, el terapeuta evalúa al paciente y diseña un programa personalizado de ejercicios domiciliarios. Consistió en ejercicios de habituación, estabilidad de la mirada, inclinación estática, equilibrio y marcha. La progresión del paciente fue evaluada posteriormente en las semanas 2 y 5, y se decide si se progresará (modificaciones en la rutina) o se agregarán ejercicios adicionales dependiendo de las mejoras o dificultades del individuo.

Es muy importante que los pacientes sean instruidos en la realización de los ejercicios y, se les proporcionará una hoja de instrucciones de ejercicios pictóricos para uso doméstico. Estos programas de aproximadamente 15 minutos de duración consistieron en 4-6 ejercicios que se realizarán tres veces al día, todos los días durante nueve semanas. A los participantes ya no se les exigía realizar los ejercicios diariamente después del período de nueve semanas. Sin embargo, se les permitió continuar los ejercicios a su discreción a partir de entonces. A todos los participantes se les dio un diario de ejercicios en el hogar para completar con el fin de registrar el cumplimiento del programa de ejercicios.

1) Ejercicios de habituación:

a) Plano horizontal:

- Nivel 1: girar ¼ de círculo, con 2 a 4 repeticiones en cada dirección.
- Nivel 2: girar ½ de círculo, con 2 a 4 repeticiones en cada dirección.
- Nivel 3: girar en círculo completo, con 1 a 4 repeticiones en cada dirección.

b) Plano inclinado:

- Nivel 1: Sentado, apoyar la cabeza sobre las rodillas, de 2 a 4 repeticiones.
- Nivel 2: Parado, inclínese hacia el piso, de 2 a 4 repeticiones.
- Nivel 3: Parado, inclínese hacia el piso y luego mire hacia el techo, de 2 a 4 repeticiones.

Progresión:

- Nivel 1: Aumentar la velocidad, el rango de movimiento de la cabeza o el número de repeticiones de cualquiera de los ejercicios.

- Nivel 2: Para el ejercicio del plano inclinado: agregar movimientos del brazo en dirección del movimiento de la cabeza.

2) **Ejercicios de estabilidad de la mirada:**

- Nivel 1: Sentado a un metro de distancia de un objetivo visual colocado en una pared en blanco. Mueva la cabeza rápidamente de lado a lado mientras mantiene la vista enfocada en el objetivo, de 10 a 60 repeticiones. Repita con pequeños movimientos verticales (hacia arriba y hacia abajo), 10 a 60 repeticiones.

  Progresión: Aumente la velocidad intentando de que el objetivo permanezca enfocado siempre. Aumente la duración hasta 2 minutos, de manera gradual. Añadir un fondo marcado como objetivo. Aumente el rango de movimiento de la cabeza.

- Nivel 2: Párese a 1 metro de distancia de un objetivo visual en una pared en blanco. Mueva la cabeza rápidamente de lado a lado mientras mantiene la vista enfocada en el objetivo, realice de 10 a 60 repeticiones. Repita con pequeños movimientos verticales (hacia arriba y hacia abajo), 10 a 60 repeticiones.

  Progresión: Aumente la velocidad intentando que el objetivo permanezca enfocado siempre. Aumente la duración hasta 2 minutos, gradualmente. Aumente el rango de movimiento de la cabeza. Disminuya la base de sustentación (junte los pies). Haga los ejercicios sobre una base de espuma (ejemplo colchoneta).

- Nivel 3: Camine mirando hacia un objetivo visual colocado sobre una pared en blanco. Mueva la cabeza rápidamente de un lado a otro mientras mantiene la vista enfocada en el objetivo. Repita con la cabeza haciendo pequeños movimientos hacia arriba y hacia abajo. De 2 a 4 vueltas.

  Progresión: aumentar el número de repeticiones / tiempo.

3) **Ejercicios para el reflejo vestíbulo-ocular:**

a) **Traslación vertical:**

- Nivel 1: Realice pequeños rebotes sobre una superficie elástica como una cama, colchón, trampolín, mientras se enfoca en un solo objetivo. Realice de 20 a 60 rebotes.

- Nivel 2: Rebote sentado en una pelota de gimnasio de esferodinamia mientras se enfoca en un solo objetivo. Realice de 20 a 60 rebotes.

- Nivel 3: Salte o simule estar corriendo en su lugar mientras fija su mirada en un solo objetivo. Realice de 5 a 10 saltos.

b) Traslación horizontal (anteroposterior):

- Nivel 1: Camine a la mayor velocidad posible mientras se enfoca en un solo objetivo y pare repentinamente. Realice el ejercicio hasta completar 5 paradas.
- Nivel 2: Corra a la mayor velocidad posible mientras se enfoca en un solo objetivo y pare repentinamente. Realice el ejercicio hasta completar 5 paradas.
- Nivel 3: Si hay disponibilidad, utilice una máquina de remo mientras se enfoca en un solo objetivo.

Progresión:

- -Incline la cabeza mientras realice los ejercicios.
- -Cierre los ojos durante 20 segundos en cada parada.

4) Inclinación estática (cambio en la orientación de la cabeza con respecto a la gravedad):

- Nivel 1: Sentado en una silla, extienda los brazos hacia ambos lados e inclínese primero hacia un costado intentando tocar el suelo, y luego hacia el otro lado, siempre con la mirada fija en el mismo objetivo. Repetir 5 veces por cada lado.
- Nivel 2: Sentado en una pelota de esferodinamia, extienda los brazos hacia ambos lados e inclínese primero hacia un costado intentando tocar el suelo, y luego hacia el otro lado, siempre con la mirada fija en el mismo objetivo. Repetir de 5 a 10 veces por cada lado.
  Progresión: Realice los ejercicios con los ojos cerrados.

5) Equilibrio:

- Nivel 1: Párese con los pies juntos y los ojos cerrados durante 10 a 30 segundos.
- Nivel 2: De pie, con los pies uno delante de otro (dedos tocando el talón del otro pie) y cerrar los ojos. Luego intercambiar los pies. Repetir durante 10 a 30 segundos cada pierna.
- Nivel 3: Párese con los pies en las distintas posiciones de los niveles 1 y 2, y mueva lentamente la cabeza para mirar de lado a lado (20 veces) y arriba-abajo (20 veces).

6) Marcha:

- Nivel 1: Camine girando lentamente la cabeza de lado, repita 2 a 4 vueltas. Repita moviendo la cabeza de arriba a abajo, realizando también 2 a 4 vueltas.

- Nivel 2: Camine con forma dedo-talón, es decir colocando un pie delante del otro.
- Nivel 3: Avance 5 pasos, luego gire 180 grados y retroceda 5 pasos (continúa en la misma dirección), y siga alternando 4 vueltas.

Progresión:

- Para cualquiera de los ejercicios anteriores, hágalo en césped u otra superficie irregular al aire libre.
- Agregue una segunda tarea, como lanzamiento o captura de pelota o alguna tarea cognitiva, como contar hacia atrás de 7 en 7. Aumente el tiempo de duración de los ejercicios.
- Agregar a los ejercicios movimientos de cabeza, girándola lentamente de lado a lado y hacia arriba y hacia abajo.
- Cerrar los ojos mientras realiza los ejercicios manteniendo la cabeza quieta.
- Aumente la velocidad
- Agregue giros de 360 grados al nivel 3.

Capítulo 15:

Vértigo agudo prolongado

Méd. Agustín R. Miranda

Introducción

El vértigo agudo prolongado ha sido descripto como un episodio de vértigo espontáneo no recurrente (es decir un único episodio), que se acompaña de náuseas, vómitos y desequilibrio, con una duración que se extiende desde horas a días. Las causas más frecuentes de vértigo agudo prolongado son neuritis vestibular, laberintitis, isquemia y hemorragia laberíntica, fístula perilinfática; siendo los pacientes con riesgo de enfermedad vascular y antecedentes metabólicos los principales candidatos.

Neuritis vestibular

Consiste en uno de los trastornos vestibulares periféricos de mayor frecuencia, llegando a ser la segunda causa más frecuente de vértigo periférico. Se trata de una alteración del sistema vestibular que afecta la rama vestibular del nervio auditivo, causando vértigo como síntoma cardinal, sin acompañarse de hipoacusia.

Epidemiología: La neuritis vestibular suele presente en pacientes sanos, que informan haber tenido un cuadro de infección de vía aérea superior en los últimos días antes de la aparición del vértigo. La edad de aparición suele ser con mayor frecuencia entre los periodos comprendidos entre los 20-30 y los 40-50 años, sin diferencia entre hombre y mujer. Además, muestra un comportamiento estacionario, siendo más frecuente en el invierno e inicio de la primavera. Se estima que es la causa entre el 4 al 15% de los pacientes con vértigo. No hay predominio de lateralidad.

Etiología: La neuritis vestibular es atribuida principalmente a infecciones virales, como por ejemplo el herpes virus tipo 1. La estacionalidad y las características anatomopatológicas apoyan la etiología viral. No obstante, se han identificado otras causas de neuritis vestibular:

- trastornos de la microcirculación debidos a infección viral del sistema vascular
- isquemia microvascular
- alteraciones autoinmunes
- trastornos metabólicos
- toxinas inorgánicas
- procesos granulomatosos

Fisiopatología: Se producen cambios histológicos dentro del nervio vestibular sugestivos de atrofia inducida por virus e inflamación. Se altera el sistema de secreción de endolinfa y la homeostasis del potasio, lo que explicaría la degeneración de las estructuras sensoriales.

Clínica: la enfermedad se caracteriza por síntomas vestibulares periféricos que no se acompañan con hipoacusia o síntomas neurológicos. El vértigo se suele desarrollar rápidamente en pocas horas, siendo severo durante unos días para luego desaparecer paulatinamente en el transcurso de pocas semanas. Algunos pacientes pueden presentar desequilibrio y mareo residual por meses. Al examen clínico se puede detectar un nistagmo es rítmico que bate hacia el lado sano. La estimulación vestibular (prueba calórica) muestra una marcada hipoexcitabilidad o ausencia total de respuesta del lado afectado. El nistagmo posicional y espontáneo tienden a desaparecer con el correr de los días.

Diagnóstico: Debido a las características específicas de los síntomas es un desafío el diagnóstico de esta patología. En primer lugar un nistagmo compatible, una prueba cefálica positiva y un examen neurológico negativo, nos guía hacia una vestibulopatía periférica unilateral. Si hay disponibilidad de electronistagmografía, se la puede solicitar e identificar la hipoexcitabilidad calórica unilateral. No se recomiendan estudios virológicos ya que no han mostrado una relación costo/beneficio apropiada y no demuestran sensibilidad y especificidad para estos casos.

En los casos en los cuales se acompaña de una pérdida auditiva unilateral, se deben considerar una asociación con trastornos del oído interno (ejemplo: laberintitis, infarto laberíntico, fístula de perilinfa).

Asimismo, debe diferenciarse de otras patologías con inicios similares a la neuritis vestibular, como es el caso de la enfermedad de Ménière. En este caso, el Ménière suele presentarse con episodios vertiginosos que duran menos de 4 horas, y se acompaña de hipoacusia recurrente.

Las alteraciones a nivel del tallo cerebral también pueden compartir características sintomatológicas con la neuritis vestibular. No obstante, una patología de tallo se acompaña de otros síntomas como síndrome de Horner (ptosis palpebral y miosis), entumecimiento y debilidad facial, hemiataxia, disartria. En estos casos, una resonancia magnética nuclear puede aclarar el diagnóstico.

Es sumamente importante la exploración de la motilidad ocular y su relación con la función vestibular para el diagnóstico diferencial entre vestibulopatía central y periférica:

- Test de Halmagyi
- estudio del nistagmo espontáneo y posicional
- skew deviation test
- rastreo ocular
- nistagmo optocinético.

Tratamiento: Se implementará un tratamiento sintomático para disminuir la gravedad de los síntomas vertiginosos. Los fármacos más utilizados son antihistamínicos, agentes anticolinérgicos, agentes antidopaminérgicos y agentes potenciadores del ácido g-aminobutírico (GABAérgicos). Estas drogas actúan a nivel de los neurotransmisores implicados en la propagación de los impulsos desde las neuronas vestibulares primarias a las secundarias y en el mantenimiento del tono en los núcleos vestibulares, así como la regulación del centro emético. Como contraindicación, estos fármacos pueden ser sedantes, por lo que no deben usarse cuando los pacientes realizan actividades que requieren un alto nivel de alerta, como manejar, operar maquinaria o participar en actividades deportivas.

Por otro lado, se ha demostrado que la rehabilitación vestibular da buenos resultados en el tratamiento de los pacientes con neuritis vestibular. En este sentido, la sumatoria entre los ejercicios y los efectos de compensación permiten alcanzar avances clínicos satisfactorios. Con los programas de ejercicios se busca acelerar el proceso de compensación vestibular y mejorar el nivel final de recuperación. En los programas se deben incluir ejercicios diseñados para mejorar la estabilidad y equilibrio ocular. Mientras esté presente el nistagmo, se tratará de suprimir con la fijación en todas las posiciones de la mirada. A medida que el nistagmo se vaya extinguiendo, se iniciarán ejercicios de coordinación ocular y cabeza, como por ejemplo mirar fijamente un objetivo en la pared mientras se mueve lateralmente y verticalmente la cabeza. Luego se progresará a movimientos combinados, por ejemplo saltar rápidamente hacia delante y atrás con la mirada fija en un objetivo; movimientos cefálicos mientras caminan, con variaciones en velocidad y longitud de trayecto a medida que va avanzando en la terapia. Se pueden agregar ejercicios de equilibrio, como caminar con un pie colocado directamente delante del otro, parase en superficies irregulares o depresibles.

Laberintitis

Consiste en un trastorno inflamatorio localizado o difuso del laberinto que se manifiesta con trastornos del equilibrio e hipoacusia. Suele ser una complicación de una otitis media aguda o crónica colesteatomatosa.

Epidemiología: En el caso de la laberintitis viral, hay un pico en adultos entre los treinta y sesenta años. En los pacientes con otitis media crónicas colesteatomatosas pueden presentar a cualquier edad. La laberintitis serosa suele afectar a niños con antecedente de otitis media aguda o crónica, mientras que la variante supurativa meningocócica puede afectar a menores de dos años. En la actualidad, la laberintitis bacteriana es muy rara, pero está presente a países subdesarrollados. La neuritis vestibular tiene una incidencia de aproximadamente 3.5 casos por 100000.

Etiología: Se describen tres tipos de laberintitis según la sustancia o tejido que penetra al espacio perilinfático:

- Laberintitis serosa: ingreso de productos tóxicos provenientes de una infección ótica, y cursa sin invasión bacteriana.
- Laberintitis supurada: hay invasión bacteriana de la perilinfa.
- Laberintitis crónica: invasión de tejido que ingresa por una fístula del canal semicircular horizontal. Es el caso típico del colesteatoma.

Fisiopatología:

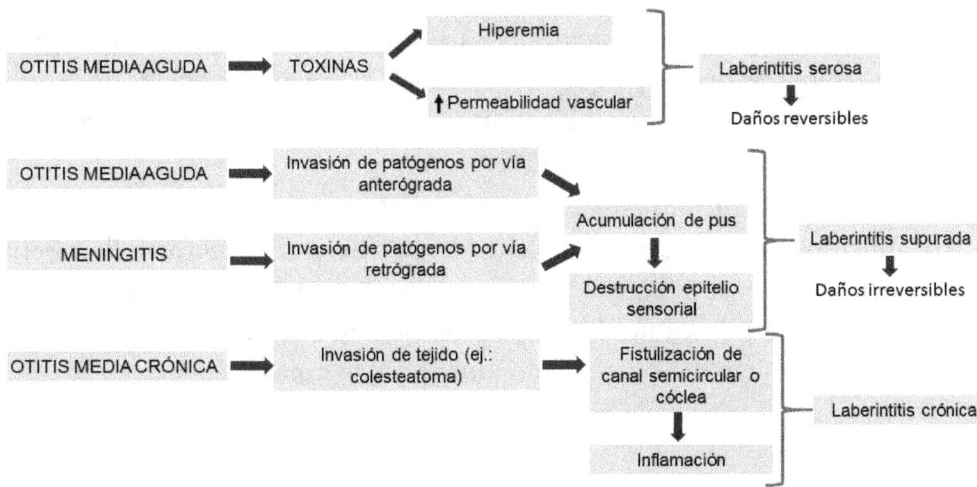

Clínica:

- Laberintitis serosa:
  - Hipoacusia neurosensorial más grave para las frecuencias agudas.
  - Acúfeno.
  - Inestabilidad postural
  - Vértigo.
  - Nistagmo hacia el lado de la lesión.
  - Romberg hacia el lado opuesto de la lesión.

- Laberintitis supurativa:
  - Hipoacusia de gran intensidad.
  - Vértigo de gran intensidad.
  - Nistagmo hacia el lado sano.
  - Romberg hacia el lado afectado.
  - Fiebre, cefalea y rigidez de nuca: indican meningitis.

- Laberintitis crónica:
  - Vértigo rotatorio leve.
  - Hipoacusia.
  - Náuseas.
  - Signo de la fístula positivo, con nistagmo hacia el lado de la lesión.

Tratamiento: El manejo de la laberintitis consiste principalmente en terapia medicamentosa, combinando benzodiazepinas para reducir la actividad a nivel del sistema nervioso central y así inhibir las señales del sistema vestibular, antieméticos para aliviar náuseas y vómitos, corticoides para reducir la inflamación y antibióticos en el caso de que sea de origen bacteriano.

Una vez que la intensidad de los síntomas haya disminuido, se puede iniciar terapia vestibular ya que hay evidencia sobre los beneficios de los ejercicios. Generalmente, la rehabilitación está destinada a los casos de laberintitis crónica.

El tratamiento consiste en drenaje de abscesos y laberintectomía. Estos tratamientos son de mayor complejidad y son necesarios en casos de laberintitis aguda supurativa, la cual si no se resuelve con la medicación oral puede progresar a complicaciones infecciosas intracraneales. En consecuencia, estos pacientes necesitan terapia rehabilitadora postlaberintitis.

Alteraciones vasculares del laberinto

Infarto laberíntico: Consiste en el compromiso del suministro de sangre al oído interno, que se puede presentar con pérdida de la audición y vértigo. Se produce por la afectación de la arteria auditiva interna, rama de la arteria cerebelosa inferior. La región apical de la cóclea es la zona de mayor vulnerabilidad a lesión vascular, por lo cual la hipoacusia de baja frecuencia es lo más común. Es una patología que afecta a sujetos mayores de 50 años con factores de riesgo vasculares. El cuadro consiste en una pérdida auditiva súbita con vértigo.

El manejo del infarto laberíntico es principalmente sintomático. Los medicamentos antivertiginosos pueden ayudar a aliviar el vértigo agudo y las náuseas. Los ejercicios de rehabilitación vestibular se deben iniciar tan pronto como el paciente pueda cooperar. El vértigo puede persistir durante meses.

Hemorragia intralaberíntica: ocurre cuando de forma espontánea y súbita hay ruptura de un vaso sanguíneo dentro del laberinto. Ocurre en pacientes con terapia anticoagulante, meningitis, diátesis hemorrágica subyacente. La leucemia suele ser la causa más común, así como el traumatismo. Para el diagnóstico es necesario realizar resonancia magnética de alta resolución y la tomografía computarizada del oído interno. Este evento vascular conduce a una hipoacusia y disfunción vascular periférica permanente.

Fístula perilinfática

Consiste en la comunicación anormal entre el espacio perilinfático (con líquido) y el oído medio (con aire), lo cual provoca una fuga de perilinfa por la ventana oval y/o redonda. Puede deberse a alteraciones congénitas en la anatomía del hueso temporal, y adquiridas como por ejemplo secuela postquirúrgica de una cirugía estapedial, traumatismo craneoencefálico, barotrauma, aumento brusco de la presión intracraneal, entre otras. La fistulización con fuga de perilinfa desencadena signos y síntomas de disfunción vestibular, que simula un síndrome de Ménière. Se caracteriza por un vértigo espontáneo agudo por la disfunción unilateral del sistema vestibular del lado en el que está la fístula, en un escenario en donde el aparato vestibular de un lado se vuelve hiperactivo, hipoactivo o inactivo unilateralmente.

Epidemiología: Debido a la variabilidad en cuanto a sintomatología y la dificultad de diagnóstico, es difícil estimar la incidencia de la fístula perilinfática. Algunos datos indican que es responsable del 6 al 11% de los casos de hipoacusia neurosensorial de origen desconocido en menores de edad. Además, se ha evidenciado que hay un predominio en mujeres con respecto a la fístula perilinfática secundaria a traumatismo.

Fisiopatología: Las fístulas laberínticas se pueden clasificar por su:

1. Ubicación (la ventana oval es más susceptible a la ruptura que la ventana redonda).

2. Etiología (traumática, quirúrgica, inflamatoria, tumoral, congénita).

Se produce una alteración de la elasticidad de la cápsula ótica con pérdida de perilinfa debida a la ruptura de las ventanas oval y/o redonda generada por fuerzas "implosivas" o "explosivas". Esto determina un laberinto colapsado que estimula los otolitos de los conductos semicirculares, sensibilizando ante los movimientos de la cabeza y los cambios de presión ambiente.

Etiología: la mayoría de las fístulas perilinfáticas tienen un origen traumático, como la actividad física extenuante (ej.: Valsalva), barotrauma (aéreo y por buceo), traumatismo de cabeza o de oído, quirúrgico (estapedectomía, mastoidectomía, implantes cocleares), inflamatorio (colesteatoma, otitis media crónica), congénito (niños).

Tratamiento:

1. Conservador: reposo en cama con elevación de la cabeza, evitando tensiones, estornudos, tos y uso de ablandadores fecales.

2. Parche quirúrgico de la fístula con tratamiento médico posterior para la estabilización.

Diagnóstico diferencial:

- Síndrome posconmocional
- Vértigo posicional paroxístico benigno
- Paroxismia vestibular
- Enfermedad de Ménière
- Vestibulopatía bilateral
- Atelectasia vestibular
- Vértigo postural fóbico

Clínica: los pacientes presentan signos y síntomas otológicos y vestibulares: vértigo, hipoacusia, tinnitus. Al examen clínico se puede detectar un signo de Hennebert positivo (al aplicar presión sobre el conducto auditivo externo se moviliza el tímpano desencadenando síntomas y signos vestibulares), signo de la fístula positivo, fenómeno de Tullio, prueba de Romberg que lateraliza hacia el lado afectado acentuándose al perder la fijación ocular que revela la causa periférica del vértigo, hipoacusia neurosensorial.

Como todo vértigo prolongado agudo, hay un comienzo repentino de vértigo, en donde el paciente puede referir rotación de uno mismo o del entorno, y que puede ser agravado por los movimientos de cabeza. Se observa oscilopsia, como consecuencia del nistagmo generado por desequilibrio oculomotor-vestibular. A veces puede haber lateropulsión hacia el lado parético afectado, e incluso acompañarse de caídas. Hay limitación en mantenerse en bipedestación y en la marcha. Esta inestabilidad puede permanecer de forma residual post-vértigo. Típicamente, el vértigo se acompaña de síntomas de activación autónoma: náuseas, vómitos, palidez y diaforesis (sudoración abundante).

Diagnóstico: La videonistagmografía con prueba calórica puede resultar útil para corroborar la disfunción vestibular periférica por una hiporreactividad unilateral. Además es pertinente incluir una audiometría, teniendo como hallazgo posible una pérdida auditiva neurosensorial no específica, que se encuentra entre 5 y 10 dB, con tinnitus agudos fluctuantes y presión aural.

Miringotomía exploratoria: procedimiento quirúrgico en el que se crea una pequeña incisión en el tímpano para evidenciar la presencia del orificio de la fístula o la acumulación anormal de líquido.

Prueba de la fístula para detectar la presencia del signo de Hennebert: los cambios de presión dentro del canal auditivo externo evocan desviación ocular, nistagmo, oscilopsia, vértigo o desequilibrio postural.

Prueba vascular de la fístula, son positivas cuando la compresión bilateral de las venas yugulares causa vértigo por aumento de la presión intracraneal, que se transmiten patológicamente a través de la fístula. Las maniobras de Valsalva pueden arrojar resultados positivos mediante un mecanismo similar, así como las maniobras posicionales con la cabeza colgando hacia abajo.

Tratamiento:

- Conservador: reposo en cama con la cabecera de la cama elevado a 30 ° por encima del nivel del corazón. Se le indica al paciente que evite forzar y levantar cosas pesadas (es decir, evitar la maniobra de Valsalva). Se pueden administrar ablandadores fecales para facilitar la evacuación.

La medicación es limitada, aunque se puede administrar fármacos para aliviar el vértigo.

- Los pacientes que no mejoran después de dicha terapia conservadora, y todos aquellos con síntomas progresivos, requerirán intervención quirúrgica.

- Rehabilitación vestibular: El tiempo de compensación vestibular varía de 7 a 10 meses con resultados a largo plazo muy favorables con la indicación de ejercicios de rehabilitación vestibular. En caso de la hipoacusia se sugiere la adaptación de auxiliar auditivo en los casos necesarios.

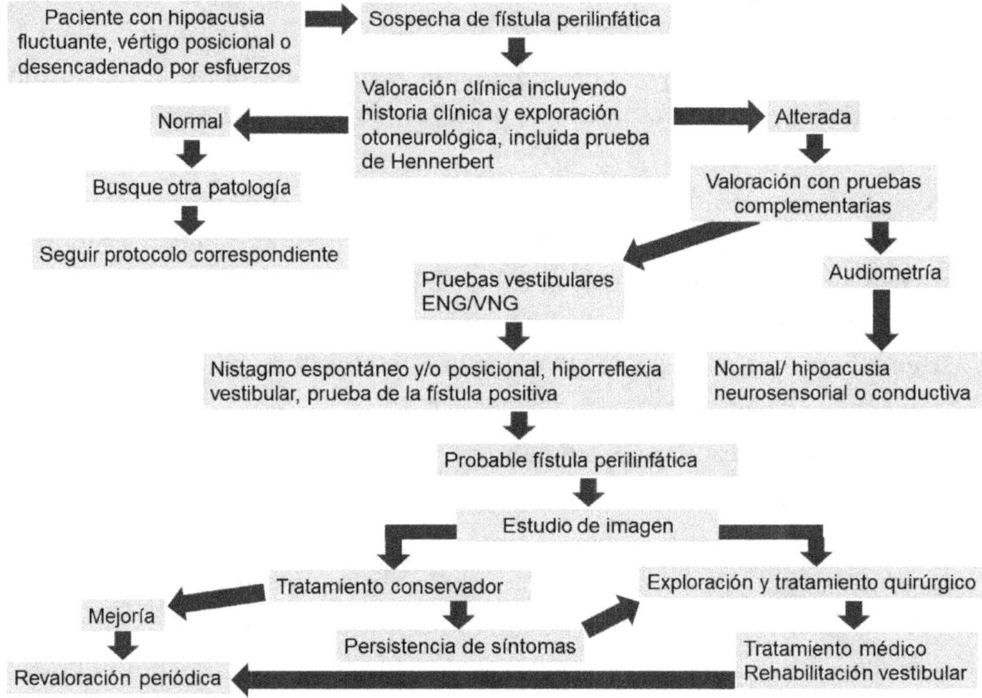

Figura 77: algoritmo para el manejo de las fístulas perilinfáticas.

Síndromes vasculares centrales

El 2% de los infartos o síndromes isquémicos centrales se acompañan de vértigo, en donde se observa una predominancia del infarto de tallo cerebral (específicamente las lesiones en los núcleos vestibulares) y el cerebelo.

Tabla 10: Banderas rojas en vértigo

- Cualquier déficit neurológico
- Pérdida auditiva ipsilateral total
- Incapacidad para caminar sin apoyo
- Nistagmo que cambia de dirección

– Síndrome medular lateral

El accidente cerebrovascular más común del sistema vestibular, también conocido como síndrome de Wallenberg, causado por un accidente cerebrovascular, ya sea de la arteria cerebelosa inferior posterior o arteria cerebelosa inferior anterior. Se manifiesta con pérdida sensorial y motora mixta:

- vértigo
- lateropulsión
- desequilibrio, ataxia
- pérdida de dolor contralateral
- sensación de temperatura en el tronco y las extremidades
- signos ipsilaterales: entumecimiento facial, síndrome de Horner y disfagia.

La afectación de la arteria cerebelosa inferior posterior también incluye ronquera y desviación de los ojos. Mientras que, la afectación de la arteria cerebelosa inferior anterior también incluye el tinnitus ipsilateral, hipoacusia, debilidad facial y reducción de las respuestas vestibulares periféricas en las pruebas de diagnóstico.

En consecuencia, los pacientes tienen vértigo, dificultad para pararse, alteraciones en la marcha, movimientos oculares anormales y problemas de audición.

En la fisiopatogenia, generalmente se relaciona a trombosis o procesos isquémicos. También se ha descripto a la disección de la arteria vertebral por lesiones deportiva o manipulación quiropráctica.

– Infartos cerebelosos

Las lesiones cerebelosas sin afectación del tallo pueden ser causadas por la oclusión de la arteria cerebelosa inferior posterior, arteria cerebelosa inferior anterior o la arteria vertebral. Representan entre 1,5 y 3% de todos los accidentes cerebrovasculares isquémicos, suele confundirse con condiciones más benignas debido a la inespecificidad de los síntomas. La edad media de aparición es 65 años, y el 60% son hombres. Dentro de las causas de vértigo central, los infartos cerebelosos representan cerca del 3%. Se puede deber a una oclusión en la arteria cerebelosa superior, arteria cerebelosa anteroinferior o de la arteria cerebelosa posteroinferior.

Clínicamente, hay vértigo de rápida evolución (entre minutos y horas), náuseas, vómitos, marcha inestable y nistagmo; simulando un cuadro periférico como neuritis vestibular o una laberintitis aguda. Los síntomas otológicos orientan hacia causa periférica, no obstante se debe realizar un exhaustivo estudio de las características del nistagmo para identificar la centralidad (ejemplo cambio de dirección del nistagmo). Además, el 90% de los pacientes tiene signos de foco neurológico.

Tabla 11: ¿Alteración periférica o infarto cerebeloso?	
Ej.: neuritis vestibular	**Infarto cerebeloso**
Nistagmo horizontal	Nistagmo en cualquier dirección
Ausencia de signos cerebelares y de pares craneales	Presencia de signos cerebelares y de pares craneales
Los pacientes pueden caminar	Los pacientes no pueden caminar
Romberg: caída hacia el lado de la lesión	Romberg: caída hacia cualquier lado

— **Lesiones de áreas vestibulares en la corteza cerebral**

Las apoplejías que afectan solo a la corteza insular son raras. Un artículo informó una incidencia de 0,001%. La clínica se acompaña de:

- Déficits somatosensitivos: alteraciones en tacto, dolor, temperatura y vibración.
- Trastorno gustativo.
- Síndrome vestibular, con mareos, inestabilidad de la marcha y tendencia a la caída
- Alteraciones cardiovasculares.
- Trastornos neuropsicológicos: afasia, disartria, somatoparafrenia transitoria, parafasia fonémica, anomia, distorsión fonémica.

Tratamiento: Intervención con ejercicios de habituación, terapia de equilibrio, entrenamiento de habilidades funcionales, equipo de adaptación, modificaciones en el hogar pueden incorporarse al plan de tratamiento para la rehabilitación del accidente cerebrovascular según sea necesario. Las metas de la terapia consisten en reducir o eliminar el vértigo, reducir la oscilopsia, dar seguridad a la marcha y disminuir las caídas y, como en todas las rehabilitaciones, para aumentar la independencia.

Capítulo 16:

Otras causas de disfunción vestibular

Méd. Agustín R. Miranda

Disfunción vestibular e implante coclear

Debido al creciente número de pacientes con implante coclear, se ha vuelto más importante evaluar los efectos secundarios de este tratamiento. Entre las posibles complicaciones se destaca el vértigo, con una prevalencia que varía de 0,33 a 75%. Existen diferentes mecanismos fisiopatológicos:

- Trauma laberíntico durante la inserción del electrodo
- Pérdida de perilinfa intraoperatoria
- Laberintitis por cuerpo extraño
- Fístula perilinfática post-operatoria
- Hidrops endolinfático
- Estimulación eléctrica vestibular por el implante

Además, se han notificado casos de síndrome de Ménière autoinmune, fenómeno Tullio y vértigo posicional paroxístico benigno.

Clínica: En algunos pacientes, el episodio de vértigo se inicia inmediatamente después de la cirugía, aunque otros refieren los síntomas varios meses después. Además hay variabilidad en la frecuencia de los episodios y la intensidad de los síntomas vestibulares. Se definen tres tipos de vértigo según el curso temporal de los síntomas:

- Temprano: ocurre dentro de las dos semanas del implante coclear (58%).
- Prolongado: síntomas continuos (34%).
- Diferido: más de dos semanas después del implante (8%).

Las características del vértigo y del nistagmo estarán relacionadas al mecanismo por el cual se produjo la alteración vestibular. Generalmente suele ser vértigo rotatorio, de duración de segundos a minutos. En la mitad de los casos, el vértigo es provocado por movimientos de cabeza y cuerpo. Además está acompañado otros síntomas audiológicos como tinnitus, hipoacusia fluctuante y síntomas vegetativos (náuseas, vómitos, diaforesis). La aparición de vértigo inmediatamente después de la operación sugiere daño directo a las estructuras vestibulares mediante la inserción del electrodo. El deterioro vestibular postoperatorio parece ser más frecuente en pacientes mayores de 60 años. Por otro lado, hay una mayor incidencia de alteración vestibular, clínicamente significativa en pacientes con implante bilateral, porque aquellos con implantación unilateral son más capaces de compensar la alteración vestibular en el lado lesionado.

Valoración:

- Irrigación calórica: es la más utilizada en estos pacientes, pero la prueba con menor sensibilidad (21%). Esta baja sensibilidad puede deberse a la prueba calórica estimula la ampolla lateral, la cual están menos dañadas que el utrículo o la mayoría de los sensores del sáculo. Fisiológicamente, la prueba calórica estimula la ampolla lateral a frecuencias más bajas que los movimientos de la vida diaria, lo que puede explicar los síntomas de la vida diaria no detectados por la prueba calórica. Por lo tanto, esta técnica está más bien indicado en caso de signos clínicos de deterioro de la ampolla lateral, como un nistagmo horizontal.
- Potenciales vestibulares miogénicos evocados cervicales: es una de las pruebas con mayor efectividad, siendo positiva en el 60% de los pacientes al mes de la cirugía. Su eficacia se debe a que es un instrumento diagnóstico que evalúa el funcionamiento del sáculo (sensor vestibular más cercano a la cóclea y también el sensor más frecuente dañado).

En la práctica clínica ante un paciente sintomático después del implante coclear, se recomienda una estrategia de caso por caso eligiendo el tipo y número de pruebas vestibulares de acuerdo con los síntomas y su origen sospechado.

Manejo: la mayoría de los pacientes experimentan una mejoría en el postoperatorio inmediato. No obstante algunos presentan síntomas vestibulares severos que suelen ser tratados previo al alta.

Los pacientes con sordera prolongada cuando se les activa el dispositivo pueden referir mareo o sensación de inestabilidad que puede estar acompañado de nistagmo o déficit postural. Hasta un 40% de los implantados cocleares indican tener mareos en los primeros días o hasta varios meses después, pero de carácter autolimitado. Sin embargo, un 10% de estos pacientes continúa con los episodios de mareo y vértigo. Estos pacientes, junto con los adultos mayores que tienen dificultades para recuperar la integridad sensorial viso-vestíbulo-propioceptiva, se recuperan completamente con ejercicios de rehabilitación vestibular.

Por último, en aquellos sujetos que se instala un vértigo posicional paroxístico benigno (aproximadamente un 2%) se aplicarán las maniobras de reposicionamiento típicas de esta patología.

Alteraciones vestibulares periféricas de origen autoinmune

Patología audiovestibular asociada con trastornos autoinmunes sistémicos

Síndrome de Cogan: Enfermedad de baja prevalencia caracterizada por episodios de queratitis, hipoacusia neurosensorial, tinnitus y ataques de vértigo recurrentes que se parecen a la enfermedad de Ménière. La hipoacusia suele ser bilateral y progresa a sordera en el 60% de los casos luego de 3 meses. Existe evidencia que relaciona este síndrome con infecciones del tracto respiratorio superior, sugiriendo que una infección viral induce la producción de anticuerpos que provocan una reacción inmunitaria cruzada con proteínas del oído interno y ojo. En consecuencia se puede instalar un hidrops endolinfático, atrofia del órgano de Corti, osteoneogénesis, degeneración de células ganglionares en espiral, degeneración quística de la estría vascular, derrame del oído medio, desmielinización del nervio acústico y vasculitis de la arteria auditiva interna.

Síndrome de Behçet: enfermedad multisistémica que se presenta con ulceraciones orales y genitales, y uveítis. Algunos investigadores consideran que una infección puede ser el desencadenante en personas que tienen predisposición genética. Entre un 5 y 38% de los pacientes tienen la variante neuro-Behçet que se acompaña de síntomas otoneurológicos: hipoacusia neurosensorial (12-80% de los pacientes) y disfunción vestibular (25-40% de los pacientes. Se debe a múltiples oclusiones reversibles de la arteria basilar y/o cerebelosa posteroinferior.

Síndrome de Vogt-Koyanagi-Harada: Enfermedad multisistémica causado por alteración de melanocitos localizados en la úvea, oído interno, piel, cabello y meninges. Se caracteriza por uveítis aguda (alteraciones visuales), vértigo, hipoacusia, alopecia, vitiligo, cefalea, inflamación de meninges. El 77% de los pacientes presentan sintomatología audiovestibular: tinnitus, vértigo, nistagmo horizontal u rotatohorizontal, hipofunción laberíntica en las pruebas calóricas. Afecta a adultos entre 20 y 50 años de edad, con cierta predilección por mujeres y por razas pigmentadas.

Se ha sugerido que existiría una reacción inmune de tipo directo contra antígenos de células que contienen melanina, como consecuencia de una lesión cutánea o de una infección, en personas genéticamente susceptibles.

Trastornos del sistema vestibular central

Se han descripto diversas patologías multisistémicas que causan alteraciones del sistema nervioso central y que se acompañan de un patrón inflamatorio, pudiendo comprometer a las vías vestibulares centrales. Entre las principales patologías se encuentran:

- Esclerosis múltiple
- Encefalitis autoinmune
- Vasculitis (síntomas vestibulares en 20% de los casos)
- Angeítis primaria del SNC
- Síndrome de Susac (pequeños infartos de tejido coclear, retiniano y encefálico)
- Encefalomielitis paraneoplásica
- Paquimeningitis hipertrófica crónica autoinmune.

Esclerosis múltiple

Este es el trastorno más frecuente en este grupo y afecta a la mielina central, y se caracteriza por la aparición de lesiones inflamatorias con destrucción de la mielina (placas de desmielinización). Constituye una de las principales causas de invalidez en adultos jóvenes. Es una enfermedad progresiva, con un curso fluctuante e imprevisible.

Las causas aún son desconocidas, siendo la teoría más aceptada la interacción de factores ambientales e infecciones virales con susceptibilidad genética e inmunológica. La enfermedad suele aparecer entre los 20 y 40 años, con episodios que duran desde horas hasta meses. Los síntomas típicos son neuritis óptica, disfunción motora ocular, neuralgia del trigémino, déficits motores y sensoriales, mielopatía, ataxia y disfunción vesical. El 10% presenta vértigo similar a la neuritis vestibular, sin embargo 1 de cada 2 pacientes presenta alteraciones vestibulares en alguna etapa de la enfermedad. La hipoacusia es rara (10%) y se debe a las alteraciones en tallo. Más aún, un 5% de los pacientes con esclerosis múltiple debuta con una crisis vertiginosa como síntoma inicial. El vértigo puede ser espontáneo o posicional y se acompaña de síntomas por afectación de nervios craneales próximos a los núcleos vestibulares (diplopía, parestesias faciales, debilidad). Los pacientes pueden referir oscilación del entorno y dificultad para la fijación, lo cual es sugestivo de la oscilopsia por las alteraciones vestibulares, visuales y propioceptivas.

Además del tratamiento médico clásico de esta enfermedad, evidencia creciente informa sobre las mejoras que aporta la rehabilitación vestibular. Generalmente se propone un programa de rehabilitación de seis semanas de duración, el cual es suficiente para generar mejoría de los síntomas vestibulares como deterioro del equilibrio, mareo, vértigo y fatiga.

La rehabilitación vestibular acelera la compensación mediante la habituación, generando una respuesta compensatoria condicionada de las neuronas reticulares. Estos mantienen la activación de la corteza cerebral en un nivel homeostático por un proceso similar al condicionamiento. De ahí la importancia de repeticiones frecuentes.

Encefalomielitis paraneoplásica

El síndrome paraneoplásico son un conjunto de signos y síntomas que se atribuyen a la secreción tumoral de péptidos y hormonas funcionales (síndromes paraneoplásicos endocrinos) o a la reactividad cruzada inmune entre el tumor y los tejidos del huésped (síndromes paraneoplásicos neurológicos). La encefalomielitis paraneoplásica es un síndrome paraneoplásico neurológico que se ha asociado al cáncer de mama, de pulmón, neuroblastoma, y el cáncer de próstata. La reacción inmune cruzada afecta a los núcleos del tallo, por lo que es una causa rara pero posible de vértigo.

Síndrome de Susac

El síndrome de Susac es una enfermedad rara que consiste en disfunción coclear, retinopatía y encefalopatía multifocal causada por un fenómeno inflamatorio presumiblemente de autoinmunidad contra los endotelios vasculares. Afecta casi exclusivamente a mujeres entre las edades de 20 y 40 años.

Las manifestaciones clínicas son: hipoacusia neurosensorial con mayor frecuencia en frecuencias bajas y medias, a menudo fluctuantes, bilaterales en el 50% de los casos; tinnitus y vértigo y/o deterioro de la marcha.

Disfunción vestibular en contexto de enfermedad autoinmunitaria

Varias enfermedad autoinmunes de carácter sistémico se pueden asociar síntomas audiovestibulares, coexistiendo en alrededor del 15-30% de estos pacientes. Las patologías que afectan a la audición y equilibrio son:

- Policondritis recidivante
- Lupus eritematoso sistémico
- Síndrome antifosfolípido
- Síndrome anticardiolipina
- Vasculitis diseminada
- Artritis Reumatoide
- Síndrome de Sjögren
- Esclerosis sistémica
- Miastenia gravis
- tiroiditis de Hashimoto
- Síndrome de Goodpasture
- Sarcoidosis
- Granulomatosis de Wegener

Entre la patogénesis, hay varias teorías sobre cómo podría surgir la enfermedad autoinmune del oído interno: reacciones cruzadas (los anticuerpos o las células T causan daño accidental porque el oído comparten antígenos comunes con una sustancia, virus o bacteria), intolerancia (el cuerpo puede no conocer todos los antígenos del oído interno, y cuando se liberan luego de una cirugía o infección, el cuerpo puede atacar equivocadamente el antígeno "extraño"), factores genéticos.

Presbiequilibrio

Es de vital importancia que los profesionales sean conscientes de las modificaciones que ocurren el adulto mayor con respecto al funcionamiento del sistema vestibular. En consecuencia, surge el concepto de presbiequilibrio como una entidad análoga a la presbiacusia, definido como un proceso natural de involución del sistema de equilibrio debido a los efectos de la edad que origina sintomatología vestibular y produce una incapacidad moderada, propia de la edad del sujeto.

El vértigo y los mareos son síntomas de gran prevalencia en las personas mayores de 65 años, viéndose en el 30% de éstos pacientes, mientras que la cifra asciende a 60% en los mayores de 85 años, lo cual los hace más propensos a sufrir caídas. Más aún, existe un correlato entre estos síntomas y depresión, disminución de la fuerza muscular, del estado de ánimo, actividad social, y marcha. Otros factores como la polifarmacia y patologías crónicas como diabetes contribuyen al epifenómeno de mal funcionamiento vestibular, lo cual complejiza el abordaje de los pacientes geriátricos.

La atención del presbiequilibrio es un desafío y puede ser frustrante para el profesional debido a la complejidad del paciente, a la inespecificidad de los síntomas, y al amplio rango de alteraciones vestibulares que puede tener. No obstante, es necesario indagar a todo paciente mayor de 65 sobre síntomas otoneurológicos. Los sujetos pueden referir vértigo verdadero, sensación de inestabilidad, desequilibrio, sensación de irrealidad, sensación de pesadez, resbalones, apagones, miedo a caerse, mareo, sensación de giro dentro de la cabeza o del entorno.

Para comprender la fisiopatología del presbiequilibrio se requiere analizar lo que sucede con los centros reguladores del equilibrio durante el proceso de envejecimiento:

Alteraciones del sistema visual: en el paciente adulto mayor es frecuente observar dificultades visuales, como por ejemplo presbicia, maculopatía, retinopatía diabética y cataratas, los cuales comprometen el input visual, necesario para percibir la orientación del cuerpo en el espacio e imprimir una imagen visual del entorno en el cerebro. En consecuencia la percepción de profundidad y contrastes, la capacidad responder a cambios de información visual, se encuentran disminuidas.

Alteraciones del sistema propioceptivo: la propiocepción cumple un rol muy importante en la estabilidad del equilibrio, proporcionando la información necesaria para ejecutar cada paso en la marcha y garantizar una colocación óptima del pie. Con el proceso de envejecimiento, los receptores propioceptivos disminuyen, lo cual puede ser propiciado por enfermedades crónicas (neuropatía periférica diabética) o por la disminución de la masa muscular que comienza a los 65 años. Como resultado, se altera la marcha, la capacidad de corregir un paso, el control postural de la columna vertebral, aumentando entonces el riesgo a caídas.

Alteraciones del sistema vestibular: las células ciliadas vestibulares sufren cambios anátomofisiológicos relacionados a la edad, proceso conocido como Presbiastasis. El término presbiastasia abarcar el desequilibrio producido por el envejecimiento, con el compromiso global de todos los sistemas implicados en el equilibrio. El término presbivértigo se ajusta a las lesiones degenerativas debidas a la edad en la función vestibular propiamente dicha. No obstante, estos cambios degenerativos no se circunscriben solamente a oído, sino que pueden verse afectadas otras estructuras como los núcleos vestibulares. Se han identificado cuatro tipos de presbiastasias: ampular, macular, ataxia-vestibular y cupulolitiasis.

Los reflejos vestibulooculares están disminuidos, por lo tanto estará comprometida la ganancia vestibuloocular.

Las alteraciones en estos tres sistemas llevan a sufrir cambios en la marcha como inestabilidad postural, marcha amplia, escalonamiento e inestabilidad en los giros, todos los cuales pueden aumentar el riesgo de caídas. Estas alteraciones se hacen más evidentes cuando se agregan desafíos visuales o propioceptivas, lo cual explica por qué es más probable que los ancianos se caigan de noche.

Si bien los cambios leves en estos sistemas no pueden conducir a incapacidad o mayores molestias, la combinación con patologías que comprometen a cada sistema (por ejemplo diabetes) puede conducir a una dificultad grave.

Evaluación de la presbiastasis: El examen físico sugerido incluye la evaluación de los sistemas locomotor, neurológico y cardiovascular. El protocolo incluye la otoscopia y el uso de la maniobra de Dix-Hallpike para evaluar la posibilidad de VPPB, debido a la alta prevalencia de esta patología. Asimismo deberán incluirse todas las pruebas de funcionalidad vestibular.

En determinados casos se sugiere la realización de videonistagmografía, pudiéndose encontrar alteraciones en la latencia, ganancia, temblor en el rastreo pendular, asimetría optocinética. La posturografía dinámica computarizada pondrá en evidencia alteraciones somatosensoriales, visuales y vestibulares, latencias alargadas, amplitud disminuida, y adaptación alteradas, con aumento en el uso de estrategia de cadera, simetría de peso alterada.

Tabla 12: Clinica del presbiequilibrio
• Sensación de vértigo, mareo o inestabilidad frecuentemente relacionados a cambios posicionales y posturales bruscos, o movimientos cefálicos y oculares.
• Síntomas autonómicos: náuseas, vómito, palidez y diaforesis.
• Limitación de los movimientos (amplitud, duración, latencia, lentificación).
• Síndrome de caída.
• Lateropulsión (antero y retropulsión) que en ocasiones se asocia a debilidad en miembros inferiores o a alteraciones degenerativas Ej. Osteoartritis.
• Alteraciones de la marcha.
• No hay pérdida de la conciencia.
• Asocia a alteraciones visuales y somestésicas.
• Presencia de nistagmus en posturales, también puede encontrarse micrografía en el nistagmus optoquinético y térmicas. Disminución de la respuesta en las pruebas térmicas.

Tratamiento rehabilitador

Estos pacientes son candidatos a recibir rehabilitación vestibular dirigida e individualizada, basada en:

- Rehabilitación del reflejo vestibuloocular.
- Reeducación del equilibrio estático y dinámico.
- Ejercicios de habituación.
- Ejercicios de actividad de la vida diaria.

Recomendaciones: evitar sedentarismo, disminuir el temor a caída, evitar ambientes demasiado oscuros o brillantes, adaptar las características arquitectónicas, control de consumo de sal, azúcar, grasas, alcohol y cafeína, valorar la polifarmacia, brindar ayudas para la marcha.

Capítulo 17

Métodos diagnósticos en vestibulopatías

Méd. Agustín R. Miranda

Posturografía

El control postural tiene como objetivo mantener el cuerpo en equilibrio, ya sea en reposo (equilibrio estático), o en movimiento (equilibrio dinámico). Para cumplir con su funcionamiento necesita de una regulación integral del sistema sensorial visual-vestibular-propioceptivo. El control postural determina la estabilidad (capacidad de mantener las proyecciones del centro de masas dentro de su base de soporte) y la orientación (capacidad para mantener una relación adecuada entre las diferentes partes del organismo, y entre éstas y el ambiente que rodea al sujeto).

Posturografía estática: analiza el equilibrio del sujeto en bipedestación, en situaciones de complejidad creciente (estímulos visuales -ojos abiertos, cerrados y estímulo optocinético- y dos tipos diferentes de superficie -fija y de goma espuma-) e informa del control postural de los sujetos. Se basa en el empleo de plataformas dinamométricas que registran los movimientos del centro de presiones del sujeto sobre ellas. A través de 3 sensores, una plataforma recoge información de las diferentes posiciones obteniendo los siguientes parámetros:

- Estatoquinesigrama: Representación gráfica de sucesivas posiciones del centro de presión grabadas con la plataforma
- Longitud del estatoquinesigrama: trayecto recorrido por el centro de presión durante la prueba.
- Área del estatoquinesigrama: Se obtiene calculando el área de confianza de la elipse que contiene el 90% de los puntos obtenidos durante la exploración, quedando excluidos el 10% de los puntos.

Posturografía dinámica computarizada: consiste en una serie de pruebas vestibuloespinales que evalúa cuantitativamente el equilibrio en distintas condiciones que simulan situaciones de la vida cotidiana. Este sistema detecta el desplazamiento del centro de presión corporal, similar al centro de gravedad, obteniendo el ángulo de balanceo. La prueba más extendida es la prueba de organización sensorial en la que se puede determinar la aportación individual y combinada que cada sistema sensorial tiene en el mantenimiento del equilibrio, y evalúan la función de equilibrio en seis condiciones:

1. ojos abiertos, entorno visual fijo y plataforma fija.
2. ojos cerrados y plataforma fija.
3. ojos abiertos, entorno visual móvil y plataforma fija.
4. ojos abiertos, entorno visual fijo y plataforma móvil.
5. ojos cerrados y plataforma móvil.
6. ojos abiertos, entorno visual móvil y plataforma móvil.

El protocolo consiste en 18 pruebas de 20 segundos de duración cada una (cada una de las seis condiciones se realiza tres veces consecutivas) durante las cuales el paciente es alentado a mantener el centro de gravedad estable a pesar de la movilidad del entorno visual o de la base de soporte.

La inclusión de la posturografía en el estudio del paciente con vértigo o desequilibrio crónico permite conocer el grado de disfunción, el grado de compensación en patologías que comprometen el sistema vestibular o situaciones especiales como un postquirúrgico audiológico, además es una herramienta necesaria para diagnóstico diferencial entre las diferentes patologías del equilibrio; asimismo la posturografía permite obtener una valoración objetiva del efecto que provocan las alteraciones del equilibrio en la vida diaria del paciente, y valorar la posible existencia de simulación; y por último brinda información sobre la evolución en la rehabilitación permitiendo su monitorización. También tiene un importante valor predictivo de la evolución del tratamiento con rehabilitación: los pacientes con patrones de tipo afisiológico, son difíciles de rehabilitar.

Variables de estudio

- **Análisis sensorial:** permite la interpretación de patrones normales y alterados. Se realiza a través del estudio de cuatro cocientes que caracterizan diferencias entre la condición 1 y el puntaje medio obtenido en condiciones individuales alteradas:

a) *Cociente somatosensorial (SOM)*: brinda información sobre la habilidad para utilizar las referencias somatosensoriales. SOM cercano a 0 indica menor estabilidad con ojos cerrados que con ojos abiertos en una superficie fija.

b) *Cociente visual (VIS)*: indica la habilidad para utilizar la información visual, de modo que puntuaciones bajas son indicativas de pacientes que se inestabilizan con soporte irregular.

c) *Cociente vestibular (VEST)*: da referencia sobre la capacidad de utilizar la información vestibular. VEST cercano a 0 ocurre en pacientes que se inestabilizan en condiciones con un soporte irregular y el sistema visual anulado.

d) *Cociente preferencia visual (PREF)*: indica el nivel en que el paciente se apoya en referencias visuales para lograr el equilibrio. Valores < a los normales indican de que se inestabiliza con un entorno visual móvil.

- **Análisis de estrategia:** es útil para cuantificar la utilización de las estrategias (tobillo o de cadera) en el balanceo anteroposterior. Puntuaciones cercanas al 100% corresponden a movimientos lentos del centro de gravedad centrados en la articulación del tobillo, mientras que puntuaciones cercanas al 0% corresponden a movimientos de máxima amplitud de la cadera. Conforme aumenta la dificultad de la prueba (de 1 a 6) el paciente pasa de utilizar exclusivamente la articulación del tobillo a utilizar cada vez más el movimiento de la articulación de la cadera.

- **Alineación del centro de gravedad:** cuantifica la situación del centro de gravedad en función a la base de sustentación previo el inicio de cada prueba. El desplazamiento del mismo fuera de la zona central sitúa al centro de gravedad más cercano a los límites de estabilidad; así, el desplazamiento patológico del centro de gravedad hacia atrás incrementa el riesgo de caídas del paciente en esta dirección.

De esta manera se obtienen una serie de parámetros referenciados a una población normal, pudiéndose así extrapolar 4 patrones básicos de disfunción sensorial:

- **Patrón vestibular:** las puntuaciones son bajas en las condiciones 5 y 6, con un coeficiente VEST disminuido. Clínicamente estos pacientes suelen experimentar inestabilidad en superficies irregulares o en estancias pobremente iluminadas. Encontramos:
  - Rigidez en las rodillas y caderas
  - Aumento del balanceo a alta frecuencia

- Aumento de balanceo con superficies flexibles y sin visión
– **Patrón visual:** las puntuaciones en las pruebas con ojos abiertos (3 y 6) son significativamente más bajas que las de ojos cerrados (2 y 5). El cociente VEST puede tener o no valores normales, pero el PREF tiene valores anormalmente bajos. Clínicamente, estos pacientes suelen referir inestabilidad en aquellas situaciones de gran conflicto visual. Encontramos:
  - Aumento de balanceo de baja frecuencia
  - Aumento de balanceo de alta frecuencia con un déficit vestibular
– **Patrón somatosensorial:** puntajes normales en las tres primeras condiciones, siendo anormalmente bajos en las tres últimas. Los cocientes VEST y VIS están disminuidos. Fisiológicamente, suelen ser pacientes con alteraciones del sistema nervioso central, y el equilibrio solo es óptimo en la presencia de un piso firme y regular. Encontramos:
  - Aumento de balanceo de baja frecuencia
  - Reestabilización retrasada
  - Aumento de balanceo en ausencia de visión
– **Patrón afisiológico:** cuando su rendimiento es relativamente mejor en condiciones más difíciles de conflicto sensorial que en las más fáciles. Se refiere a alguna de estos resultados:
  - Menor puntuación en las condiciones 5 y 6, que en las dos primeras.
  - Puntuación anormalmente baja en la primera condición, sin que el paciente manifieste inestabilidad aparente.
  - Existencia de variabilidad significativa en cada intento de las condiciones 2, 4 y 5.

    Los cocientes no pueden ser interpretados en ninguna de esas 3 situaciones. Un patrón afisiológico, sugiere que el paciente está, de algún modo magnificando sus síntomas, bien sea por una personalidad ansiosa o por simulación.
– **Patrón de dependencia visual:** Sólo aquellas condiciones de visión normal, alcanzan valores dentro del rango normal (1 y 4). Están disminuidos el SOM y VEST, indicando que existe una anomalía en el uso de la información vestibular y somatosensorial.

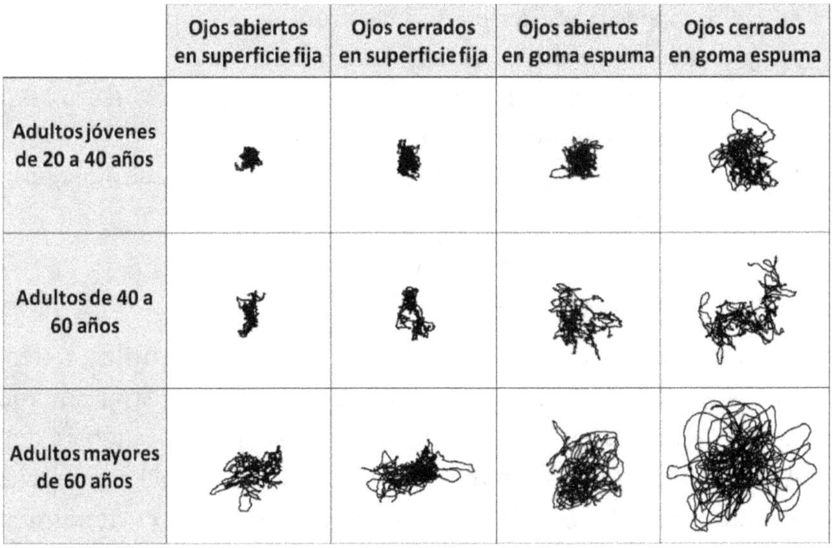

	Ojos abiertos en superficie fija	Ojos cerrados en superficie fija	Ojos abiertos en goma espuma	Ojos cerrados en goma espuma
Adultos jóvenes de 20 a 40 años				
Adultos de 40 a 60 años				
Adultos mayores de 60 años				

Figura 78: Estatoquinesigrama en cuatro condiciones de sujetos típicos para tres categorías de edad. Se puede observar un aumento evidente del desplazamiento del centro de presión con respecto a edad. Adaptado de Abrahamová y Hlava ka (2008).

Electronistagmografía o electro-oculografía (ENG)

Es uno de los métodos más utilizados para evaluar los movimientos oculares, mediante la medición de la diferencia de potencial córneo-retiniano. Este método permite el análisis de las características funcionales del reflejo vestíbulo-ocular y de los sistemas visuales sacádicos, de seguimiento, optocinéticos y de fijación. Es un procedimiento simple, no invasivo, preciso para la evaluación rutinaria de la función vestibular.

Para realizar la prueba se deben colocar electrodos en distintos puntos periorbitario que detectarán las variaciones del potencial córneo-retiniano causadas por los movimientos oculares. Esto se basa en la premisa de que el globo ocular actúa como una batería, donde la córnea es el polo positivo y la retina el polo negativo. La información eléctrica es amplificada y enviada al dispositivo de registro mediante al menos dos canales (horizontal y vertical). Con cada canal se registran movimientos horizontales y verticales con ojos cerrados y abiertos. No obstante presenta algunas limitaciones:

- Interferencia de la actividad muscular.
- Interferencia de ruido eléctrico ambiental.
- Interferencia de la luz.
- No es sensible a movimientos por debajo de 3º, y es poco confiable con movimientos menores de 5º.

- El parpadeo o la interferencia electromiográfica pueden contaminar las grabaciones verticales del movimiento ocular.
- No registra ni mide movimientos torsionales, por lo tanto no es útil en casos de vértigo posicional paroxístico benigno.
- Se ha calculado que diagnostica el 45% de las vestibulopatías periféricas y 7% de las centrales.

Vecto-electronistagmografia (VENG)

Variante de la electronistagmografía en la que se utilizan tres canales para el registro de los movimientos oculares. Permite registrar adicionalmente los movimientos oculares oblicuos, necesario para el análisis del nistagmo oblicuo resultante de la estimulación vertical del canal semicircular en la prueba rotatoria inclinando la cabeza 60º hacia atrás y 45º lateralmente.

Video-oculografía o videonistagmografía (VNG)

Sistema computarizado que en lugar de utilizar electrodos utiliza luz infrarroja para registrar movimientos oculares bajo cualquier condición de luz ambiental e incluso en la oscuridad. La detección de la posición ocular se realiza por medio de unas cámaras de vídeo situadas en gafas especiales sujetas firmemente a la cabeza del paciente. Permite la valoración de movimientos horizontales, verticales y torsionales con ojos abiertos y en oscuridad, con la ventaja de medir los movimientos desde el centro, medir la velocidad de la fase lenta de los nistagmos horizontales y verticales, puede detectar movimientos de 0,5º. Si bien posibilita registrar los nistagmos torsionales pero no medir. Una de las principales ventajas de VNG es visualizar y registrar la dirección exacta de los movimientos oculares.

La VNG es de gran utilidad para evaluar el nistagmo posicional o de posicionamiento, y es crucial en el diagnóstico de VPPB. Como se explicó previamente, las maniobras vestibulares pueden realizarse con los binoculares de VNG puestos, esto permite detecta nistagmos poco evidentes (de baja amplitud y corta duración) en la prueba de Dix-Hallpike. También es útil para el monitoreo de las maniobras de reposicionamiento. A diferencia de la ENG, la VNG solo se calibra una vez. En consecuencia, la VNG es una prueba funcional, de diagnóstico diferencial y de monitoreo.

Como limitaciones se pueden mencionar:
- Costo
- Utilidad limitada en pacientes claustrofóbicos, ptosis palpebral, pesta-

ñas que cubren las pupilas, patologías que oftalmológicas que alteran la forma de las pupilas.

- Los cosméticos pueden interferir con la luz infrarroja y afectar la evaluación.
- Difícil de utilizar en menores de 5 años.

Protocolos de exploración para VNG

1. *Movimientos sacádicos*: son un conjunto de movimientos oculares rápidos que tienen una primera etapa (pulso) en la cual el ojo se mueve a una posición nueva, que es seguida de una segunda parte que se llama fase que mantiene el ojo en esta nueva posición. Para su evaluación, el sujeto debe estar sentado y en oscuridad total. En frente se coloca una pantalla en la se van encendiendo alternativamente una serie de puntos a los cuales debe llevar la vista sin movimiento cefálico.

   Se registra la latencia entre el estímulo y la respuesta ocular, la precisión (amplitud del movimiento ocular) y la velocidad. Resultados:

   - Dismetría ocular: origen central, generalmente cerebelar. Descartar consumo de psicofármacos, falta de atención, superposición de un nistagmo, movimiento cefálico. Las alteraciones del ángulo-pontocerebeloso como los tumores, suelen producir dismetría unilateral.
   - Enlentecimiento sacádico: también de origen central obliga a descartar la existencia de una oftalmoplejía internuclear.
   - Latencia: su alteración es típica en sujetos de edad avanzada y con antecedente de enfermedades neurodegenerativas (por ejemplo Parkinson). Descartar consumo de psicofármacos.

2. *Seguimiento:* son movimientos destinados a mantener la vista en los objetos que se mueven, permitiendo una visión correcta de los objetos siempre que el desplazamiento sobre la retina sea inferior a 2°s-1. En condiciones idénticas a la descripta anteriormente, el paciente debe seguir visualmente un punto que se desplaza frente a él y que describe un movimiento sinusoidal (frecuencia = 0.4 Hz, velocidad máxima de desplazamiento = 40°s-1). El objetivo es valorar el patrón sinusoidal para completar la prueba, cuya alteración indica la existencia de una alteración en el cerebelo o tronco. Ante un hallazgo de este tipo, se debe indagar si el paciente consumió algún psicofármaco o antiepiléptico.

3. *Nistagmo de posición:* se mide el efecto de la gravedad sobre los re-

ceptores vestibulares durante cambios posicionales, identificando la aparición de nistagmo y caracterizando su intensidad media (valor de fase lenta media, debiendo ser <3ºs-1), direccionalidad, variabilidad entre las pruebas, aparición de componente vertical. Se evalúa en las siguientes posturas :

- Decúbito supino
- Decúbito lateral derecho
- Decúbito lateral izquierdo
- Hiperextensión cefálica.
- Postura erecta con el paciente sentado.

Los resultados pueden indicar alguno de los siguientes ítems:

- Nistagmo de posición no anulado por la fijación visual, de dirección fija (origen periférico) o cambiante (origen central).
- Nistagmo de posición de dirección cambiante, geotrópica (lesión periférica del tipo canalitiasis del canal semicircular horizontal) o ageotrópica (cupulolitiasis en el canal semicircular horizontal).
- Nistagmo de posición de dirección fija, no es útil para localizar la lesión, aunque la mayoría de las veces es periférico.
- Nistagmo de posición cambiante en una posición. Siempre es de origen central.

4. *Nistagmo de agitación cefálica:* mediante la prueba de agitación cefálica se busca el desencadenamiento de nistagmo, evaluando la dirección y si la respuesta nistagmática es monofásica o bifásica. En las respuestas bifásicas se valora la Velocidad de Fase Lenta máxima en ambas direcciones y el tiempo que tarda en aparecer la segunda fase. A su vez, el nistagmo monofásico puede ser parético (dirección es hacia el lado sano) o inverso (hacia el lado de la vestibulopatía). Además, se busca la presencia de un componente vertical.

- **Patrón periférico**: suele ser bifásico, con un componente parético en la primera fase en la que puede llegar a tener una intensidad de 20°s-1, con un tiempo de inversión de 20- 30 segundos y con una segunda fase de muy baja intensidad y prolongada, que es más común en los casos de enfermedad de Ménière o de otitis media crónica. Componente vertical ausente. En estos pacientes al realizar la maniobra en el plano vertical puede encontrarse un nistagmo horizontal irritativo.
- **Patrón central**: El nistagmo no necesita de una maniobra vigorosa o

prolongada para su aparición y habitualmente es bifásico, con ambas fases de idéntica magnitud y acoplamiento vertical significativo.

5. *Prueba calórica*: basándose en la teoría del flujo endolinfático de Bárány, el objetivo de la prueba es la estimulación de los canales semicirculares de cada lado a diferentes temperaturas, lo cual genera una respuesta nistágmica en direcciones contrarias que nos van a permitir determinar la actividad refleja desde cada oído así como su integración en el SNC. Los valores normales son:

- Reflectividad absoluta: 8-80º/s ó 0.5-2 sacadas/s.
- Paresia canalicular ≤22%.
- Preponderancia direccional ≤28% o 2ºs-1.

Los resultados pueden definirse en las siguientes alteraciones:

- **Paresia canalicular:** diferencia de respuesta entre ambos oídos con las dos estimulaciones (fría y caliente) superior al 22%. Indica vestibulopatía periférica (nervio o laberinto) localizada en el lado hiporrefléxico.
- **Arreflexia vestibular:** indica paresia canalicular del 100% por destrucción completa.
- Preponderancia direccional: mayor intensidad de respuesta en una dirección en función del nistagmo dominante, siempre que su valor supere los 2 º/s. Puede ser secundaria a una lesión periférica o central y no tiene valor localizador.
- **Paresia canalicular bilateral:** cuando la reflectividad es inferior a 8 º/s. Indica la existencia de una lesión periférica bilateral siempre que el estudio oculomotor (sacadas, seguimiento, optocinético y nistagmo evocado por la mirada) sea normal. Descartar consumo de psicofármacos, así como falta de atención. No obstante, se debe confirmar este diagnóstico con un estudio rotatorio.
- **Supresión visual anómala del nistagmo calórico:** la ausencia de supresión por fijación es un signo de disfunción en el circuito de interacción visuo-vestibular. Es de origen central (cerebelo) debiendo descartarse la ingesta de psicofármacos o una función visual defectuosa.
- **Inversión y perversión del nistagmo calórico:** La inversión consiste en la presencia de un nistagmo que posee una dirección opuesta a la esperada y, la perversión se da cuando domina el componente vertical en el reflejo.

Tabla 13: Indicaciones para el paciente previo a la realización de una videonistagmografía

48 horas antes de la prueba:

- No consumir alcohol.

- Medicamentos:

  1) Si ha tomado algún medicamento diariamente durante un año o más, no lo suspenda.

  2) Continuar con los medicamentos vitales como cardiovasculares, diabetes, anticonvulsivantes, etc.

  3) Todos los demás medicamentos deben descontinuarse 48 horas antes a la prueba. Los ejemplos que deben suspenderse incluyen, entre otros: sedantes, medicamentos para el dolor, relajantes musculares, antieméticos, fármacos para resfriado, antidepresivos.

  4) Consulte a su médico que prescribe para ver si es seguro descontinuar medicamentos para depresión y ansiedad.

24 horas antes de la prueba:

- Sin cafeína

Día de la prueba:

- No comer por 2 horas antes de la prueba
- No consumir cigarrillos o productos de tabaco
- No usar maquillaje para la prueba
- Usar ropa cómoda

Potenciales evocados vestibulares miogénicos

Los potenciales evocados vestibulares miogénicos (VEMP) consisten en las respuestas miogénicas inhibitorias de latencia corta evocadas por el sonido (clics o tonos puros) originados por la activación del sáculo, o utrículo o ambos. Estas pruebas se diferencian de las pruebas VNG y V-HIT, ya que la primera evalúa solo el canal semicircular horizontal y V-HIT evalúa la función de los 6 canales semicirculares, mientras que la prueba VEMP evalúa específicamente el sáculo / utrículo.

Se diferencian de los potenciales evocados auditivos en que estos son de origen neuronal y los VEMP son de origen miogénico, y además es un potencial vestibular y no coclear. Los VEMP son pruebas objetivas, confiables, no invasivas, económicas, fáciles de realizar y rápidas que no causa incomodidad al paciente.

Tipos de VEMP

VEMP cervical (cVEMP)

Evalúa la función vestibular mediante la respuesta refleja miogénica en el músculo esternocleidomastoideo, por lo tanto mide la integridad del reflejo vestíbulo-cólico. Para inducir la respuesta refleja se utiliza un input acústico de alta intensidad y baja frecuencia (100 dB y 500 Hz) que activa la mácula sacular, desde la cual se transmite un potencial hacia las neuronas del ganglio de Scarpa, luego avanza por el nervio vestibular inferior, núcleo vestibular, tracto vestíbulo-espinal y finaliza en las motoneuronas del esternocleidomastoideo. Se registrará la respuesta del lado ipsilateral, y consiste en una onda bifásica, identificándose la primera onda de polaridad positiva como P1 (a los 13 mseg) y la segunda onda, de polaridad negativa como N1 (a los 23 mseg).

VEMP ocular (oVEMP)

Es un potencial que se genera a nivel de los músculos extraorbiculares en respuesta a sonidos de intensidad alta. Se utilizan para evaluar la vía vestibular superior y la vía contralateral ascendente, a través del reflejo vestibuloocular. El origen del o-VEMP es controvertido, algunos investigadores indican que la estructura responsable es el utrículo, otros el sáculo y un tercer grupo de autores refieren que ambas estructuras son las implicadas. No obstante, si hay consenso de que las respuestas están mediadas por la rama superior del nervio vestibular. La gráfica del o-VEMP está formado por dos conjuntos de ondas bifásicas, un primer potencial bifásico con un primer pico negativo de 10ms seguido de un pico positivo de 15ms (complejo n1-p1). Sirve para el estudio de Ménière, neuritis vestibular, VPPB, schwannomas.

Tabla 14: potenciales vestibulares miogenicos evocados según la localización de la lesión.		
Localización de la lesión	**c-VEMP**	**o-VEMP**
Laberinto	Respuestas ipsilesionalmente ausentes o de amplitudes bajas. En la enfermedad de Ménière se obtienen respuestas diferenciadas según el estadio. En estadios tempranos la dilatación sacular presiona la base del estribo aumentando la susceptibilidad sacular, por lo que el VEMP está aumentado. Contrariamente, en estadios finales de la enfermedad se produce una atrofia del epitelio sensorial, lo que induce una abolición o disminución del VEMP.	Respuestas contralesionalmente ausentes o de amplitudes bajas.
Nervio vestibular	Respuestas ipsilesionalmente ausentes o con prolongación de latencia de baja amplitud (debido a la compresión del nervio vestibular externo).	Respuestas contralesionalmente ausentes o con prolongación de latencia de baja amplitud (debido a la compresión del nervio vestibular externo).
Protuberancia	Se esperan respuestas bilateralmente normales. Sin embargo, con una progresión de la enfermedad más caudal, podemos encontrar respuestas ausentes, amplitudes bajas o la prolongación de la latencia, en su mayoría ipsilesional o bilateral.	Son posibles las respuestas ausentes contralateral o bilateralmente, las amplitudes bajas o la prolongación de la latencia.
Bulbo	Respuestas ipsilesional o bilateralmente ausentes, aunque también es posible hallar bajas amplitudes o prolongación de latencia.	Se esperan respuestas bilateralmente normales. Sin embargo, con más progresión rostral de la enfermedad, son posibles las respuestas ausentes, las amplitudes bajas o la prolongación de la latencia, en su mayoría contralaterales o bilaterales.
Cerebelo	Respuestas normales o ipsilesionalmente ausentes o diferencias de amplitud (aumentadas o disminuidas).	Respuestas normales o posiblemente respuestas o diferencias de amplitud ausentes contralesionalmente (aumentadas o disminuidas).

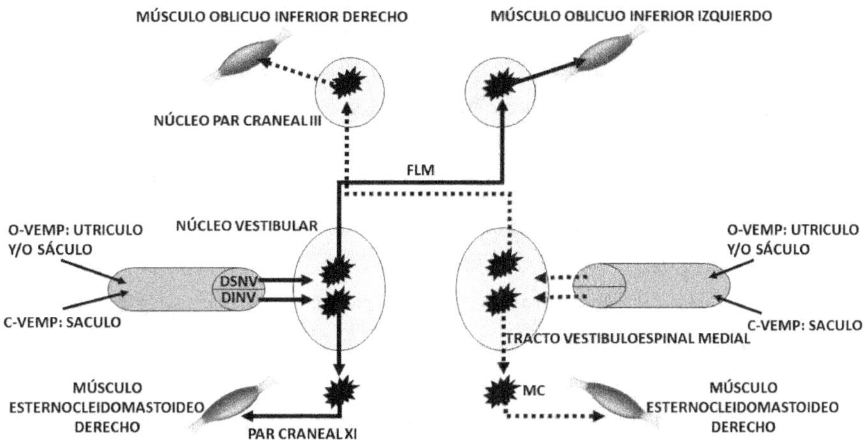

Figura 79: Vías neurofisiológicas relacionadas con los potenciales miogénicos evocados vestibulares oculares (o-VEMP) y cervicales (c-VEMP). MC: neurona motora cervical; FLM: fascículo longitudinal medial; DINV: división inferior del nervio vestibular; DSVN: división superior del nervio vestibular.

Prueba de impulso cefálico videoasistida

La prueba de impulso cefálico videoasistida o V-HIT por sus siglas en inglés, consiste en una prueba diagnóstica que sirve para evaluar la integridad del reflejo vestíbulo-ocular, cuya alteración muestra sacadas de refijación que pueden ser vistas por el examinador (sacadas evidentes) o no pueden evidenciarse ya que ocurren mientras la cabeza está en movimiento (sacadas encubiertas). Lo novedoso de este método es que permite detectar a las sacadas encubiertas, ya que posibilita grabar y digitalizar la respuesta del ojo a la maniobra de impulso cefálico clásica ,mostrándonos no solo las sacadas que no somos capaces de ver a simple vista, sino también la ganancia (relación entre la velocidad de la cabeza y la del ojo). Además es una prueba rápida, no invasiva, objetiva y de gran utilidad para la valoración vestibular.

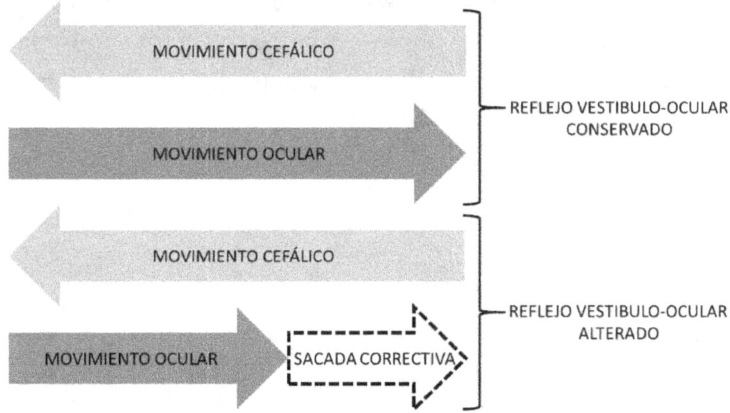

Procedimiento:

- Colocar las gafas portátiles equipadas con cámaras de registro ocular, un giroscopio y proyector láser. La correa de las gafas debe estar bien ajustada para evitar deslizamientos durante la aplicación del movimiento. Si el paciente no puede tolerar que las gafas estén apretadas, probablemente no deba continuar la prueba ya que el riesgo de trazados engañosos es demasiado alto.

- Una vez que las gafas están colocadas de forma segura, se realiza una calibración.

- Antes de comenzar los impulsos de la cabeza, se debe instruir al paciente para que mire fijamente a un objetivo colocado a la altura de los ojos mientras relaja el cuello. Se le debe pedir al paciente que no anticipe los movimientos y que no parpadee. El examinador debe monitorear continuamente el video en vivo.

- Con el paciente sentado a un metro del objetivo visual, el examinador se coloca detrás y realiza la maniobra clásica de impulso cefálico. Se deben realizar al menos 20 impulsos de derecha a izquierda (para canales semicirculares laterales) o de arriba a abajo (canales verticales), los impulsos tienen que ser realizados de manera aleatoria para evitar en el paciente el automovimiento de fijación. Los estímulos deben tener un desplazamiento de 10 a 20 grados, con una velocidad de 100 a 250 grados por segundo y una aceleración cefálica de 1000 a 2500 grados por segundo.

- Se consideran dos parámetros para la interpretación de la prueba. En primer lugar la ganancia del reflejo, siendo los valores normales por encima de 0,8; y en segundo lugar se analiza la presencia de sacadas correctivas, ya sea las evidentes (aquellas que se desencadenan cuando finaliza el impulso cefálico) y/o las encubiertas (aquellas presentes durante el impulso cefálico).

- Al final de la prueba el software presenta un gráfico en el que calcula la ganancia del reflejo vestíbulo-ocular por cada rotación cefálica, además de presentar todas las gráficas de los movimientos oculares y cefálicos.

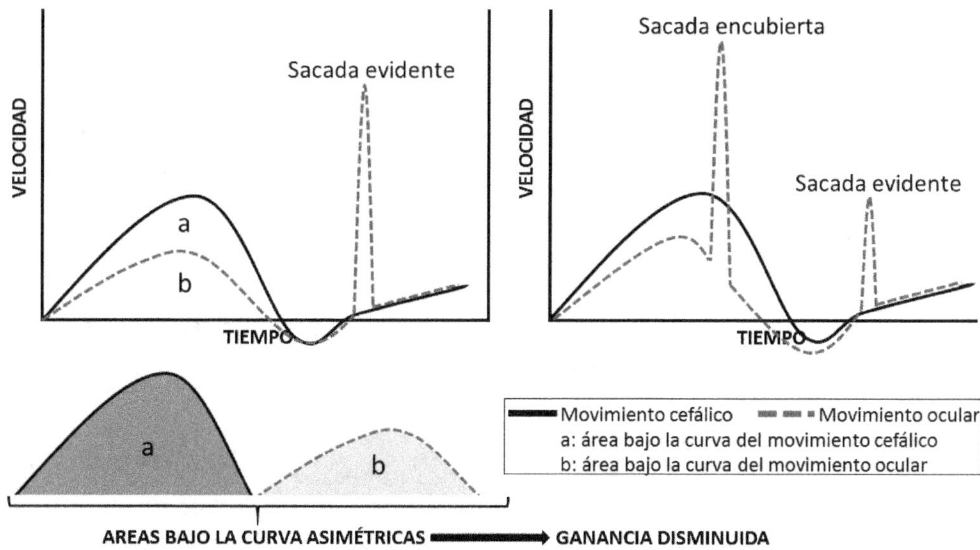

Figura 80: parámetros analizados mediante el v-HIT. Ambos casos son patológicos.

Tabla 15: vestajas y contraindicaciones de la v-HIT.
Ventajas
- Es bien tolerado por los pacientes, y no provoca reacción vegetativa significativa. - Estímulo utilizado es natural y fisiológico, idéntico a los experimentados en la vida cotidiana. - Tiene un tiempo de realización acotada de aproximadamente 5 minutos. - Se puede repetir varias veces, lo cual lo hace útil para el seguimiento del paciente. - Presenta una gran portabilidad. - No ocupa lugar, puede realizarse en cualquier consultorio. - Las alteraciones en oído externo y medio no alteran la prueba. - El rango de normalidad es estrecho. - Tiene valor localizador, es decir, permite diferenciar patología vestibular periférica de la central: la presencia de un cuadro de vértigo agudo o nistagmo espontáneo con un v-HIT normal corresponde indudablemente a un cuadro central. - La presencia de un nistagmo espontáneo no afecta los resultados. - En cuadros de vértigo recurrentes puede ayudar a objetivar una disfunción vestibular en crisis de migraña vestibular (que aparecerá alterada durante la crisis y normal intercrisis) y enfermedad de Ménière (que aparecerá alterada como secuela de crisis repetidas).
Contraindicaciones
- Contracturas musculares severas, que impidan un buen movimiento cefálico. - Traumatismo cervical. - Pacientes que realicen parpadeos excesivos. - Pacientes que no entiendan las consignas.

Capítulo 18:

Valoración de la calidad de vida en personas con trastornos del equilibrio

Lic. Jorge A. Bruera

Vértigo es el término médico que se utiliza para describir una sensación de movimiento, la cual es ilusoria y que puede experimentarse tanto en relación con uno mismo como con el entorno. A pesar de que el vértigo y el mareo en realidad no son sinónimos, por lo general se utilizan como tales para referirse a síntomas de enfermedades vestibulares, representando una de las principales consultas en el contexto sanitario. Según estimaciones internacionales, esta sintomatología se encuentra presente en el 20 % - 30 % de la población general y casi un 20 % de pacientes mayores de 60 años refieren haber experimentado por lo menos una vez un episodio severo de vértigo que afectó su rutina diaria. Los síntomas pueden ocurrir de manera espontánea y sin una "señal" de aviso previo o pueden derivar de movimientos cefálicos normales en contextos en movimiento como pueden ser por ejemplo viajar en automóvil o tomar un ascensor.

La frecuencia y severidad de estos síntomas pueden no ser los únicos o más importantes factores que influyen en el impacto del vértigo en la salud general de quién lo sufre. La percepción subjetiva de estos síntomas depende de factores como la personalidad del paciente, la ansiedad provocada por su recurrencia inespecífica y la impredecible evolución del trastorno subyacente. Una consecuencia asociada son las restricciones que las personas deciden realizar en actividades como sus pasatiempos o encuentros sociales. Estas limitaciones se realizan con la finalidad de reducir el riesgo de aparición de los síntomas, aunque, a su vez, dicha restricción puede resultar en el reforzamiento de aquellos sentimientos de ansiedad e impotencia que en un primer momento fueron causados por el trastorno físico. De esta manera se genera un ciclo donde la discapacidad provocaría una pérdida de confianza, mientras que la ansiedad aumentaría el miedo que proviene de la restricción voluntaria de las actividades.

Determinar con precisión en qué medida estos trastornos afectan a los pacientes desde un punto de vista funcional es un proceso complejo. Esto se debe en parte a que los indicadores que ayudan a comprender de manera fiable esta relación son escasos o se encuentran poco estudiados. A pesar de estas dificultades, un instrumento utilizado para cuantificar el impacto del vértigo en la vida diaria de los pacientes es el *"Dizziness Handicap Inventory"* (DHI), denominado en español "Cuestionario de discapacidad por vértigo". Esta escala fue desarrollada en 1990 y actualmente se encuentra ampliamente difundido a nivel mundial. El DHI fue validado en Argentina por Caldara et al en el año 2012. Se utilizó una muestra de 108 personas con edades comprendidas entre los 18 y los 85 años los cuales fueron reclutados del ámbito sanitario en la ciudad de Buenos Aires. Se encontró un índice de consistencia interna a través del coeficiente alfa de Cronbach de = 0.87 y un índice de confiabilidad test-retest mediante el coeficiente de correlación interclase de = 0.98. Asimismo, las subescalas de este instrumento presentaron correlaciones significativas con la maniobra de Romberg y Romberg en tándem. Luego de los estos análisis estadísticos se concluyó que la escala es un instrumento válido para cuantificar la autopercepción de la discapacidad debido a vértigo o mareo.

El DHI evalúa 3 dimensiones que conforman la calidad de vida de una persona y que pueden verse afectadas en los pacientes con trastornos del equilibrio. Estas son: funcional, emocional y física, el componente funcional refiere a la incapacidad para realizar actividades de la vida diaria, ya sean en el ámbito laboral o recreativo. La dimensión emocional evalúa las consecuencias a nivel psicológico y psiquiátrico como pueden ser los sentimientos de miedo o vergüenza o la afectación en las relaciones personales a causa de los síntomas, mientras que finalmente el componente físico indaga sobre las limitaciones que afectan la movilidad o la autonomía del paciente. Los estudios que han utilizado este instrumento han encontrado que la dimensión que se ve más afectada en un paciente con vértigo parece depender en cierta medida de la enfermedad que causa este síntoma. Entre los principales pacientes que reportan una mayor discapacidad funcional sobre las demás dimensiones se encuentran aquellos con vértigo postraumático y enfermedad de Ménière. El primer caso generalmente es producido por un trauma directo o indirecto a las estructuras membranosas del laberinto o los centros de integración vestibular en el tallo cerebral. Dependiendo de la magnitud de la lesión es común observar un daño permanente con una consecuente recuperación parcial y produciendo, por tanto, secuelas en el equilibrio. En el caso se la enfermedad de Ménière, ésta posee un carácter crónico donde la patología continúa una evolución que conduce al paciente a un estadio tardío en el que las crisis dan paso a una inestabilidad y mareos constantes. En ambas enfermedades las secuelas en el equilibrio dificultan la plena ejecución de las tareas cotidianas de los pacientes.

En relación con la dimensión emocional, los pacientes con vértigo postraumático son quienes señalan una mayor consecuencia en esta área en comparación con las dimensiones física y funcional. Las posibles causas pueden deberse a una recuperación incompleta, provocando secuelas permanentes que afectan la autonomía del paciente en diferentes áreas de su vida. Sería oportuno considerar la psicoterapia como una alternativa paralela al tratamiento y rehabilitación en estos pacientes. Finalmente, las personas con diagnóstico de laberintopatía inespecífica, vértigo postural y neuritis vestibular son los que sufren una mayor discapacidad física. Estas enfermedades producen un síndrome vertiginoso severo en su fase aguda que hace muy difícil que el paciente pueda mantenerse de pie o realizar movimientos cefálicos normales. Es entendible que este aspecto se vea afectado en mayor medida que las otras dos dimensiones en personas con estas patologías. Un caso que merece especial atención es el de las personas que sufren laberintopatía inespecífica. Estos pacientes informan verse afectados en las tres dimensiones exploradas por el DHI. Posiblemente estas patologías pueden acompañarse de hipoacusia súbita o progresiva, lo que aumentaría la apreciación "catastrófica" general por parte del paciente.

El valioso aporte que brinda este tipo de instrumentos reside en la ayuda para cuantificar un aspecto altamente subjetivo como es la autopercepción de la discapacidad multisensorial que genera el vértigo. De esta manera permite distinguir aspectos que no son posibles medir a través de la exploración otoneurológica o de la evaluación clínica enriqueciendo un abordaje multidisciplinario. Al identificarse aspectos que podrían resultar desconocidos para los agentes de salud que asisten a diario a personas con este tipo de trastornos, se facilita la atención integral de estos pacientes obteniendo un mejor resultado global de la terapéutica.

Tabla 16: Versión traducida del Dizziness Handicap Inventory (DHI).

Instrucciones: "El objetivo del siguiente cuestionario es identificar las dificultades que usted experimenta a causa del vértigo o inestabilidad. Por favor, marqué con una cruz cada una de las opciones (SI; A VECES; NO) de acuerdo con su propia experiencia."

1. El mirar hacia arriba, ¿incrementa su problema?
2. Debido a su problema, ¿se siente frustrado/a?
3. Debido a su problema, ¿restringe usted sus viajes de negocios o placer?
4. El caminar por un pasillo de un supermercado, ¿incrementa su problema?
5. Debido a su problema ¿tiene usted dificultad para acostarse o levantarse de la cama?
6. ¿Su problema restringe significativamente su participación en actividades sociales tales como salir a cenar, ir al cine o ir a fiestas?
7. Debido a su problema ¿tiene usted dificultad para leer?
8. El realizar actividades más complejas como deportes o tareas domésticas como barrer o guardar los platos, ¿incrementa sus problemas?
9. Debido a su problema ¿tiene miedo de dejar su casa sin tener a alguien que le acompañe?
10. Debido a su problema, ¿se ha sentido usted desconcertado/a frente a los otros?
11. Los movimientos rápidos de su cabeza ¿incrementan su problema?
12. Debido a su problema ¿evita usted las alturas?
13. Al levantarse de la cama, ¿se incrementa su problema?
14. Debido a su problema ¿es difícil para usted realizar trabajos domésticos o de jardinería?
15. Debido a su problema ¿tiene usted miedo de que la gente piense que está ebrio/a?
16. Debido a su problema, ¿es difícil para usted salir a caminar solo?
17. Caminar por la calle ¿incrementa su problema?
18. Debido a su problema ¿es difícil para usted concentrarse?
19. Debido a su problema ¿es difícil para usted caminar dentro de su casa en la oscuridad?
20. Debido a su problema ¿tiene miedo de estar solo/a en casa?
21. Debido a su problema ¿se siente incapacitado/a?
22. Su problema ¿ha generado dificultades en sus relaciones con miembros de su familia o amigos?
23. Debido a su problema ¿se siente usted deprimido/a?
24. Su problema ¿interfiere con su trabajo o con sus responsabilidades de familia?
25. Al levantarse ¿se incrementa su problema?

Tabla 17: Puntuación e interpretación de las respuestas del DHI.
- Ítems de la dimensión funcional: 3 – 5 – 6 – 7 – 12 – 14 – 16 – 19 – 24   - Dimensión emocional: 2 – 9 – 10 – 15 – 18 – 20 – 21 – 22 – 23   - Dimensión física: 1 – 4 – 8 – 11 – 13 – 17 – 25   Respuesta / Puntaje: NO / 0   A VECES / 2   SI / 4   Interpretación: Puntaje mínimo en una dimensión o puntaje mínimo total: 0   Puntaje máximo en las dimensiones emocional o funcional: 36   Puntaje máximo en la dimensión física: 28   Puntaje máximo total: 100   A mayor puntaje, mayor discapacidad

A continuación, se presetan otros instrumentos utilizados en la atención de los pacientes vestibulares, útiles al momento diagnóstico y para valorar la efectividad del tratamiento. Al igual que la DHI, estos cuestionarios exploran el impacto de las vestibulopatías en las actividades de la vida diaria. En el próximo capítulo se abordarán sus aplicaciones.

Tabla 18: Escala de Confianza en el Equilibrio cuando se realizan actividades específicas (abc, por sus siglas en inglés)	
Consigna: Evalúe cada actividad de 0 a 100%, de acuerdo al nivel de confianza en su equilibrio cuando realiza cada actividad. 0% significa NO EXISTE CONFIANZA y 100% significa NIVEL MÁS ALTO DE CONFIANZA.	
Ítems	Puntaje
1. Caminar por la casa	
2. Subir y bajar escaleras	
3. Agarrar una pantufla del suelo	
4. Alcanzar algo que está a la altura de los ojos	
5. Alcanzar algo estando de puntillas	
6. Ponerse de pie sobre una silla para alcanzar algo	
7. Barrer el suelo	
8. Salir fuera y llegar hasta un automóvil cercano	
9. Entrar y salir del auto	
10. Cruzar un estacionamiento	

11. Subir y bajar una rampa	
12. Caminar por un centro comercial repleto de gente	
13. Caminar entre la multitud /chocando	
14. Usar las escaleras mecánicas sujetándose al pasamanos	
15. Usar las escaleras mecánicas sin sujetarse al pasamanos	
16. Caminar por una acera cubierta de hielo	
Total[1]	

Puntuación de la confianza en su equilibrio = Total dividido por 16 (en %)

Resultados: Una puntuación inferior al 80% indica necesidad de un entrenamiento del equilibrio y de ejercicios para aumentar la confianza en el equilibrio.

Escala de equilibrio de Berg: valora el equilibrio asociado a las actividades de la vida diaria. Evalúa el rendimiento del paciente en 14 tareas que valoran diversos aspectos de equilibrio estático y dinámico del sujeto que son frecuentes en las actividades cotidianas, puntuadas de 0 a 4. Su puntuación máxima es de 56 puntos y cuando es menor de 46 predice la aparición de caídas múltiples. Esta prueba requiere alrededor de 15 minutos para ser completada.

Tabla 19: Escala de equilibrio de Berg
Nombre……………………………… Fecha de la prueba…………………
1. En sedestacion, levantarse.
Instrucciones: <<por favor, póngase de píe. No use las manos para apoyarse.>>   Graduación: por favor, señale la categoría menor que más se ajuste   ( ) 0 necesita ayuda moderada a máxima para levantarse.   ( ) 1 necesita ayuda mínima para levantarse o estabilizarse.   ( ) 2 capaz de levantarse usando las manos tras varios intentos.   ( ) 3 capaz de levantarse con independencia usando las manos   ( ) 4 capaz de levantarse sin usar las manos y de estabilizarse sin ayuda
2. Bipedestación sin apoyo.
Instrucciones: << por favor, permanezca de pie 2 minutos sin cogerse a nada.>>   Graduación: por favor, señale la categoría menor que más se ajuste.   ( ) 0 incapaz de permanecer de pie 30 segundos sin ayuda.   ( ) 1 necesita varios intentos para mantenerse 30 segundos sin apoyarse.   ( ) 2 capaz de mantenerse 30 segundos sin apoyarse.   ( ) 3 capaz de mantenerse de pie 2 minutos con supervisión.   ( ) 4 capaz de mantenerse de pie con seguridad durante 2 minutos.   Si la persona puede estar de pie 2 minutos con seguridad, anota todos los puntos por sentarse sin apoyo (ítem 3). Pase al ítem 4.

3. Sentarse si apoyar la espalda con los pies en el suelo o en un escabel

Instrucciones: << Siéntese con los brazos cruzados sobre el pecho durante 2 minutos>>.
Graduación: por favor, señale a categoría menor que más se ajuste
( ) 0 incapaz de sentarse sin apoyo durante 10 segundos.
( ) 1 capaz de sentarse 10 segundos.
( ) 2 capaz de sentarse 30 segundos.
( ) 3 capaz de sentarse 2 minutos con supervisión.
( ) 4 capaz de sentarse con seguridad durante 2 minutos.

4. En bipedestación, sentarse.

Instrucciones: <<por favor, siéntese >>.
Graduación: por favor, señale a categoría menor que más se ajuste
( ) 0 necesita ayuda para sentarse.
( ) 1 se sienta sin ayuda pero el descenso es incontrolado.
( ) 2 usa el dorso de las piernas contra la silla para controlar el descenso.
( ) 3 controla el descenso usando las manos.
( ) 4 se sienta con seguridad y un uso mínimo de las manos.

5. Transferencias.

Instrucciones: << por favor, pase de una a otra silla y vuelta a la primera. >>
(La persona pasa a una silla con brazos y luego a otra sin ellos.) Las sillas se disponen para pivotar en la transferencia.
Graduación: por favor, señale la categoría menor que más se ajuste
( ) 0 necesita dos personas para ayudar o supervisar.
( ) 1 necesita una persona para ayudar.
( ) 2 capaz de practicar la transferencia con claves verbales y/o supervisión.
( ) 3 capaz de practicar la trasferencia con seguridad usando las manos.
( ) 4 capaz de practicar la transferencia con seguridad usando mínimamente las manos.

6. Bipedestación sin apoyo y con los ojos cerrados.

Instrucciones: << cierre los ojos y permanezca de pie parado durante 10 segundos>>.
Graduación: por favor, señale a categoría menor que más se ajuste
( ) 0 necesita ayuda para no caerse
( ) 1 incapaz de cerrar los ojos 3 segundos pero se mantiene estable.
( ) 2 capaz de permanecer de pie 3 segundos.
( ) 3 capaz de permanecer de pie 10 segundos con supervisión.
( ) 4 capaz de permanecer de pie 10 segundos con seguridad.

7. Bipedestación sin apoyo con los pies juntos.

Instrucciones: <<junte los pies y permanezca de pie sin apoyarse en nada>>.
Graduación: por favor, señale la categoría menor que más se ajuste
( ) 0 necesita ayuda para mantener el equilibrio y no aguanta 15 segundos.
( ) 1 necesita ayuda para mantenerse el equilibrio, pero aguanta 15 segundos con los pies juntos.
( ) 2 capaz de juntar los pies sin ayuda, pero incapaz de aguantar 30 segundos.
( ) 3 capaz de juntar los pies sin ayuda y permanecer de pie 1 minuto con supervisión.
( ) 4 capaz de juntar los pies sin ayuda y permanecer de pie 1 minuto con seguridad.
Los ítems siguientes deben practicarse de pie sin apoyo alguno

8. Estirarse hacia delante con el brazo extendido.

Instrucciones: << levante el brazo hasta 90º. Extienda los dedos y estírese hacia delante todo lo posible>>. (El examinador sitúa una regla al final de las yemas de los dedos de los dedos cuando el brazo adopta un ángulo de 90º. Los dedos no deben tocar la regla mientras el practicante se estira. La medida registrada es la distancia que alcanzan los dedos en sentido anterior mientras la persona se inclina hacia delante.)
Graduación: por favor, señale a categoría menor que más se ajuste
( ) 0 necesita ayuda para no caerse
( ) 1 se estira hacia delante pero necesita supervisión.
( ) 2 puede estirarse hacia delante más de 5 cm con seguridad.
( ) 3 puede estirarse hacia adelante más de 12,7 cm con seguridad.
( ) 4 puede estirarse hacia delante con confianza más de 25 cm.

9. Coger un objeto del suelo en bipedestación.

Instrucciones: << por favor, recoja el zapato/zapatilla situada delante de sus pies>>.
Graduación: por favor, señale la categoría menor que más se ajuste
( ) 0 incapaz de intentarlo/necesita ayuda para no perder el equilibrio o caerse.
( ) 1 incapaz de recoger la zapatilla y necesita supervisión mientras lo intenta.
( ) 2 incapaz de recoger la zapatilla, pero se acerca a 2,5-5 cm y mantiene el equilibrio sin ayuda
( ) 3 capaz de recoger la zapatilla pero con supervisión
( ) 4 capaz de recoger la zapatilla con seguridad y facilidad

10. En bipedestación, girar la cabeza hacia atrás sobre los hombros derecho e izquierdo.

Instrucciones: << Gire el tronco para mirar directamente sobre el hombro izquierdo. Ahora pruebe a mirar por encima del hombro derecho>>.
Graduación: por favor, señale la categoría menor que más se ajuste
( ) 0 necesita ayuda para no caerse.
( ) 1 necesita supervisión en los giros.
( ) 2 gira solo de lado, pero mantiene el equilibrio.
( ) 3 mira solo hacia atrás por un lado; el otro lado muestra un desplazamiento menor del peso.
( ) 4 mira hacia atrás por ambos lados y practica un buen desplazamiento del peso.

11. Giro de 360º.

Instrucciones: << Dé una vuelta completa en círculo. Haga una pausa, y luego trace el circulo de vuelta en la otra dirección>>.
Graduación: por favor, señale a categoría menor que más se ajuste
( ) 0 necesita ayuda mientras gira
( ) 1 necesita estrecha supervisión u órdenes verbales
( ) 2 capaz de girar 360º con seguridad pero con lentitud
( ) 3 capaz de girar 360º con seguridad sólo por un lado en menos de 4 segundos
( ) 4 capaz de girar 360º con seguridad en menos de 4 segundos por ambos lados

12. Subir alternativamente un pie sobre un escalón o escabel en bipedestación sin apoyo.

Instrucciones:<< coloque primero un pie y luego el otro sobre un escalón (escabel). Continúe hasta haber subido ambos pies cuatro veces>>. (Recomendamos el uso de un escalón de 15 cm)
Graduación: por favor, señale a categoría menor que más se ajuste
( ) 0 necesita ayuda para no caer/ incapaz de intentarlo.
( ) 1 capaz de completar menos de dos pasos; necesita ayuda mínima
( ) 2 capaz de completar cuatro pasos sin ayuda pero con supervisión
( ) 3 capaz de estar de pie sin ayuda y completar los ocho pasos en más de 20 segundos
( ) 4 capaz de estar de pie sin ayuda y con seguridad, y completar los ochos pasos en menos de 20 segundos.

13. Bipedestación sin apoyo con un pie adelantado.
Instrucciones: <<ponga un pie justo delante del otro. Si le parece que no puede ponerlo justo delante, trate de avanzar lo suficiente el pie para que el talón quede por delante de los dedos del pie atrasado>>. (Haga una demostración) Graduación: por favor, señale la categoría menor que más se ajuste ( ) 0 pierde el equilibrio mientras da el paso o está de pie ( ) 1 necesita ayuda para dar el paso, pero aguanta 15 segundos ( ) 2 capaz de dar un pasito sin ayuda y aguantar 30 segundos. ( ) 3 capaz de poner un pie delante del otro sin ayuda y aguantar 30 segundos ( ) 4 capaz de colocar los pies en tándem sin ayuda y aguantar 30 segundos
14. Monopedestacion.
Instrucciones: << permanezca de pie sobre una sola pierna todo lo que pueda sin apoyarse en nada>>. Graduación: por favor, señale la categoría menor que más se ajuste ( ) 0 incapaz de intentarlo o necesita ayuda para no caerse ( ) 1 intenta levantar la pierna; es incapaz de aguantar 3 segundos, pero se mantiene de pie sin ayuda ( ) 2 capaz de levantar la pierna sin ayuda y aguantar 3 segundos ( ) 3 capaz de levantar la pierna sin ayuda y aguantar 5 a 10 segundos ( ) 4 capaz de levantar la pierna sin ayuda y aguantar más de 10 segundos.
Puntuación total :   /56

Tabla 20: Escala analógica visual de vertigo
Indique la cantidad de mareos que experimenta en las siguientes situaciones marcando las escalas a continuación:
0 no representa mareos y 10 representa el mayor mareo
Caminando por el pasillo de un supermercado

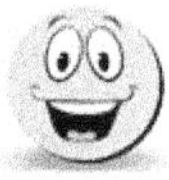

0 ____ 10

Ser un pasajero en un automóvil

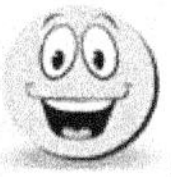

0 ____ 10

Estar bajo luces fluorescentes

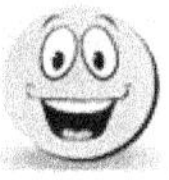

0 ____ 10

Ver el tráfico en un cruce de calles

0 ____ 10

Caminando por un centro comercial

0 ____ 10

Bajando por una escalera mecánica

0 ____ 10

Viendo una película en el cine

0 ____ 10

Caminando sobre un piso estampado o con diseño

0 ____ 10

Ver películas de acción televisión

0 ____ 10

Capítulo 19

Rehabilitación vestibular

Fga. Luisina Rivadero
Méd. Agustín R. Miranda

Introducción

La realización de ejercicios para el tratamiento de la disfunción vestibular no es novedosa. Durante la Segunda Guerra Mundial, dos médicos británicos (Terence Cawthorne y Harold Cooksey) desarrollaron un programa de ejercicios para restaurar la función vestibular en soldados con lesiones. Los ejercicios de Cawthorne y Cooksey constituyeron la Terapia Física Vestibular (TFV o VPT, por su sigla en inglés), el primer antecedente de la rehabilitación vestibular (RV), que se aplicó como intervención terapéutica en pacientes con disfunción vestibular.

Las metas de la TFV eran disminuir el vértigo y la oscilopsia, mejorar el equilibrio funcional, especialmente durante la ambulación, y lograr la reintegración social. Los ejercicios de Cawthorne y Cooksey (Tabla 21) se estructuraban de manera creciente según su complejidad, y la prescripción se realizaba dependiendo el grado de severidad de la disfunción, cambiando según el progreso del paciente. El tratamiento aspiraba a que el paciente restablezca la calidad de vida premórbida. Inicialmente, Cawthorne y Cooksey propusieron la realización de sesiones grupales, cuyos beneficios eran que los pacientes se alentaban entre sí y, aquellos en estadíos iniciales del tratamiento, observaban el progreso de aquellos en estadíos avanzados. Los autores sostenían que el pronóstico de recuperación era mejor cuando se iniciaba TFV tempranamente; un ejemplo concreto es la sugerencia que realizaban a pacientes con enfermedad de Ménière sometidos a cirugía, a quienes recomendaban el aprendizaje de los ejercicios antes de la intervención quirúrgica y la realización de los mismos un día después de la operación. Actualmente, se argumenta que la TFV es segura y efectiva para el tratamiento de la disfunción vestibular. Herdman y Whitney, y Telian y Shepard realizan adaptaciones del programa de Cawthorne y Cooksey, amplían los principios y ofrecen versiones actualizadas de la terapia.

Por otro lado, existen tratamientos técnicos específicos para el VPPB como las maniobras de reposicionamiento (ver capítulo 12). Dado que el VPPB del canal semicircular posterior es la manifestación más frecuente, la maniobra más utilizada es la técnica de Epley, descrita por el autor homónimo en 1922. Si bien para el tratamiento del VPPB del canal semicircular posterior también se realiza el ejercicio de Brandt-Daroff (Tabla 22), los pacientes tratados con la maniobra de Epley manifiestan mayores intervalos entre las reincidencias de las crisis.

Además de las maniobras de reposicionamiento, los protocolos de Cawthorne y Cooksey, y Brand-Daroff, se conocen los protocolos de Herdman (ejercicios para incrementar la adaptación vestibular, ejercicios para aumentar la estabilización de la postura dinámica y estática, y ejercicio para estabilizar la mirada), el protocolo de Ganança para estimular la función otovestibular, el protocolo de la Associazione Otologi Ospedalieri Italiani, y el protocolo de Davis y O'Leary. El diseño del programa de RV puede incluir, combinadas, propuestas de varios autores, dependiendo de los signos y síntomas del paciente.

De esta manera, gracias a los avances en la práctica investigativa y clínica, la RV se consolida como una intervención terapéutica basada en evidencia, aceptada y utilizada para el tratamiento de múltiples patologías que involucran la disfunción vestibular, tales como enfermedad de Ménière, laberintitis, VPPB, mareo multisensorial, vértigo psicógeno y migraña vestibular, entre otras. La meta de la RV es alcanzar y mantener un estado óptimo de bienestar físico, intelectual, psicológico, y social en pacientes con disfunción vestibular. El programa de RV debe ser producto de un abordaje multidisciplinar del paciente que involucra un equipo de trabajo con fonoaudiólogos, kinesiólogos, médicos especialistas en otoneurología, y psicólogos.

Tabla 21: Ejercicios de Cowthorne y Cooksey de la TFV.
Movimientos de cabeza y ojos. Paciente en posición sentado.
1. Mirar hacia arriba y abajo sin mover la cabeza. 2. Mirar hacia izquierda y derecha sin mover la cabeza. 3. Extender el brazo y apuntar con un dedo. Enfocarse en el dedo y llevarlo hacia la nariz. Extender el brazo nuevamente. 4. Mover la cabeza hacia izquierda y derecha con los ojos abiertos, lentamente. 5. Mover la cabeza hacia izquierda y derecha con los ojos abiertos, rápidamente. 6. Mover la cabeza hacia arriba y abajo con los ojos abiertos, lentamente. 7. Mover la cabeza hacia arriba y abajo con los ojos abiertos, rápidamente. 8. Mover la cabeza hacia izquierda y derecha con los ojos cerrados, lentamente. 9. Mover la cabeza hacia arriba y abajo con los ojos cerrados, lentamente.
Movimientos de cabeza y cuerpo. Paciente en posición sentado.
1. Colocar un objeto en el piso, delante del paciente. Inclinar el cuerpo hacia adelante, simulando recoger el objeto, con los ojos abiertos y la mirada hacia abajo, fija en el objeto. Volver a la posición inicial con los ojos abiertos y la mirada hacia arriba.
Movimientos de cabeza, ojos, y cuerpo. Paciente de pie.
1. Realizar la secuencia de sentarse, pararse y sentarse, con los ojos abiertos. 2. Realizar la secuencia de sentarse, pararse y sentarse, con los ojos cerrados. 3. Realizar la secuencia de sentarse, pararse, girar sobre el propio eje, y sentarse, con los ojos abiertos. 4. Subir tres escalones con los ojos abiertos, con apoyo lateral de una baranda. 5. Subir tres escalones con los ojos cerrados, con apoyo lateral de una baranda. 6. Subir tres escalones con los ojos abiertos, sin apoyo lateral de una baranda. 7. Pararse en un pie con los ojos abiertos. 8. Pararse en un pie con los ojos cerrados. 9. Caminar en línea recta hacia adelante sobre una superficie suave y blanda con los ojos abiertos (ej.: colchón). 10. Caminar en línea recta hacia adelante sobre una superficie suave y blanda con los ojos cerrados (ej.: colchón). 11. Caminar en línea recta hacia adelante sobre una superficie suave y blanda con los ojos abiertos (ej.: colchón) colocando cada pie delante del otro, sin dejar espacio entre los pasos. 12. Caminar en línea recta hacia adelante sobre una superficie suave y blanda con los ojos cerrados (ej.: colchón) colocando cada pie delante del otro, sin dejar espacio entre los pasos. 13. Caminar en línea recta hacia adelante, con los ojos abiertos mirando hacia izquierda y derecha. 14. Caminar en línea recta hacia adelante, con los ojos abiertos mirando hacia izquierda y derecha, leyendo palabras colocadas en cada lado. 15. Caminar en línea recta hacia adelante sobre una superficie suave y blanda con los ojos abiertos (ej.: colchón) mirando hacia izquierda y derecha.
Realizar los ejercicios en entornos adversos (ej.: presencia de ruido que dificulta la concentración) para favorecer la funcionalidad en situaciones de la vida diaria.

Tabla 22: Ejercicios de Brandt-Daroff.
Posición 1: Paciente en posición erguida, sentado sobre una camilla, con ojos abiertos y un giro de cabeza de 45º hacia la izquierda.
Acostarse rápidamente (1-2 s) hacia la derecha, sobre el brazo, con los ojos abiertos y un giro de cabeza de 45º hacia la izquierda.
Posición 2: Paciente acostado en la camilla sobre el brazo derecho, con los ojos abiertos y un giro de cabeza de 45º hacia la izquierda.
Permanecer en la posición 2 durante 20-30 s.
Levantarse rápidamente (1-2 s) hacia el centro, con los ojos abiertos y un giro de cabeza de 45º hacia la izquierda.
Permanecer en la posición 1 durante 20-30 s.
Repetir el procedimiento hacia el lado contrario, realizando un giro de cabeza de 45º hacia la derecha en la posición 1 y acostándose hacia la izquierda en la posición 2.

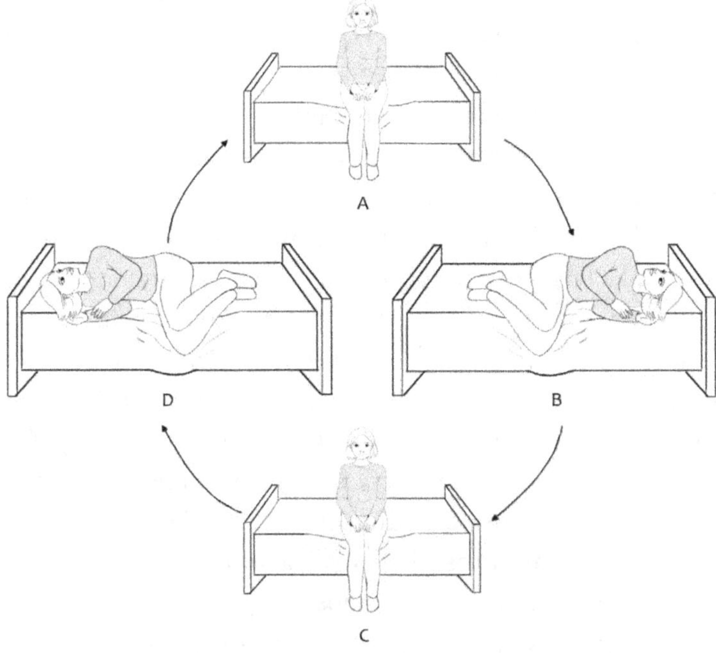

Figura 81: ejercicios de Brandt-Daroff.

2. Principios de la rehabilitación vestibular

Dado que toda RV está atravesada por factores intrínsecos (patología vestibular, edad, motivación) y extrínsecos (contextuales), no es posible estructurar un protocolo unívoco que garantice óptimos resultados. Sin embargo, es necesario conocer los principios que guían la terapia para ejercer una praxis responsable y permitirle al paciente alcanzar el máximo potencial de recuperación.

En primer lugar, se debe tener en cuenta que los resultados de la RV personalizada son mejores que los de programas genéricos. La prescripción de los ejercicios del programa no es azarosa sino que contempla el diagnóstico inicial, la severidad de los síntomas, los antecedentes patológicos, las expectativas del paciente y sus familiares, los intereses del paciente y el rendimiento durante las actividades. En este sentido, para planificar una RV efectiva tres aspectos son cruciales: por un lado, contar con una anamnesis detallada y una evaluación inicial rigurosa; por otro lado, realizar un seguimiento continuo del rendimiento del paciente; y por último, mantener una comunicación fluida con los demás profesionales del equipo de salud, con el paciente y los miembros de su familia.

La RV debe estructurarse con un objetivo general que detalle la meta a largo plazo del programa, y varios objetivos específicos que contribuyan en conjunto a la consecución del anterior. La terapia se materializa en sesiones en el consultorio (programa de entrenamiento en el consultorio) y ejercicios para el domicilio (programa de entrenamiento para el hogar). La frecuencia y duración de las sesiones periódicas en el consultorio, así como la duración y frecuencia de los ejercicios en el domicilio varía entre pacientes y en un mismo paciente a lo largo del tratamiento, ya sea aumentando o disminuyendo la frecuencia y/o duración. Las de sesiones en consultorio pueden ocurrir dos veces por semana o una vez cada dos semanas, con una duración de 60 a 15 minutos. Si bien se suele recomendar la realización diaria de ejercicios en el domicilio, la frecuencia de realización puede ser de una a tres veces por día, con una duración aproximada de diez minutos. Previo al comienzo de la RV se debe advertir al paciente que durante e inmediatamente después (aproximadamente hasta 20 minutos) de la realización de los ejercicios se desencadenará sintomatología como mareos, náuseas, o desequilibrio.

Respecto al momento de inicio de la RV, se sostiene el postulado de Cawthorne y Cooksey: el inicio temprano de la RV mejora el pronóstico de la terapia. La idea del inicio temprano de la RV surge a partir de la observación de que aquellos pacientes con disfunción vestibular que se mantenían activos se recuperaban más rápido. Si bien se reconoce la posibilidad de la recuperación espontánea, la evidencia científica demuestra que el paciente que accede a RV logra mayores niveles de funcionalidad y se recupera más rápido que aquel sin intervención terapéutica. Por ejemplo, se estima que los pacientes con sintomatología vestibular consecuente a traumatismo craneoencefálico

(TCE) tienen una recuperación espontánea de 9 meses y una persistencia de la sintomatología de un año, mientras que los pacientes que realizan RV experimentan menor período de discapacidad, pudiendo recuperarse en 3 meses. Más aún, se sugiere que la recuperación se acelera mediante la RV de inicio temprano y tratamiento farmacológico concomitante. El concepto de período crítico se ha comenzado a utilizar recientemente a partir de resultados de investigaciones en modelos animales con lesiones vestibulares que evidencian la existencia un período sensible a la reorganización funcional de las redes neuronales involucradas en la función vestibular (primer mes postmórbido). Comenzar el tratamiento durante el período crítico posibilita modular, a través del programa de RV, los patrones de circuitos neuronales usando mecanismos de competencia sináptica que refuercen las conexiones activadas durante el entrenamiento. Mientras que la recuperación vestibular espontánea obedece a procesos *bottom-up* que ocurren en respuesta a la deprivación sensorial, la RV ejerce un papel instructivo y modula la reorganización neuronal mediante procesos *top-down*.

Siguiendo este fundamento neurobiológico desde el paradigma hebbiano, se entiende que la remodelación de las conexiones neuronales vestibulares se beneficia si la RV incluye componentes sensoriomotores y cognitivo-conductuales, ya que la activación simultánea de las células fortalece de manera cooperativa las sinapsis. En este sentido, la RV no se reduce a la administración de ejercicios para restaurar la función vestibular, sino que involucra complejos procesos de integración temporo-espacial, propiocepción, control postural, coordinación oculomotriz, y habilidades cognitivas visuoespaciales, que tienden a restablecer la calidad de vida.

Al ser el restablecimiento de la calidad de vida la meta de la recuperación funcional, es beneficioso adoptar un abordaje ecológico de RV. La RV ecológica incluye ejercicios presentes en las situaciones diarias que el paciente experimenta, y realiza intervenciones en contextos donde el sujeto se desempeña socialmente. Esta idea surge del concepto de enriquecimiento ambiental utilizado en el campo de las neurociencias básicas, con potencial de inducir mecanismos neuroprotectores que mejoran el desempeño comportamental luego de lesiones cerebrales, por ejemplo. De este modo, el uso de ambientes ecológicos enriquecidos (ej.: realidad virtual, caminar por los pasillos del supermercado buscando un producto determinado, jugar ping-pong) en la RV puede ser una estrategia terapéutica para aumentar la motivación del paciente y mejorar el pronóstico de recuperación funcional.

3. Mecanismos de recuperación funcional

Ahora bien, ¿cómo se restablece la función vestibular? Se detallan tres mecanismos básicos de recuperación funcional con los que se trabaja en RV: restauración, adaptación (sustitución sensorial y sustitución comportamental), y habituación. Sin embargo, aún no existe consenso en la literatura científica respecto a la terminología pertinente.

Restauración: mecanismo de recuperación que permite restablecer la función perdida con los elementos estructurales y funcionales originales. Por ejemplo: la capacidad intrínseca de regeneración de las células ciliadas sensoriales periféricas. Este proceso es novedoso y está siendo objeto de conocimiento de la investigación básica, la única evidencia en humanos proviene de un paciente con neuritis vestibular, en quien se registró la restauración completa de la función del canal semicircular horizontal. Otro ejemplo son los neuroimplantes vestibulares, que podrían permitir la restauración del reflejo vestíbulo-ocular en pacientes con disfunción vestibular bilateral. Si bien la viabilidad tecnofisiológica del implante se investigó en modelos animales, se han realizado estudios en humanos con resultados prometedores.

Adaptación: mecanismo de recuperación que se constituye como un proceso central de aprendizaje, se adquiere activamente y requiere de la interacción dinámica del sujeto con el entorno. Es posible clasificar la adaptación en dos mecanismos distintos: sustitución sensorial y sustitución comportamental; en ambos casos la función vestibular no se recupera sino que se reemplaza por un nuevo modo operativo que utiliza señales sensoriales distintas a las originales o estrategias de comportamiento aprendidas, respectivamente. Dado que la función vestibular depende de marcos de referencia múltiples (geocéntricos, alocéntricos y egocéntricos) e involucra procesos de integración multisensorial (vestibular, visual, somatosensorial, y táctil), la RV por adaptación le ofrece al paciente un nuevo marco de referencia para el control postural y la orientación mediante la ponderación de señales sensoriales remanentes (ej.: las señales visuales que compensan la deprivación de información vestibular y sirven de referencia para el control postural y la estabilidad del tronco) o el reemplazo por estrategias conductuales que involucran redes neuronales reorganizadas para compensar la función perdida (ej.: los movimientos sacádicos encubiertos que reemplazan el reflejo vestíbulo-ocular y previenen la oscilopsia durante los movimientos de cabeza).

Respecto a la sustitución sensorial, es relevante considerar que mientras el paciente en estadío agudo de disfunción vestibular unilateral depende de estímulos somatosensoriales de las extremidades inferiores, durante el estadío crónico la pérdida se compensa con señales visuales. En base a esto último, se debe cuidar que el sujeto no desarrolle dependencia visual (fijación de la mirada en un objeto inmóvil y reducción de los movimientos de cabeza durante la marcha) ya que una escena visual móvil (autos en movimiento en la calle) puede desencadenar inestabilidad. Sin embargo, se advierte la existencia de pacientes cuya única posibilidad de ambulación es la dependencia visual.

La adaptación descrita inicialmente por Cawthorne y Cooksey consistía en modificaciones en la ganancia del reflejo vestíbulo-ocular, y era utilizada en pacientes con reflejo vestíbulo-ocular deficiente que manifestaban inestabilidad en la mirada e inestabilidad postural. Los ejercicios consistían en la realización de movimientos de cabeza horizontales o verticales con fijación de mirada en un objetivo, provocando el deslizamiento de la retina. Actualmente se continúa practicando dichos ejercicios y, para aumentar la complejidad y efectividad, se utilizan objetivos móviles de fijación de la mirada que se dirijan en la dirección opuesta al movimiento de cabeza.

- *Habituación*: mecanismo de recuperación que se constituye como un proceso central de aprendizaje, pero no requiere necesariamente la participación activa del sujeto. Se utiliza para el tratamiento de pacientes con sensibilidad al movimiento y dependencia visual. A diferencia de la adaptación, cuyo objetivo es variar cualitativamente la respuesta, la habituación se propone variar cuantitativamente la respuesta. Los mecanismos fisiológicos que subyacen la adquisición de la habituación consisten en una disminución de los potenciales postsinápticos excitatorios en consecuencia de bloqueos de los canales de calcio presinápticos. La habituación se mantiene debido a un proceso de plasticidad hebbiana.

  Los ejercicios de habituación consisten en la reducción progresiva de la magnitud de respuesta sensorial debido a la exposición repetida y sistemática al estímulo que la desencadena. En este sentido, la adherencia a un programa de ejercicios con movimientos de cabeza o cambios posturales que desencadenan sintomatología vestibular, genera tolerancia en el paciente y reduce paulatinamente la respuesta hasta anularla. La prescripción de los ejercicios debe tener en cuenta el tipo, la intensidad y la dirección del estímulo desencadenante. Se sugiere no incluir ciertos ejercicios, como ponerse de pie rápidamente, en el programa de RV de adultos mayores ya que pueden provocar hipotensión ortostática. Un ejemplo de habituación que no involucra movimientos de cabeza es la estimulación optocinética, que consiste en la activación del sistema vestibular mediante la estimulación visual continua de baja frecuencia (menor que 0.3 Hz). La estimulación optocinética en un protocolo de realidad virtual se recomienda para el tratamiento de la dependencia visual.

La RV se completa cuando se logra la recuperación funcional del paciente, es decir, cuando es capaz de reintegrarse socialmente en el ámbito familiar y laboral, y en las actividades de ocio. Luego de lograr la recuperación funcional, el paciente puede descompensarse si adquiere un estilo de vida sedentario o adopta hábitos poco saludables de alimentación y descanso, es decir, reincide la sintomatología. Asimismo, la recuperación puede ser parcial, como sucede en pacientes con vértigo persistente desencadenado por el movimiento. Si bien se recomienda optar por mecanismos de adaptación para la RV, en estos casos podrían ser útiles estrategias de habituación que disminuyan la sensibilidad visual (ej.: realidad virtual).

4. Programa de entrenamiento en el consultorio y hogar

Las intervenciones en las vestibulopatias consisten en diseñar programas de entrenamiento tanto en el consultorio como para el domicilio. En las visitas con el terapeuta se implementaran las maniobras de reposicionamiento descriptas en el capítulo 12 para los casos de VPPB y los diversos ejercicios de rehabilitación que se detallan en este capítulo, adaptados a las necesidades particulares del paciente.

4.1 Ejercicios no instrumentales

a) Ejercicios para mejorar la estabilidad de la mirada:

- Giros cefálicos: girar la cabeza de lado a lado horizontalmente con la mirada fija en un objetivo. Haga el mismo ejercicio en sentido vertical de cabeza.
- Giros cefalotoráxicos: girar la cabeza y el tronco juntos en bloque horizontalmente con la mirada fija en el pulgar mientras el brazo se mueve junto con el tronco.
- Giro cefálicos mientras camina: mientras camina en línea recta, el paciente gira la cabeza horizontalmente hacia la izquierda y la derecha con la mirada fija en un objetivo. Repetir con movimientos cefálicos verticales.

b) Ejercicios para mejorar el movimiento de los ojos:

- Sacada: mantener la cabeza quieta y mover solamente los ojos. Imagine que horizontalmente coloca dos objetivos lo suficientemente juntos que mire directamente a uno. Mira un objetivo y rápidamente mira al otro objetivo, sin mover la cabeza. Repetir varias veces (uno del ejercicio Cawthorne-Cooksey).

- Persecución: mantener la cabeza quieta y solo mover los ojos. Extender un brazo hacia adelante y levanta el pulgar (objetivo), y girar el brazo de lado a lado mientras se enfoca en el pulgar.

- Sacada y reflejo vestíbulo-ocular: imaginar dos objetivos horizontales. Por ejemplo, los dos brazos se extienden hacia adelante con dos pulgares (objetivo) hacia arriba. Mirar un objetivo, asegurándo de que la cabeza esté alineada con el objetivo. Luego, mira al otro objetivo y gira la cabeza lentamente hacia el objetivo. Repetir varias veces en ambas direcciones.

- Búsqueda de imágenes: mirar directamente a un objetivo, asegurándo que la cabeza esté alineada con el objetivo. Cerrar los ojos y mover la cabeza alejando lentamente del objetivo mientras se imagina que aún se lo está mirando. Luego, se abren los ojos y se verifica si la mirada se mantuvo sobre el objetivo, caso contrario, se dirige la mirada hacia el objetivo. Repetir en la dirección opuesta. Debe ser lo más preciso posible. Repita en ambas direcciones varias veces.

c) Ejercicios para mejorar la estabilidad postural:

- Pararse en una pierna, mantenerse por 15 segundos, y cambiar de pierna.

- De pie con los pies talón con dedos, con ambos brazos extendidos. Mantenerse por 15 segundos, y cambiar a la otra pierna.

- Balancearse hacia adelante y hacia atrás. Ubique al paciente detrás de una silla y delante de una pared. Esto evita que el paciente se caiga. El paciente comienza flexionando los pies e inclinando el cuerpo de adelante hacia atrás con los talones hacia arriba. Repetir 10 veces.

- Marchar en el lugar.

d) Ejercicios para disminuir el vértigo

- Pararse con un brazo elevado sobre la cabeza, con los ojos mirando la mano elevada. Luego inclinarse y bajar el brazo diagonalmente con los ojos continuamente mirando la mano que llega al pie opuesto. Repetir 10 veces.

e) Ejercicios para mejorar las actividades de la vida diaria:

- Marchar haciendo curvas cerradas y abiertas hacia la derecha y la izquierda.

- Cambiar de una posición sentada a una posición de pie y luego volver a sentarse.

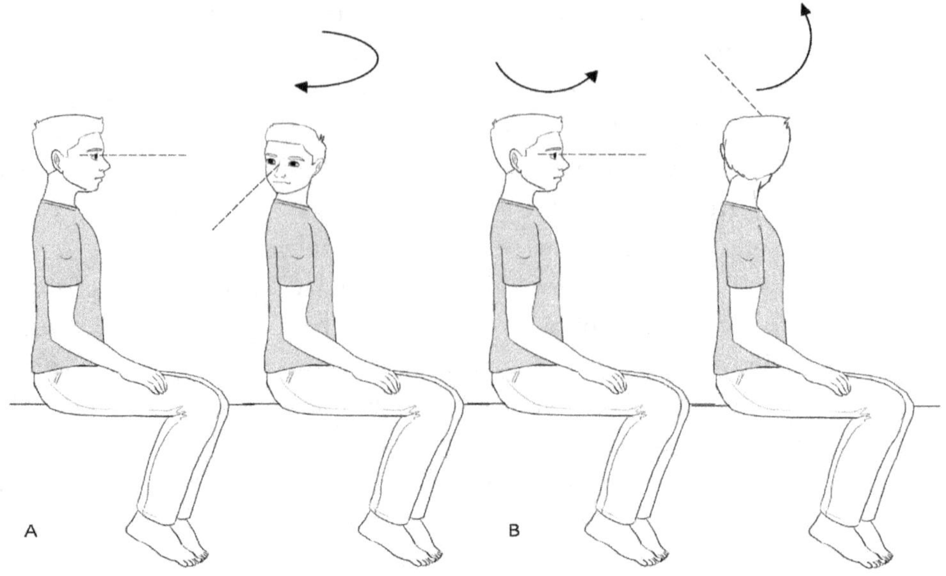

Figura 82: Movimientos de la cabeza en todas las direcciones, alternando la fijación de tres objetivos.

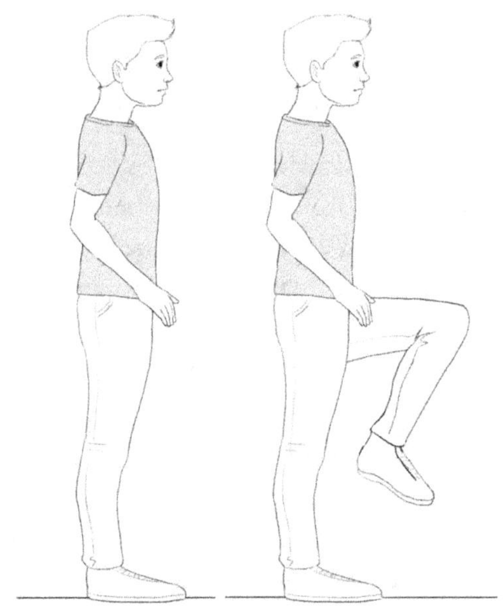

Figura 83: Marcha en el mismo lugar

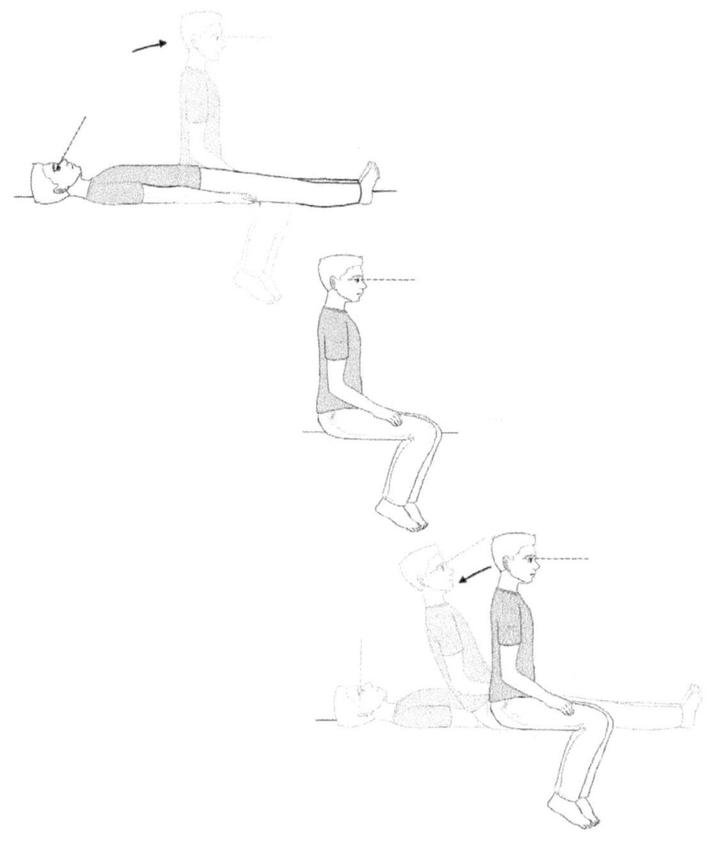

Figura 84: Al fijar un objetivo, el paciente se recuesta y se levanta

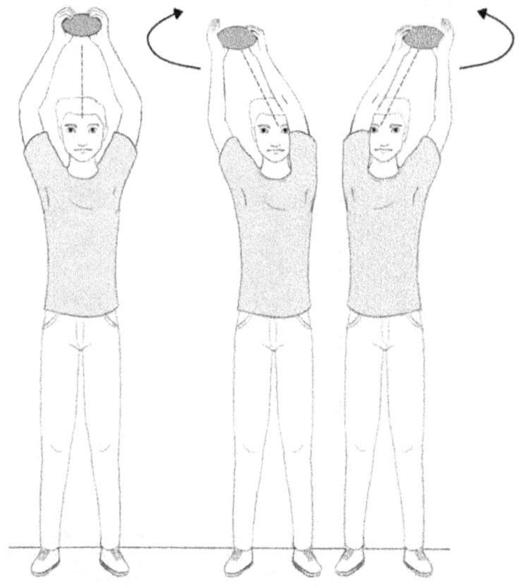

Figura 85: el paciente mueve un objeto en círculos mientras fija la mirada en él.

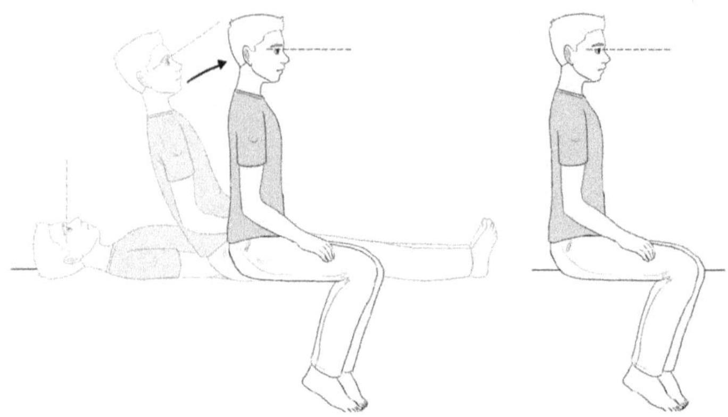

Figura 86: Desde la posición supina a la posición sentada, fijando un objetivo.

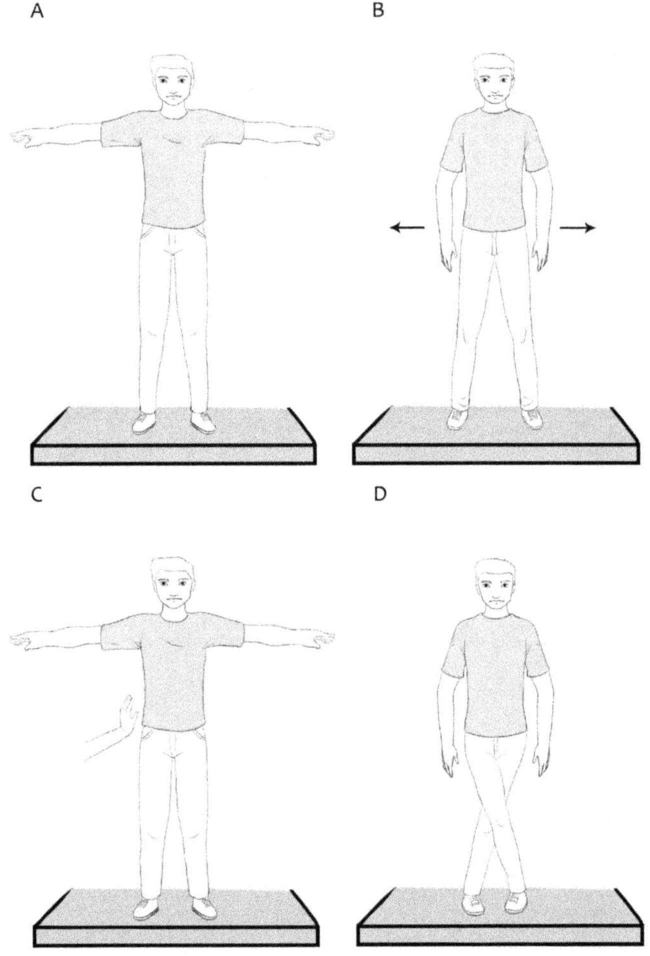

Figura 87: El paciente se alinea mirando un espejo (a), luego oscila (b), luego se resiste cuando el terapeuta lo desestabiliza (c) y mantiene el equilibrio cruzando las piernas (d).

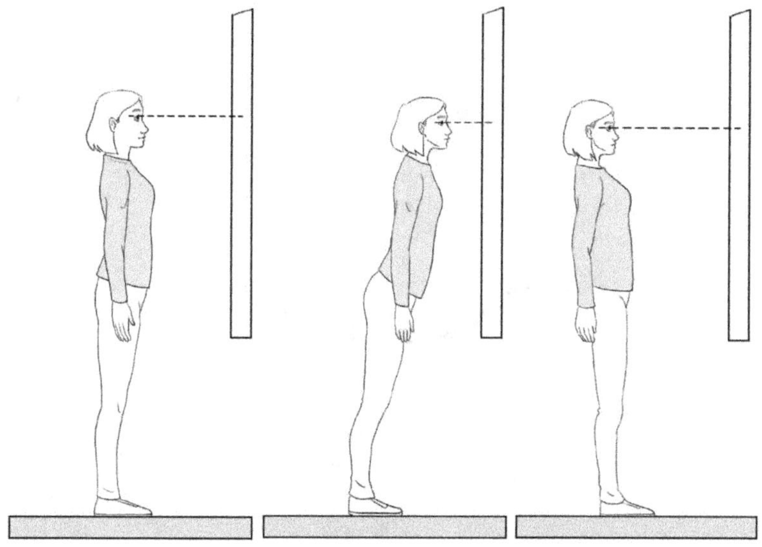

Figura 88: El paciente oscila alrededor de sus tobillos, manteniendo la pelvis quieta.

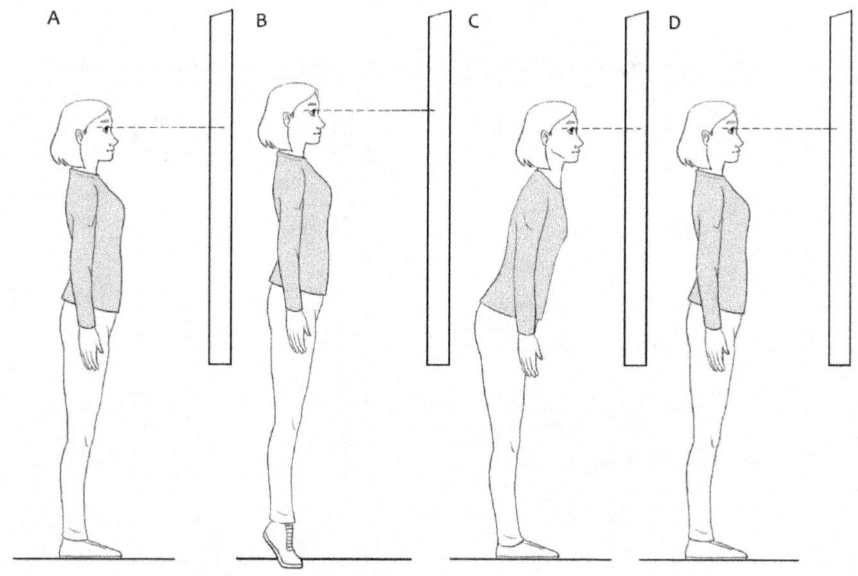

Figura 89: ejercicio similar al anterior, pero se ha progresado agregando la extensión de los pies.

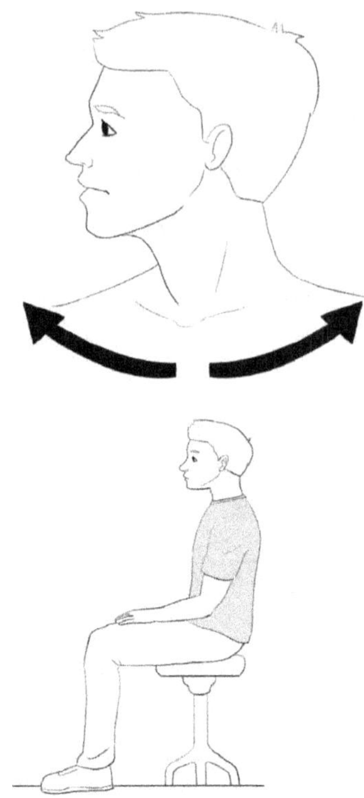

Figura 90: sentado, girar la cabeza con movimientos lentos y amplios.

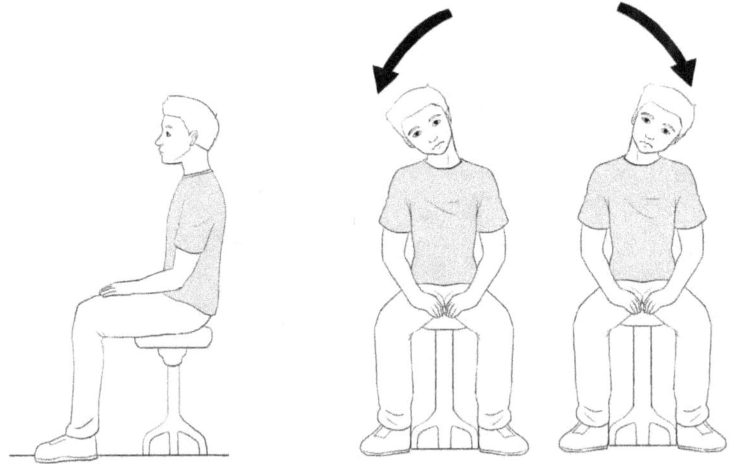

Figura 91: lateroflexión lenta pero amplia de la cabeza, en posición sentada.

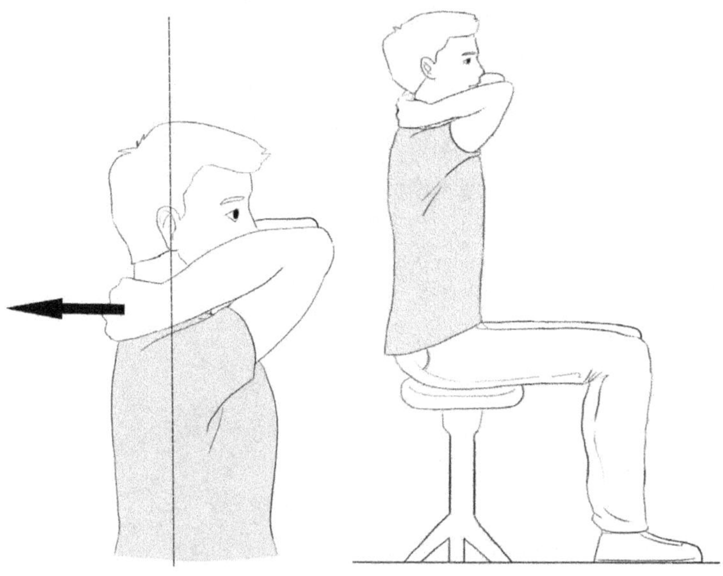

Figura 92: en posición sentada, las manos resisten los empujes hacia atrás de la cabeza.

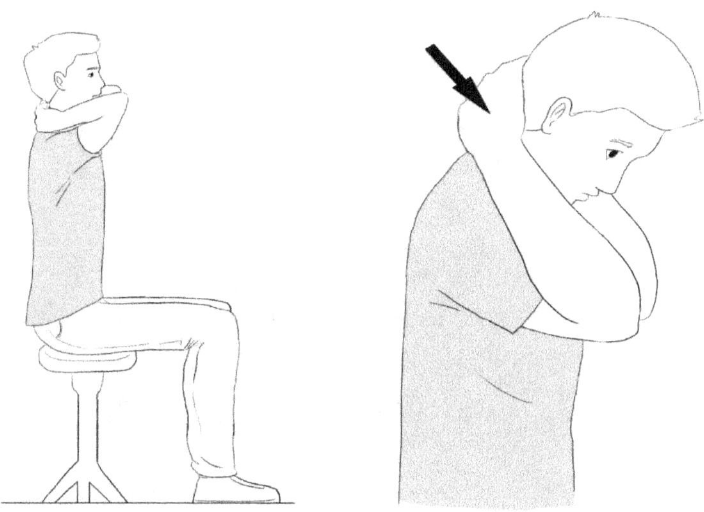

Figura 93: en posición sentada, se juntan las manos en el occipucio acompañando una lenta y rítmica flexión hacia adelante de la cabeza y el tronco: al exhalar, el paciente flexiona el tronco; inhalando reposiciona.

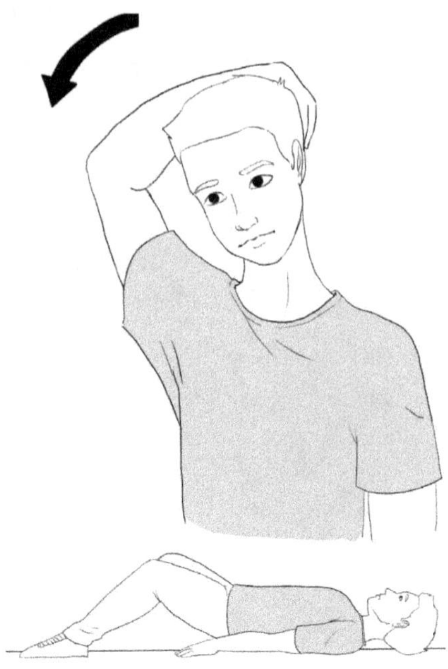

Figura 94: en posición supina, coloque una almohada debajo de las rodillas y la cabeza, luego el paciente usa su mano derecha para traccionar la cabeza hacia abajo, lenta y suavemente, siguiendo el ritmo de la respiración: el paciente tracciona al inhalar y se detiene al exhalar . Repetir usando la mano opuesta en el oído derecho.

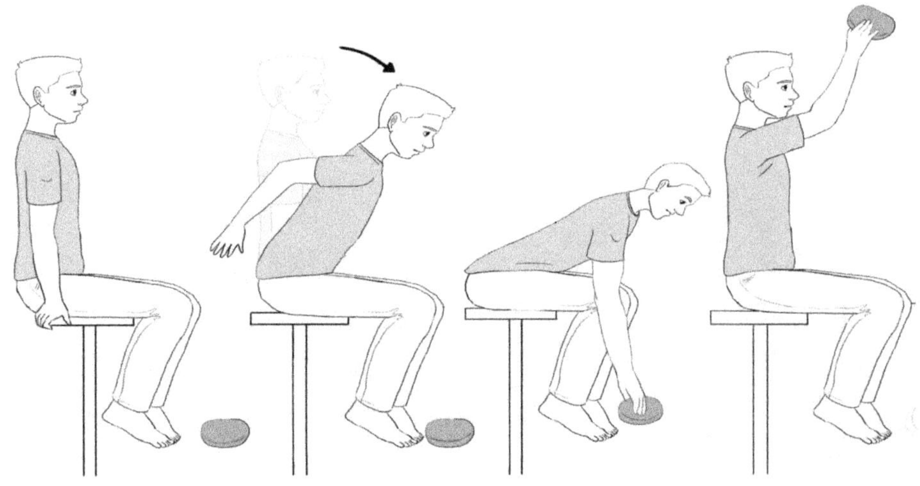

Figura 95: recoger y levantar un objeto del piso.

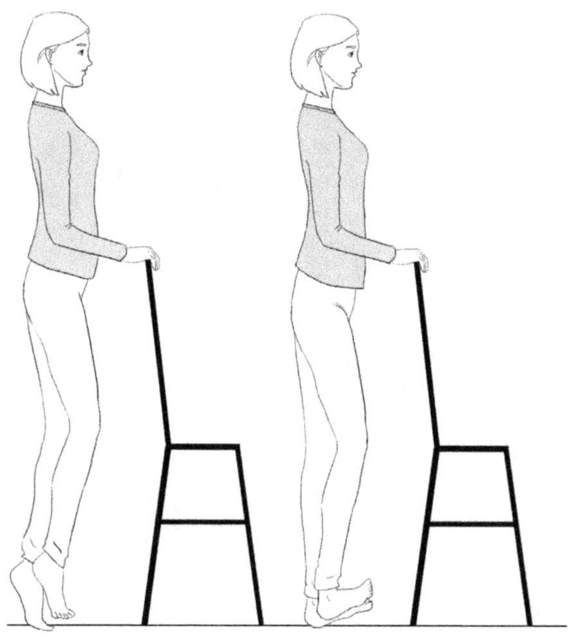

Figura 96: elevación de la punta de los pies y los talones.

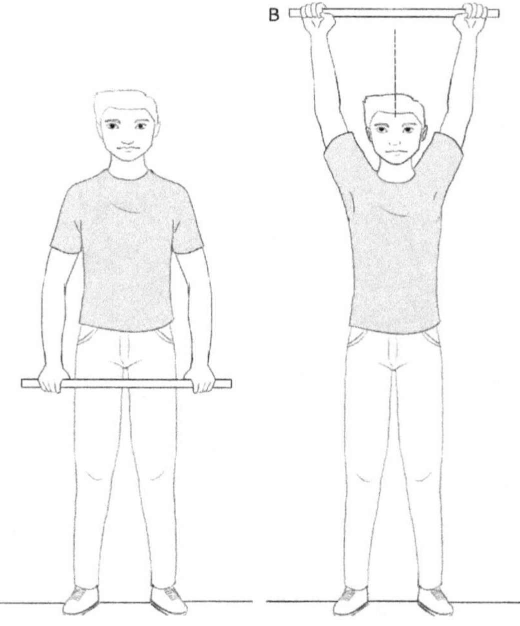

Figura 97: Agarrar y levantar un palo, de pie sobre superficie firme y repetir
en superficie blanda.

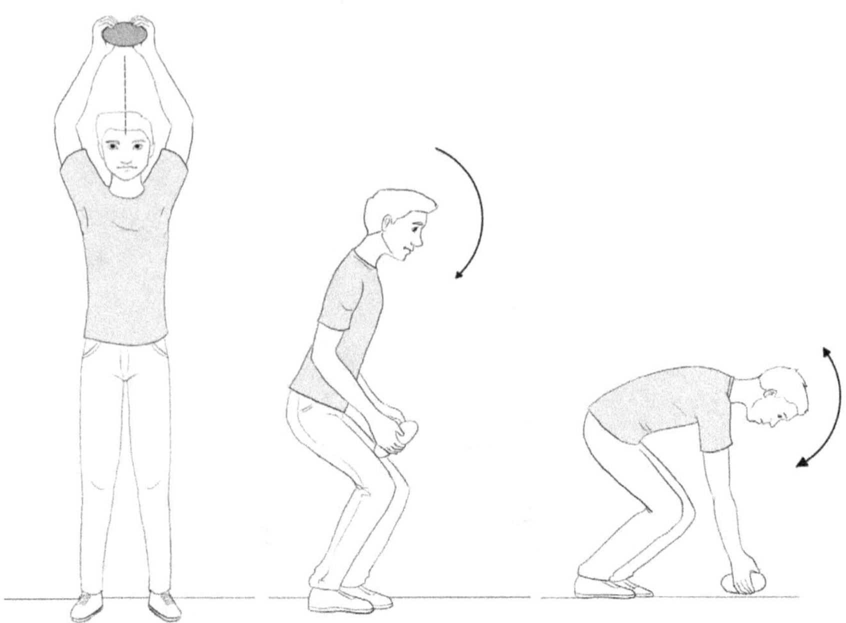

Figura 98: fijar la mirada en objeto y luego colocarlo en el suelo. Realizar primero en superficie fija y luego progresar a superficie blanda.

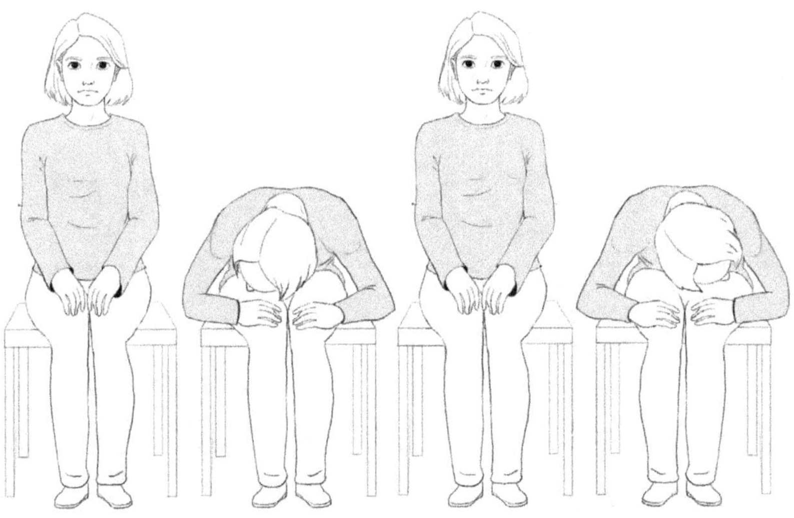

Figura 99: el paciente inhala, luego exhalando inclinándose hacia adelante sosteniendo su cabeza sobre la rodilla derecha, y se mantiene durante 10 segundos. Inhalando regresa a la posición sentada. Exhalando, se inclina hacia adelante tomando su cabeza sobre la rodilla izquierda. Espera 10 segundos, y luego inhalando, vuelve a la posición de sentado.

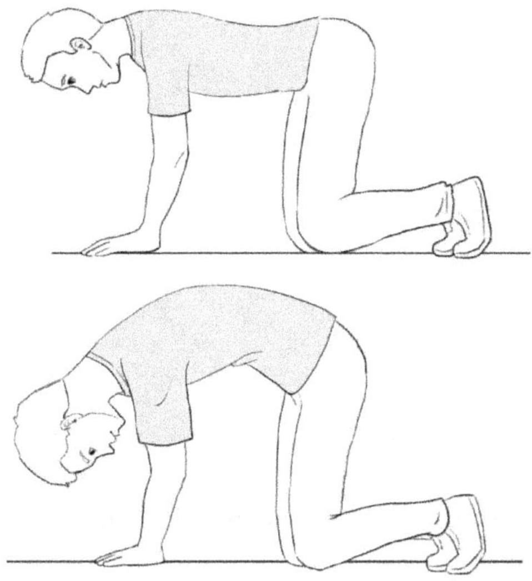

Figura 100: movimientos de la pelvis y columna en posición cuadrúpeda.

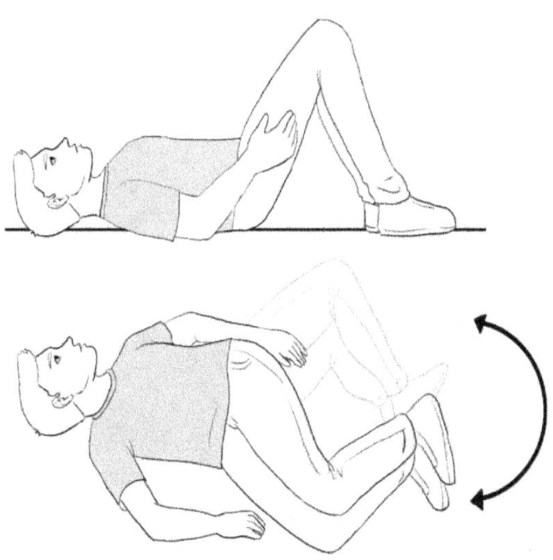

Figura 101: Con las piernas flexionadas y los pies sobre la cama, el paciente gira la pelvis hacia la derecha y hacia la izquierda manteniendo las rodillas flexionadas y las piernas juntas.

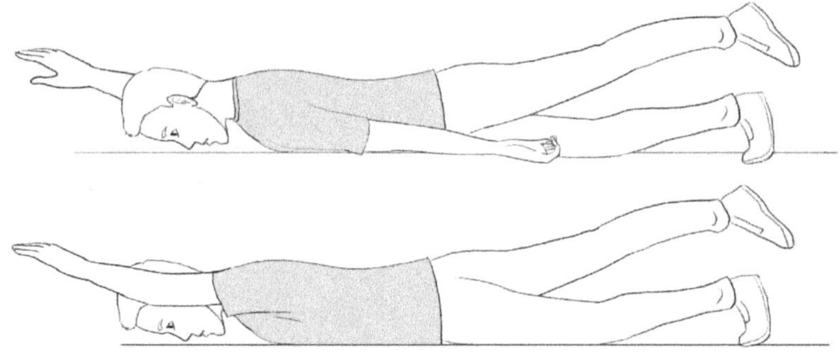

Figura 102: En posición prona, extensión simultánea de un brazo y la pierna opuesta.

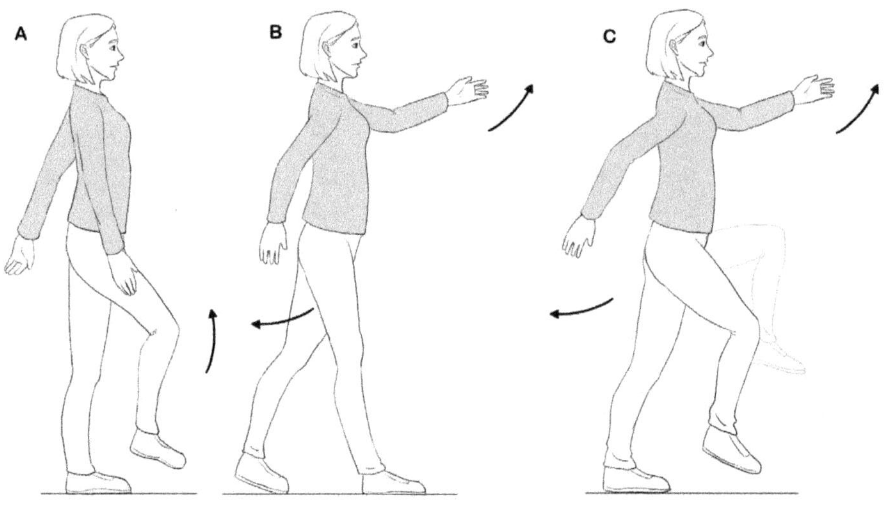

Figura 103: a) marchando; (b) oscilaciones de los brazos; (c) marchando con oscilaciones simultáneas de los brazos.

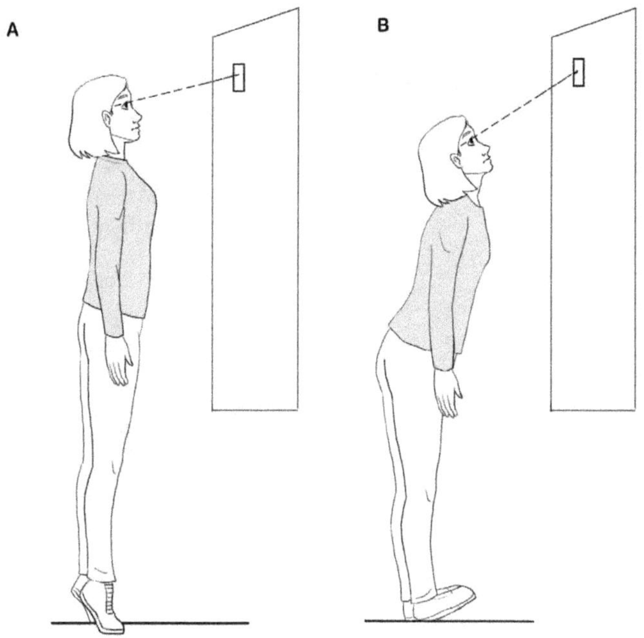

Figura 104: ejercicios en puntillas (a) y talones (b) con fijación de un objetivo en un espejo.

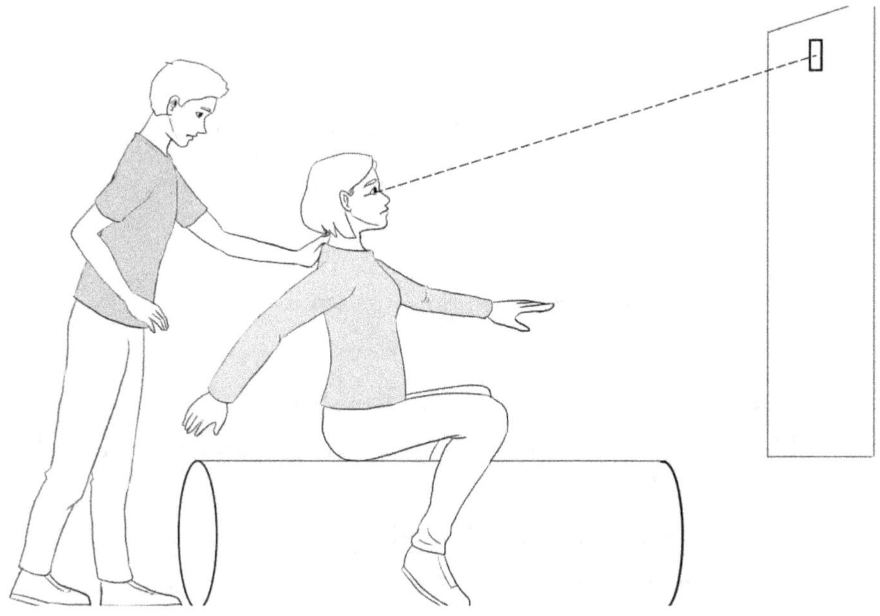

Figura 105: mantener equilibrio montado un cilindro o pelota de esferodinamia con la mirada fija en un objetivo en un espejo. El terapeuta asiste al paciente para evitar caídas.

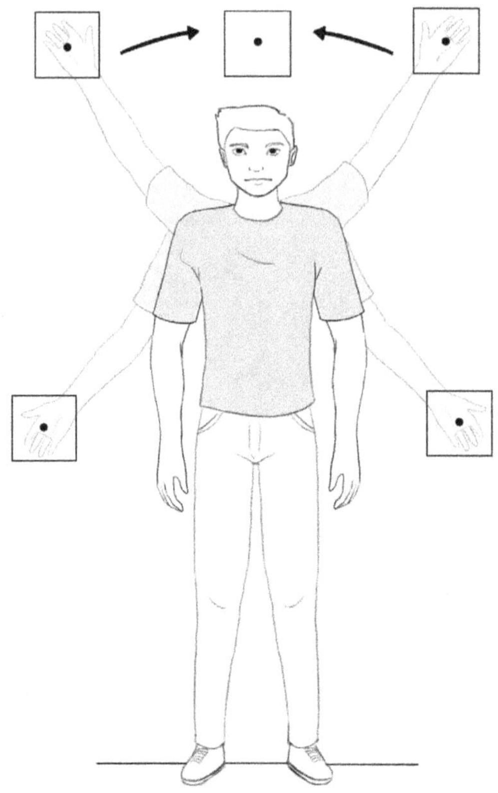

Figura 106: delante del paciente, hay un espejo con varios objetivos colocados en diferentes posiciones (cuadrados de papel de diferentes colores o marcados con diferentes números). De acuerdo con las órdenes del terapeuta, tiene que apuntar un objetivo lo más rápido y preciso posible.

Recomendaciones para el hogar

¿Cómo levantarse de una silla?:

a. Coloque sus manos sobre los brazos de la silla.

b. Lleve hacia adelante su tronco y levántese empujando sobre los brazos de la silla.

c. Ahora levántese fijando la mirada frente a usted.

d. Espere unos segundos antes de caminar y continúe fijando.

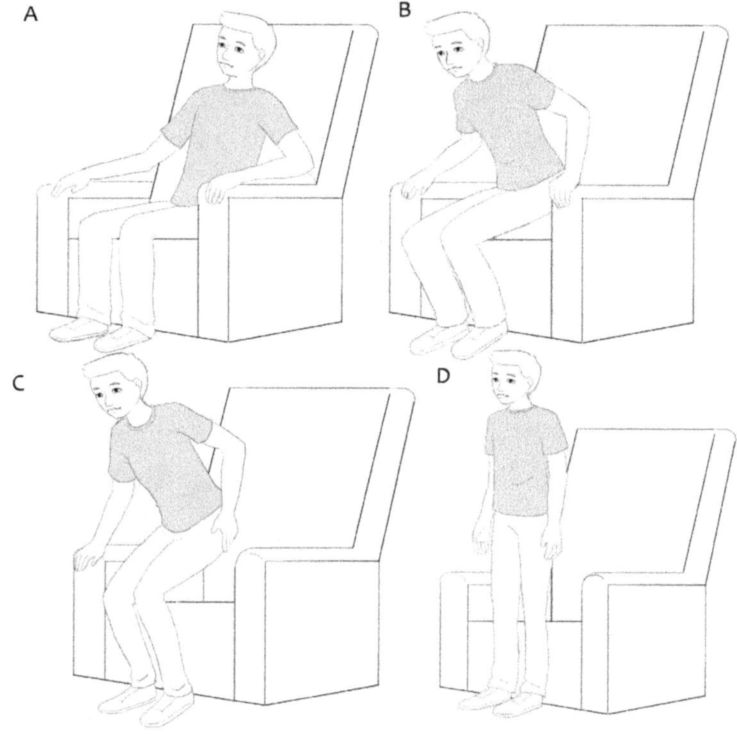

Figura 107.

¿Cómo levantar un objeto alejado del piso?:

A. Empuje el objeto cerca de una mesa o algo similar.

B. Usando la mesa como soporte, doble las rodillas y agarre el objeto.

C. Levántese usando la mesa como soporte.

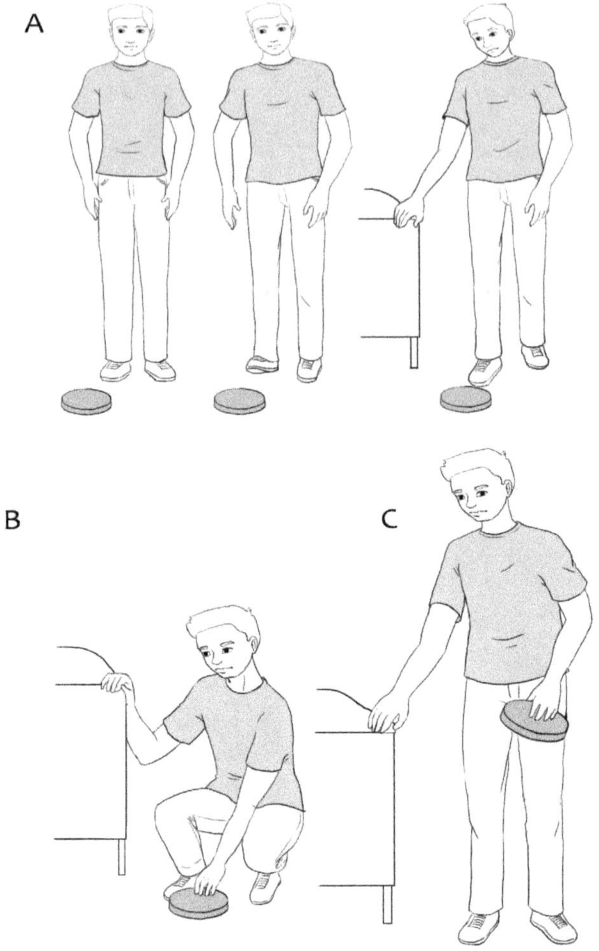

Figura 108.

¿Cómo levantarse de la cama?:

A. Gire a uno de los lados.

B. Lleve sus piernas al costado de la cama.

C. Levanta el tronco lentamente.

D. Siéntese fijando la mirada frente a usted, permaneciendo quieto durante unos segundos antes de ponerse de pie.

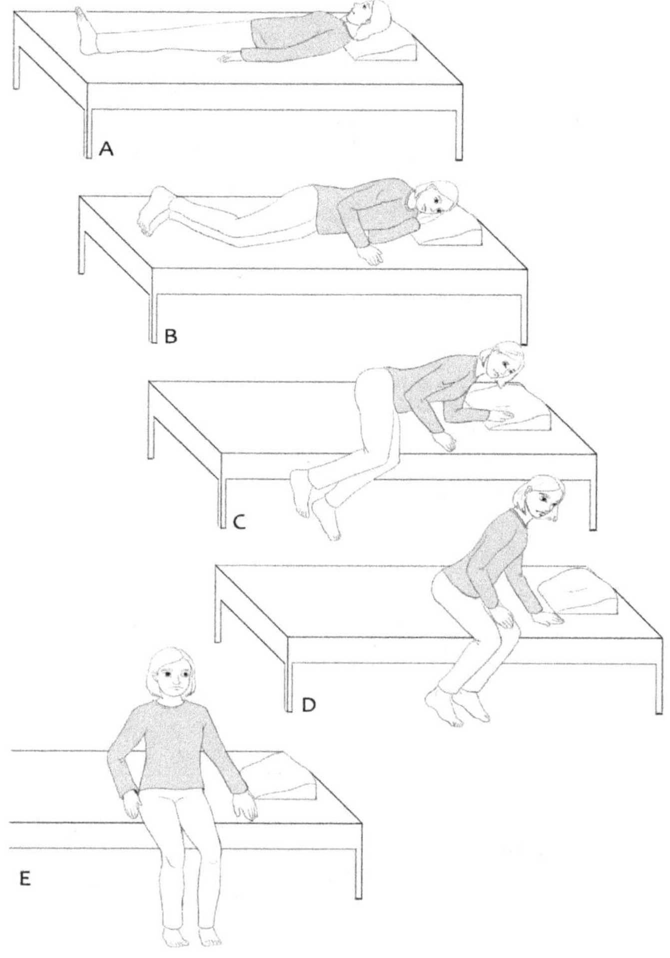

Figura 109.

Maniobras de reposicionamiento en el hogar

El autotratamiento en el hogar puede ser una alternativa al reposicionamiento en consultorio, siendo una estrategia válida principalmente en los casos de VPPB recurrente. La evidencia científica indica que las maniobras de reposicionamiento en el hogar pueden prevenir eficazmente las recurrencias VPPB de canal posterior. Se han propuesto distintas maniobras domiciliarias, siendo las más difundidas las maniobras domiciliarias de Epley, la de Semont, y más recientemente la de Foster. Normalmente, se realizan 3 ciclos justo antes de ir a dormir. Es mejor hacerlas por la noche que por la mañana o al mediodía. Si los pacientes se marean después de los ejercicios, pueden resolverse mientras esté durmiendo. Se repite todas las noches durante una semana.

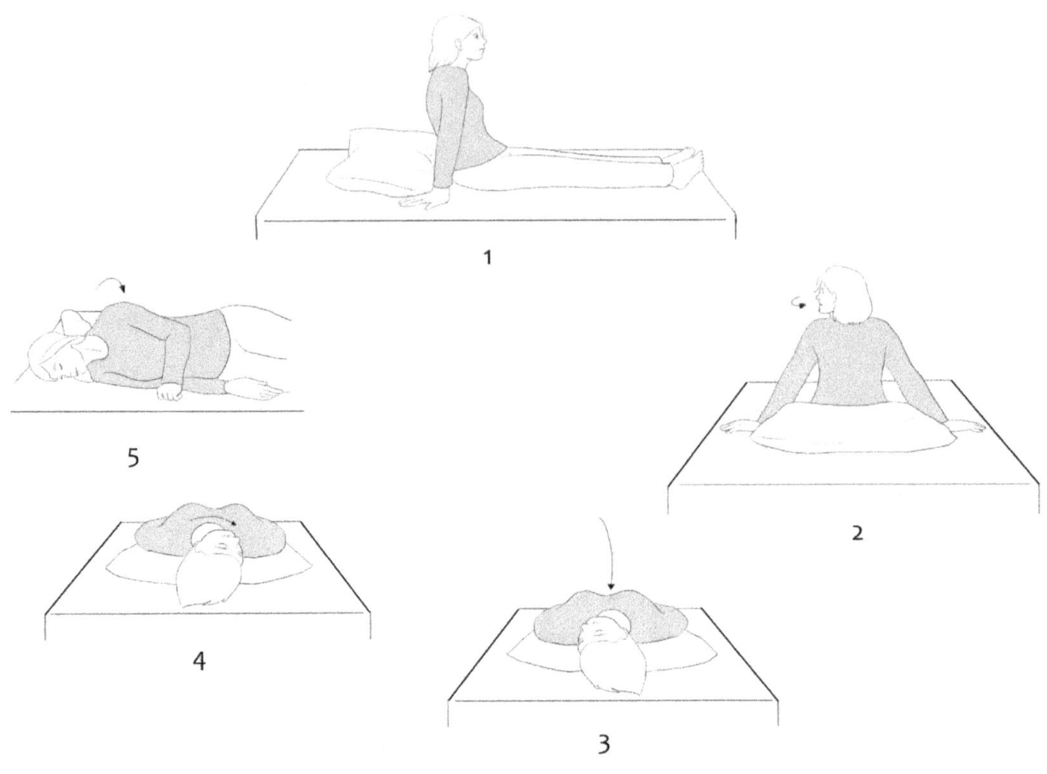

Figura 110: maniobra de Epley domiciliaria: Si su vértigo proviene de su oreja izquierda y lado:

Siéntate en el borde de tu cama.

1. Gire la cabeza 45 grados hacia la izquierda (no tan lejos como su hombro izquierdo). Coloque una almohada debajo de usted para que cuando se acueste, descanse entre sus hombros en lugar de debajo de su cabeza.

2. Acuéstese rápidamente sobre su espalda, con su cabeza sobre la cama (aún en el ángulo de 45 grados). La almohada debe estar debajo de tus hombros. Espere 30 segundos (para que se detenga cualquier vértigo).

3. Gire la cabeza a la mitad (90 grados) hacia la derecha sin levantarla. Espera 30 segundos.

4. Voltea la cabeza y el cuerpo de costado a la derecha, de modo que mires al suelo. Espera 30 segundos.

5.   Lentamente siéntese, pero quédese en la cama unos minutos.

Si el vértigo proviene de su oreja derecha, invierta estas instrucciones. Siéntate en tu cama, gira la cabeza 45 grados hacia la derecha, y así sucesivamente. Haga estos movimientos tres veces antes de acostarse cada noche, hasta que haya pasado 24 horas sin mareos.

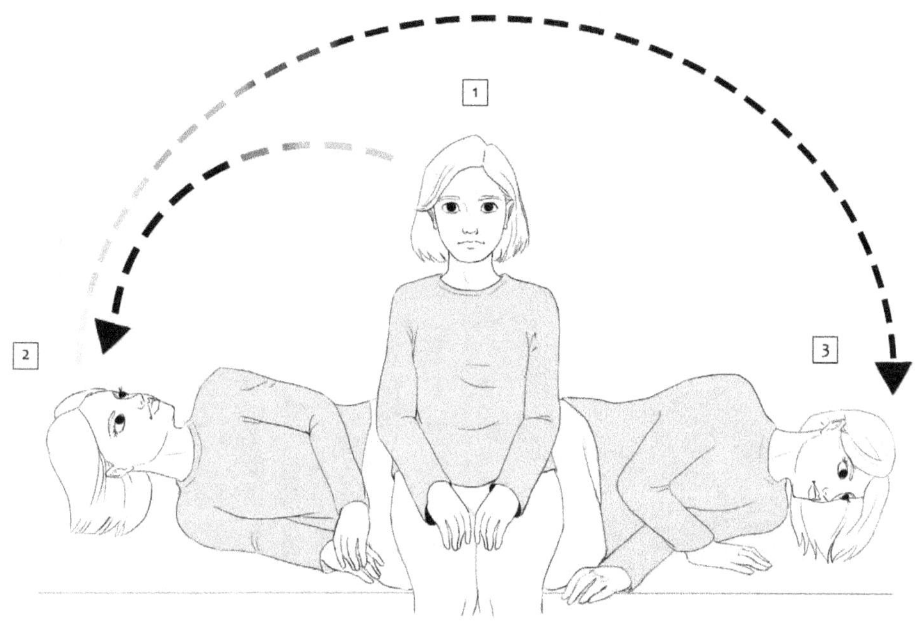

Figura 111: maniobra de Semont domiciliaria: Este ejercicio es similar a la maniobra de Epley. Para vértigo de lado izquierdo:

1.   Siéntate en el borde de su cama. Gira la cabeza 45 grados hacia la derecha.

2.   Acuéstese rápidamente en su lado izquierdo. Quédese ahí por 30 segundos.

3.   Muévase rápidamente para acostarte en el extremo opuesto de tu cama. No cambies la dirección de la cabeza. Mantenlo en un ángulo de 45 grados durante 30 segundos. Mire el piso.

4.   Regrese despacio a sentarse y espere unos minutos.

Invierta estos movimientos para el oído derecho. Repetir estos movimientos tres veces al día hasta que pasen 24 horas sin vértigo.

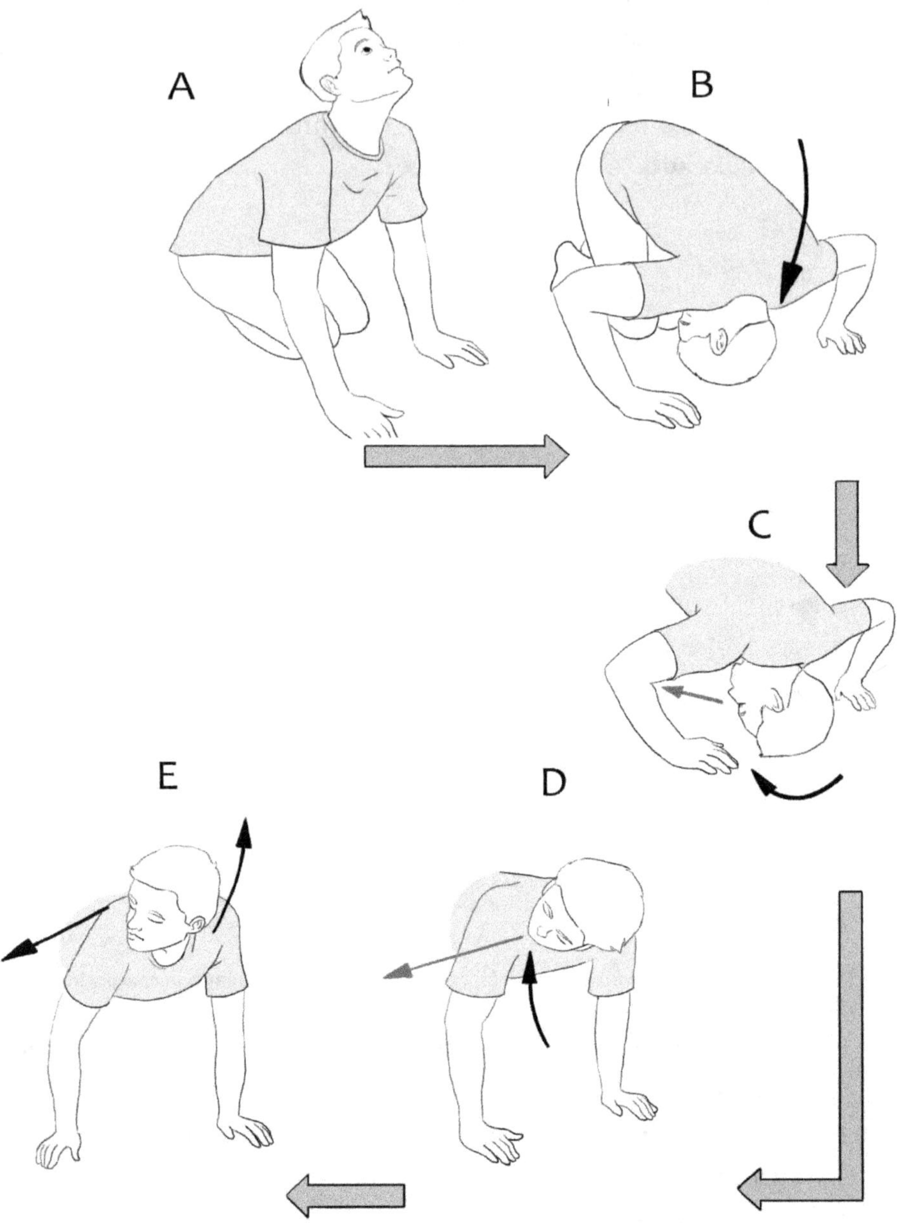

Figura 112: Maniobra de Foster para el VPPB del lado derecho. Después de cada cambio de posición, antes de pasar a la siguiente posición, se espera que el mareo desaparezca. Si no hay mareos, la posición debe mantenerse durante 15 segundos:

Mientras se arrodilla, la cabeza se inclina rápidamente hacia arriba y hacia atrás.

A. Se coloca en posición de voltereta, con la barbilla hacia abajo tanto como sea posible hacia la rodilla.

B. La cabeza gira alrededor de 45° hacia el hombro derecho, para mirar hacia el codo derecho.

C. Manteniendo la cabeza a 45 °, la cabeza se levanta hacia atrás/al nivel del hombro.

D. Manteniendo la cabeza a 45°, la cabeza se levanta hacia una posición completamente vertical.

Las flechas curvas muestran los movimientos de la cabeza, mientras que las flechas más rectas y cortas, cerca de los ojos, muestran la dirección a la que se debe apuntar la mirada.

4.2 Ejercicios instrumentales

Los avances tecnológicos se han visto como una oportunidad para ofrecer intervenciones en la rehabilitación y el mantenimiento de la salud. En este contexto surge la rehabilitación vestibular instrumental, que consiste en utilizar tecnologías de alta calidad para el tratamiento de la disfunción vestibular. Los ejemplos de estas técnicas incluyen el uso de la tecnología de biorretroalimentación, realidad virtual, estimulación eléctrica transcutánea, entre otros. Estos conjuntos de técnicas instrumentales generalmente se realizan con un sistema de estabilometría/posturografía, en donde el paciente está sobre una plataforma que registra los cambios del centro de gravedad de manera permanente permitiendo que se dé cuenta de estos cambios y mejorando su equilibrio estático mediante retroalimentación visual por medio de una pantalla de computadora. Por lo tanto, se supone que cuando el paciente recupere el control de su propio centro de gravedad, podrá transferir este beneficio al control automático gravitacional necesario durante las actividades dinámicas de la vida diaria. La integración de las técnicas instrumentales con la posturografía facilita el tratamiento personalizado, mejora la motivación a través de la retroalimentación visual en tiempo real, inducen la internalización y apropiación de un patrón de equilibrio apropiado, mejora el control volitivo y crea confianza para la realización de actividades de la vida diaria. Una de las principales desventajas es el alto costo, existen distintos dispositivos siendo los más utilizados Balance Master, Sistema Tetrax y Delos.

El objetivo de la biorretroalimentación es proporcionar información sensorial adicional sobre el equilibrio corporal al cerebro. Si bien, esta técnica instrumental lleva varios años de aplicación en la neurorrehabilitación, su uso en patologías del equilibrio es reciente, con resultados prometedores. Se basa en el reemplazo de las señales vestibulares ausentes proporcionando información sensorial adicional sobre el equilibrio. Es decir, mediante la biorretroalimentación se busca que en la codificación de la posición cefálica y/o corporal intervengan señales visuales y/o auditivas que ayuden al paciente a aumentar la estabilidad postural. La biorretroalimentación consiste en un conjunto de procedimientos cuyo fin es posibilitar que el paciente, a partir de la información relativa a la variable fisiológica de interés, proporcionada de forma inmediata, puntual, constante y precisa, pueda terminar consiguiendo la modificación de sus valores de forma voluntaria, sin precisar la mediación de instrumentos químicos, mecánicos y/o electrónicos. En otras palabras, consiste en ofrecer información sobre el estado de un proceso biológico, de tal forma que cualquier técnica que proporcione información a una persona sobre su actividad fisiológica, y a través de ella le permita controlar voluntariamente esa actividad, podría considerarse un proceso de biofeedback.

Por otro lado, se encuentran las técnicas que utilizan los sistemas de realidad virtual, los cuales han demostrado ser de gran utilidad en paciente con dependencia visual inapropiada. Los sistemas de realidad virtual permiten al paciente sumergirse en un entorno ilusorio, en donde la percepción del ambiente se ve modificada por estímulos artificiales generando un conflicto sensorial y alterando la ganancia del reflejo vestíbulo-ocular. Más aún, los movimientos repetitivos de imágenes sobre la retina producidos pueden inducir la adaptación de la respuesta vestibular y ajustar los reflejos vestíbulo-oculares y vestíbulo-espinales implicados en el control postural y las estrategias de equilibrio corporal. Además, en la terapia con realidad virtual se permite la simulación de espacios computacionales reales en un contexto 3D multisensorial, es decir se combinan estímulos táctiles, sonoros, visuales, propioceptivos, lo cual posibilita al sujeto interactuar con el mundo el virtual en tiempo real a través de múltiples modalidades sensoriales. Existe evidencia que la rehabilitación mediada por realidad virtual, contribuye a la mejora del equilibrio postural, la movilidad de coordinación motriz, la flexibilidad, el aumento del límite de estabilidad, reducir los niveles de mareos y los números de caídas, proporcionando independencia funcional y calidad de vida.

Bergeron, Lortie y Guitton en el 2015 propusieron las siguientes recomendaciones para el tratamiento basado en realidad virtual aplicado a los trastornos vestibulares periféricos:

1. Utilizar solamente herramientas de evaluación validadas, incluido el DHI como herramienta de evaluación principal.
2. Documentar claramente el tiempo y el número de sesiones dedica-

das a la rehabilitación y el tiempo entre sesiones.

3. Documentar los efectos secundarios relacionados con la realidad virtual (cybermareo) con un cuestionario validado, como el Simulator Sickness Questionnaire (SSQ).

4. Documentar las complicaciones de la rehabilitación de la realidad virtual, como caídas y fracturas.

5. Documentar la medicación sintomática tomada por el paciente.

6. Si es posible, documentar el costo del dispositivo y cada sesión.

Por último, la estimulación nerviosa eléctrica transcutánea consiste en una técnica de rehabilitación vestibular instrumental en el cual se proporciona estimulación nerviosa y/o muscular por medio de electrodos de superficie. Se induce la despolarización de nervios motores asociados a grupos musculares específicos conocida como estimulación eléctrica vestibular: un par de electrodos estimula los músculos paravertebrales a nivel de la segunda vértebra cervical, y otro par estimula el trapecio superior contralateral. La intensidad nunca puede inducir la contracción muscular. La estimulación eléctrica de los músculos del cuello envía un input propioceptivo al cerebro, los cambios de esa entrada dan como resultado cambios en la percepción de la posición de la cabeza y también mejora el control de la posición del cuerpo y la cabeza.

Otros métodos de rehabilitación instrumental

* Generador optocinético: consiste en sistemas que generan un estímulo optocinético repetido, lo cual incrementa la ganancia del reflejo vestíbulo-ocular. Su implementación requiere una estimulación de todo el campo visual, para lo cual se aplica al paciente una exposición progresiva y estructurada al movimiento visual que provoca los síntomas para disminuir la dependencia de las señales visuales y aumentar el peso de las señales vestíbulo-propioceptivas. El paciente debe estar en bipedestación a dos metros de la pantalla o pared sobre la cual se proyectarán estímulos luminosos, con el resto de la habitación a oscuras. Se busca una velocidad angular de 40º a una frecuencia de 5,55 Hz. El fundamento de este sistema parte del hecho de que en una lesión unilateral del sistema vestibular, cuando el estímulo optocinético se dirige hacia el lado sano, se produce una oscilación corporal hacia ese lado. Como máximo la sesión suele durar 15 minutos, dependiendo de la sensibilidad individual del paciente. Incluso algunos no toleran el procedimiento. La exposición a estímulos optocinéticos determinan

cambios plásticos y adaptativos en la magnitud de la dependencia visual tanto a nivel perceptual como postural.

Existe evidencia que indica que la rehabilitación vestibular personalizada que incorpora los estímulos optocinéticos a los métodos tradicionales es más beneficiosa para el tratamiento de mareo, inestabilidad postural y los síntomas visuales, sobre todo en los pacientes con disfunción vestibular crónica. Una limitación para su aplicación es el costo de estos generadores. En consecuencia se ha propuesto la utilización de DVD con videos de movimiento visual, siendo un método económico, amigable y eficaz para incorporar la estimulación optocinética en los programas de rehabilitación vestibular.

- Sillón rotatorio: El paciente se coloca en una silla que gira a alta velocidad hacia la derecha o hacia la izquierda y se detiene abruptamente. Luego se le pide al paciente que fije su mirada en un objetivo frente a ellos y que diga cuándo el objetivo deja de moverse. Estas rotaciones aceleradas hacen que las entradas vestibulares sean simétricas. El eje de rotación pasa por el eje vertical de rotación de la cabeza, con una velocidad que varía de 10°/s a 400°/s. El sillón debe ser cómodo y seguro para evitar cualquier desplazamiento del individuo durante los ejercicios de rehabilitación. Dispone de un cabecero, de un cinturón de seguridad y de un reposapiés. Este tipo de sillón suele montarse sobre una base que le asegura una estabilidad suficiente con independencia de cuáles sean las velocidades de rotación, las impulsiones ejercidas y los cambios de posición del paciente durante las rotaciones. El objetivo de los ejercicios en el sillón rotatorio es lograr la simetría de las respuestas.

  También existen sillones de reposicionamiento giratorios de 360° que realizan movimientos en todos los ejes, permitiendo evaluar y tratar todos los canales semicirculares. Consisten en sistemas de más complejos, y están indicados en pacientes a los que no se les puede aplicar las maniobras manuales de reposicionamiento, como por ejemplo lesión en columna cervical.

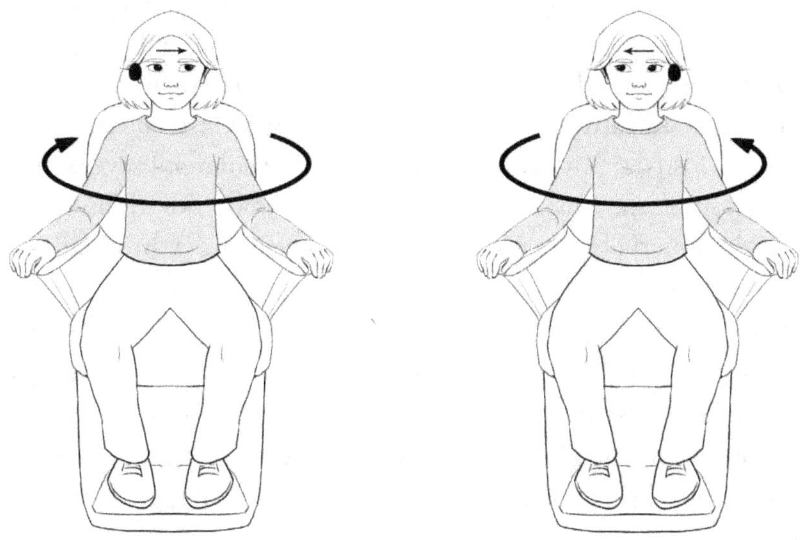

Figura 113: sillón rotatorio.

- Barra de diodos: consiste en una barra metálica horizontal que cuenta con una fila de diodos electroluminiscentes. Se utiliza para la evaluación y la rehabilitación de la motricidad ocular. El paciente se ubica a una distancia de 150 cm, parado sobre una plataforma estabilométrica, y manteniendo una posición relajada e inmóvil con la cabeza fijada mediante un casco especial para evitar movimientos involuntarios. En la barra se reproducirá distintos patrones luminosos para inducir movimientos oculares: seguimiento, movimientos sacádicos, y rampas (semipersecución en una dirección u otra, ya sea sinusoidal o triangular). La duración de cada prueba suele ser de un minuto.

5. Factores que influyen en la rehabilitación vestibular

El pronóstico de la RV, es decir, nivel de recuperación funcional que el paciente alcanza (completa o parcial), depende múltiples factores, entre los que se destacan el diagnóstico inicial, las comorbilidades, la presencia y el tipo de tratamiento farmacológico concomitante, la motivación, y el estrés.

Respecto al diagnóstico inicial, se ha demostrado que la RV es un tratamiento efectivo para disfunciones vestibulares de origen periférico (VPPB, laberintitis, enfermedad de Ménière, neuritis, vestibulopatías, y pérdida vestibular bilateral), y central (esclerosis múltiple, ataxia cerebelosa, migraña vestibular, vértigo psicógeno, accidente cerebrovascular, síndrome post-concusión, y TCE). En general, se logran mejores resultados en pacientes con patologías periféricas. Asimismo, las disfunciones periféricas bilaterales suponen un pronóstico más desalentador que las disfunciones periféricas unilaterales. No se ha encontrado aún un método preciso para lograr la recuperación funcional completa de los pacientes con pérdida vestibular bilateral severa, quienes suelen referir oscilopsia e inestabilidad en la marcha de por vida. Las innovaciones en bioingeniería (prótesis vestibulares y cinturones vibrotáctiles) representan una esperanza para la terapéutica de estos pacientes.

Más aún, la presencia de comorbilidades puede afectar negativamente el pronóstico de la RV, independientemente del diagnóstico inicial. En este sentido, no solo se modifica el nivel de recuperación funcional que el paciente con determinado diagnóstico inicial podría alcanzar, sino que alcanzar el potencial máximo de recuperación funcional implica mayor tiempo y esfuerzo. Los factores comórbidos que afectan el resultado de la RV pueden ser: disfunción del procesamiento sensorial (visual, propioceptivo, etc.), disfunción motriz (parálisis o paresias de miembros inferiores o superiores, inmovilización del cuello, etc.), estenosis espinal, diabetes, neuropatías periféricas, migraña, disfunción cognitiva, patologías oftalmológicas (estrabismo, degeneración macular, glaucoma, cataratas, etc.), patologías psiquiátricas (depresión, trastorno obsesivo-compulsivo, trastorno de ansiedad, etc.). Es menester tener presente que en estos pacientes, la comunicación entre los profesionales integrantes del equipo de salud es crucial.

Otro factor que se debe considerar es la presencia y el tipo de tratamiento farmacológico concomitante. Los pacientes que realizan RV pueden necesitar terapia medicamentosa, ya sea para tratar la sintomatología vestibular (ej.: migraña vestibular y enfermedad de Ménière), la patología primaria (ej.: esclerosis múltiple y accidente cerebrovascular) o la comorbilidad (ej.: migraña y depresión). En el caso de pacientes que cursen la RV con tratamiento farmacológico de supresores vestibulares y/o antihistamínicos, se debe conocer que, si bien no tienen efectos adversos en el resultado de la RV, enlentecen los mecanismos de recuperación funcional. Si la medicación se prescribe para reducir la sintomatología vestibular, podría suspenderse luego del estadío agudo de la disfunción vestibular. En pacientes con disfunción vestibular unilateral se ha demostrado que el tratamiento farmacológico exclusivo resulta en un menor nivel de recuperación funcional que la terapia con betahistina junto con RV.

Además, para todo proceso de rehabilitación la motivación es un factor principal, ya que puede modificar la manera en la que un individuo procesa la información. La terapia se dificulta en pacientes desmotivados porque no son capaces de desarrollar metas a largo plazo, construir un esquema mental personal futuro positivo, y encuentran arduo el trabajo que se les propone a pesar de que no suponga un desafío. Como se mencionó anteriormente, puede incrementarse mediante abordajes ecológicos. Además, la presentación de los ejercicios del programa en formato de juegos con puntajes y premios, y la utilización de recursos virtuales, son posibles estrategias para motivar al paciente. En este punto reside un gran desafío para el equipo de trabajo, que deberá tener las competencias suficientes para ofrecerle al paciente un progra-ma de RV significativo e interesante, evitando la monotonía de los ejercicios, la frustración (sentir que no se progresa o que no es capaz de realizar las acti-vidades) y los miedos (temer moverse o caerse al caminar) del paciente.

Por otro lado, los estados de estrés condicionan los resultados de la RV. La disfunción vestibular es una experiencia estresora que altera el estado de homeostasis del organismo y desencadena una serie de respuestas fisiológicas adaptativas de estrés, produciendo la activación del eje hipotalámico-pitui-tario-adrenal y la consecuente liberación de glucocorticoides. En modelos animales se ha demostrado que la liberación de esta hormona contribuye a los mecanismos neuroquímicos que subyacen la recuperación funcional, y que sus receptores agonistas aceleran los procesos de compensación postural y los antagonistas los enlentecen. Hasta la actualidad, no se ha esclarecido si el estrés va en detrimento de la RV o no. Sin embargo, los niveles altos de estrés se asocian a descompensaciones: los pacientes reportan la reincidencia de sin-tomatología vestibular en situaciones conflictivas con la presencia de ruido, o frente a escenas visuales móviles. De igual modo, los pacientes con disfunción vestibular y altos niveles de estrés pueden no comprometerse con la terapia, fatigarse rápidamente, y experimentar modificaciones cognitivas. Por lo tan-to, se recomienda incluir en la RV estrategias que reduzcan este estado. De igual modo, los niveles altos de estrés se asocian a descompensaciones.

Por último, se mencionan otros dos factores que podrían afectar el pro-nóstico de la RV: la edad del paciente, que puede modificar la duración del tratamiento pero no los resultados en sí mismos, y el sistema de apoyo social (familia, amigos y compañeros de trabajo), que acompañará al paciente y contribuirá al éxito de la terapia.

6. Seguimiento y valoración de los resultados

Durante las visitas de seguimiento, pautadas cada una o dos semanas, se realiza una evaluación de los síntomas del paciente y del cumplimiento de los ejercicios domiciliarios pautadas en la última visita. Luego, el terapeuta guía al paciente a través de un programa de ejercicios, frecuentemente preguntando sobre la gravedad de los síntomas, y determinando si se puede progresar alguno de los ejercicios. Finalmente, el terapeuta puede decidir actualizar el programa domiciliario en función del rendimiento del paciente. En este sentido, la disminución del mareo es un indicador de que el paciente ha mejorado, momento en el los ejercicios deben progresar a una dificultad y complejidad mayor, para poder mantener la compensación alcanzada.

Con respecto a la valoración de los resultados de la RV, existe una gran variedad de medidas que se utilizan para cuantificar los efectos. Es importante que previo al inicio de la rehabilitación se valoren estos indicadores, ya que será útil al momento de evaluar la RV. En primer lugar se encuentran las técnicas objetivas, es decir las maniobras semiológicas, mas posturografía, videonistagmografías, v-HIT; que a pesar de brindarnos información valiosa e indispensable, a menudo no concuerdan con la experiencia subjetiva del paciente, y por lo tanto, pueden no captar por completo el efecto de una intervención sobre la calidad de vida del paciente. En este contexto surgen los instrumentos de autorreporte, que incluyen cuestionarios (explicadas previamente en el capítulo 18) y escalas analógicas visuales. Estos instrumentos valoran la experiencia subjetiva del paciente, independientemente de la interpretación externa del terapeuta, y miden intensidad de síntomas, calidad de vida, estado funcional, emocional y físico, entre otros. Son útiles tanto en la instancia diagnóstica como al momento de evaluar la efectividad de las intervenciones. Las escalas analógicas visuales son instrumentos de medición que tratan de medir una característica o actitud que se cree que se extiende a lo largo de un continuo de valores y no puede medirse fácilmente. En este caso, los pacientes estiman la intensidad de sus síntomas relacionados con mareos, vértigo y desequilibrio. La escala varía de cero a diez, cero es el nivel más bajo de mareo y diez es el más grande. Se usan ampliamente debido a su simplicidad y adaptabilidad a una amplia gama de poblaciones y entornos, siendo de gran utilidad en los pacientes pediátricos.

Tabla 23: Ejemplo de valoración de los resultados de RV en un paciente. Se puede observar un efecto positivo de las intervenciones a la cuarta semana de tratamiento.		
	Primera visita	**4 semanas**
DHI	65/100	20/100
ABC	50%	90%
VERBQ	42%	15%
Escala analógica visual	7/10	2/10
Romberg	Positivo, desestabilización a los 5 segundos.	Estabilidad normal.

Tabla 24: Resumen de un protocolo de rehabilitación vestibular.		
	Sesiones supervisadas (semanales)	Programa de inicio (entre sesiones)
Evaluación inicial	Los siguientes son revisados: - Historia clínica. - Estilo de vida. - Antecedentes - La evaluación física: - Ortostasis - Oculomotor - Agudeza visual dinámica - Sensibilidad al movimiento (posición del cuerpo, visión) - Musculoesquelético - Coordinación - Sensibilidad de extremidad inferior - Equilibrio incluido - Marcha - Resistencia: prueba de 6 minutos. Se desarrolla un programa específico dirigido a las principales quejas y déficits funcionales hallados. Técnicas comportamentales para disminuir el miedo (se considera interconsulta con psicología). Recomendaciones de seguridad con movimientos y marcha.	1. Se dan uno o dos ejercicios simples que tienen como objetivo influir sobre la queja principal y el déficit funcional. Los ejercicios se realizan de 1 a 3 veces por día. 2. Acondicionamiento general Programa de caminata La longitud y la frecuencia de las caminatas se incrementarán (en minutos por día) según lo tolere. Se establece el contacto telefónico entre el sujeto y el terapeuta según sea necesario.

Segunda visita (1 a 2 semanas)	Se observa al paciente realizando los ejercicios prescritos, y se evalúa el progreso. Los ejercicios se modifican según sea necesario. Se enseñan ejercicios adicionales, más específicos para los síntomas individuales del paciente y las anomalías funcionales. Equilibrio dinámico y entrenamiento de la marcha. Se inicia el entrenamiento de retroalimentación visual se con Balance Master (posturografía-BRU). Se brindan comentarios motivacionales.	1. Se agregan ejercicios adicionales al primer conjunto. La frecuencia y la duración de los ejercicios pueden aumentar, según el progreso. Se pone énfasis en aumentar la complejidad y en dar tareas más desafiantes. 2. La longitud y la frecuencia de las caminatas de acondicionamiento se incrementan lentamente. Continúa el contacto telefónico entre el sujeto y el terapeuta, y se pueden hacer citas según sea necesario.
Visitas posteriores (frecuencia decreciente a quincenal, mensual)	Se continuó con la evaluación y revaloración, agregándose nuevos ejercicios y progresando los anteriores. Se continuó con el entrenamiento de retroalimentación visual con Balance Master. Equilibrio dinámico y entrenamiento de la marcha. Se incluyen equipos como colchonetas de espuma, trampolín, pelotas de esferodinamia. Se continúa alentando motivacionalmente.	1. Los ejercicios se vuelven progresivamente más complejos, con mayor frecuencia y por períodos más largos. A medida que mejoran los síntomas, se alienta a los sujetos a abandonar la comodidad relativa de su vivienda y aventurarse en espacios comunitarios. 2. Las caminatas de se vuelven más largas, se pueden recomendar otros ejercicios o actividades. El contacto telefónico se mantiene, y se pueden hacer citas según sea necesario.
Visita final	Se repite la evaluación física y la revisión de los síntomas (como en la primera visita). La posturografía se hace de nuevo. Se discute sobre la continuidad de la ejercitación para mantener los beneficios. Se programa una cita de seguimiento con el médico que prescribe.	El sujeto es enviado a casa con una idea clara de un programa de mantenimiento y fue instruido a continuar con ese programa. El sujeto puede contactar al terapeuta por teléfono o puede regresar para citas de seguimiento según sea necesario.

BIBLIOGRAFÍA

Abadi, R. V. (2002). Mechanisms underlying nystagmus. Journal of the Royal Society of Medicine, 95(5), 231.

Abouzayd, M., Smith, P. F., Moreau, S., Hitier, M. (2017). What vestibular tests to choose in symptomatic patients after a cochlear implant? A systematic review and meta-analysis. European Archives of Oto-Rhino-Laryngology, 274(1), 53-63.

Abrahamova, D., Hlavacka, F. (2008). Age-related changes of human balance during quiet stance. Physiological Research, 57(6), 957.

Adamec, I., Skorić, M. K., Handžić, J., Habek, M. (2015). Incidence, seasonality and comorbidity in vestibular neuritis. Neurological sciences, 36(1), 91-95.

Aedo Sánchez, C., Reyes, D., Paul, H. (2013). Implantes vestibulares. Revista de otorrinolaringología y cirugía de cabeza y cuello, 73(3), 271-275.

Agudelo, I. M. F., Vargas, E. V., Martínez, J. C. (2017). El vértigo como primer síntoma de un infarto cerebeloso. Acta de Otorrinolaringología & Cirugía de Cabeza y Cuello, 43(4), 273-276.

Alghadir, A.H., Anwer, S. (2018). Effects of vestibular rehabilitation in the management of a vestibular migraine: a review. Frontiers in Neurology, 9, 440.

Alhabib, S. F., Saliba, I. (2017). Video head impulse test: a review of the literature. European Archives of Oto-Rhino-Laryngology, 274(3), 1215-1222.

Alpini, D., Pugnetti, L., Mendozzi, L., Barbieri, E., Monti, B., Cesarani, A. (1998). Virtual Reality in vestibular diagnosis and rehabilitation. En Proc. 2nd Euro. Conf. Disability, Virtual Reality & Tech., Skovde, Sweden.

Alpini, D.C., Cesarani, A., Brugnoni, G. (2014). Vertigo rehabilitation protocols. Springer.

Amor-Dorado, J.C., Barreira-Fernández, M.P., Aran-Gonzalez, I., Casariego-Vales, E., Llorca, J., González-Gay, M.A. (2012). Particle repositioning maneuver versus Brandt-Daroff exercise for treatment of unilateral idiopathic BPPV of the posterior semicircular canal: a randomized prospective clinical trial with short-and long-term outcome. Otology & Neurotology, 33(8), 1401-1407.

Angelaki, D. E., Cullen, K. E. (2008). Vestibular system: the many facets of a multimodal sense. Annu. Rev. Neurosci., 31, 125-150.

Angulo, C. M., Gallo-Terán, J. (2005). Crisis otolíticas de Tumarkin o drop attacks en pacientes con enfermedad de Ménière. Acta Otorrinolaringologica Espanola, 56(10), 469-471.

Argimon, J. M., Jiménez, J. (2004). Clasificación de los tipos de estudio. En: Métodos de investigación clínica y epidemiológica. 3º edición. Barcelona: Elsevier.

ASHA. «La Rehabilitación audiologica/auditiva para adultos.» American Speech-Language Hearing Association, 2012.

Badke, M.B., Shea, T.A., Miedaner, J.A., Grove, C.R. (2004). Outcomes after rehabilitation for adults with balance dysfunction. Archives of physical medicine and rehabilitation, 85(2),

227-233.

Baloh, R. W. (2003). Vestibular neuritis. New England Journal of Medicine, 348(11), 1027-1032.

Barmack, N. H. (2003). Central vestibular system: vestibular nuclei and posterior cerebellum. Brain research bulletin, 60(5-6), 511-541.

Batlle, E. S., Scherdel, E. P., Estupiñá, A. B. (2013). Tratado de audiología. Elsevier Health Sciences.

Baumgartner, W. D., Böheim, K., Hagen, R., Müller, J., Lenarz, T., Reiss, S., Opie, J. (2010). The vibrant soundbridge for conductive and mixed hearing losses: European multicenter study results. In Active middle ear implants (Vol. 69, pp. 38-50). Karger Publishers.

Beaglehole, R., Bonita, R., Kjellström, T. (1994). Epidemiología básica. Washington DC: OPS.

Benito-Orejas, J. I., Valda-Rodrigo, J., Alonso-Vielba, J. Revisión sobre el nistagmo posicional. Revista ORL, 6.

Bento, R. F., Júnior, L. R. P. L., Tsuji, R. K., Goffi-Gomez, M. V. S., Lima, D. D. V. S. P., de Brito Neto, R. (2018). Tratado de implante coclear e próteses auditivas implantáveis. Thieme Revinter Publicações LTDA.

Bergeron, M., Lortie, C.L., Guitton, M.J. (2015). Use of virtual reality tools for vestibular disorders rehabilitation: a comprehensive analysis. Advances in medicine, 2015.

Biswas, A. (1996). Computerised dynamic posturography. Indian Journal of Otolaryngology and Head and Neck Surgery, 48(2), 163-165.

Blanco, C. S., González, R. Y., Caletrío, Á. B. Nistagmo inducido por vibración en Otorrinolaringología. Revista ORL, 6.

Blödow, A., Heinze, M., Bloching, M. B., von Brevern, M., Radtke, A., Lempert, T. (2014). Caloric stimulation and video-head impulse testing in Ménière's disease and vestibular migraine. Acta oto-laryngologica, 134(12), 1239-1244.

Blödow, A., Pannasch, S., Walther, L.E. (2013). Detection of isolated covert saccades with the video head impulse test in peripheral vestibular disorders. Auris Nasus Larynx, 40(4), 348-351.

Bogaz, E. A., da Silva, A. F. C., Ribeiro, D. K., dos Santos Freitas, G. (2017). Ménière's Disease Treatment. In Up to Date on Ménière's Disease. InTech.

Bouccara, D., Sémont, A., Sterkers, O. (2016). Rehabilitación vestibular. EMC-Otorrinolaringología, 45(1), 1-8.

Bovo, R., Ciorba, A., Martini, A. (2010). Vertigo and autoimmunity. European archives of oto-rhino-laryngology, 267(1), 13.

Boyer, F.C., Percebois-Macadré, L., Regrain, E., Leveque, M., Taiar, R., Seidermann, L., Chays, A. (2008). Vestibular rehabilitation therapy. Neurophysiologie Clinique, 38(6), 479-487.

Breinbauer, H. A. (2016). Evaluación vestibular en 2016. Puesta al día. Revista Médica Clínica Las Condes, 27(6), 863-871.

Breinbauer, H., Anabalón, J. L., Aracena, K., Nazal, D., Baeza, M. D. L. Á. (2013). Experiencia en el uso video-Impulso Cefálico (vHIT) en la evaluación del reflejo vestíbulo-ocular para el canal semicircular horizontal. Revista de otorrinolaringología y cirugía de cabeza y cuello, 73(2), 115-124.

Bromwich, M., Hughes, B., Raymond, M., Sukerman, S., Parnes, L. (2010). Efficacy of a new home treatment device for benign paroxysmal positional vertigo. Archives of Otolaryngology–Head & Neck Surgery, 136(7), 682-685.

Bronstein, A. (2013). Oxford textbook of vertigo and imbalance. OUP Oxford.

Brooks, D. (1999). Primary Care: A Collaborative Practice. ANNA Journal, 26(5), 530-530.

Caldara, B., Asenzo, A. I., Brusotti Paglia, G., Ferreri, E., Gomez, R. S., Laiz, M. M., Luques, M. L., Mangoni, A. P., Marazzi, C., Matesa, M. A., Peker, G., Pratto, R., Quiroga, C. E., Rapela, L., Ruiz, V. R., Sanchez, N., Taglioretti, C. L., Tana, A. M., Zandstra, I. V. (2012). Cross-cultural adaptation and validation of the Dizziness Handicap Inventory: Argentine version. Acta Otorrinolaringológica Española, 63(2), 106–114.

Caruezo, V. G., & Ruiz, G. T. (2017). Evaluación del paciente con un trastorno del equilibrio. Del vértigo y sus síndromes, 13.

Ceballos Lizárraga, R., Vargas Aguayo, A. M. (2004). Aplicación y utilidad del Dizziness Handicap Inventory en pacientes con vértigo del Servicio de Otorrinolaringología del Hospital de Especialidades del Centro Médico Nacional Siglo XXI. Anales Medicos, 49(4), 176–183.

Centros Auditivos Oir Vital. El uso de audífonos y la rehabilitación auditiva. Publicado el 30 de Noviembre del 2016. Disponible en: http://www.oirvital.com/el-uso-de-audifonos-y-la-rehabilitacion-auditiva/.

Cereda, C., Ghika, J., Maeder, P., Bogousslavsky, J. (2002). Strokes restricted to the insular cortex. Neurology, 59(12), 1950-1955.

Cevette, M. J., Puetz, B., Marion, M. S., Wertz, M. L., Muenter, M. D. (1995). Aphysiologic performance on dynamic posturography. Otolaryngology—Head And Neck Surgery, 112(6), 676-688.

Clark, M. (1989). Language through living for hearing-impaired children. Hodder and Stoughton.

Clark, M. O. R. A. G. (1992). Una nueva forma de vida para los niños sordos. Quito, Ecuador: INNFA.

Clinica Barona y Asociados Otorrinolaringología. (2018). Posturografía. [online] Available at: http://clinicabarona.com/?page_id=368 [Accessed 27 Jun. 2018].

Cochlear Implants | Hearing Loss Treatments | Cochlear™ AU/NZ. The World's Leading Hearing Implant | Cochlear Hearing Implants. Dispible en: http://www.cochlear.com.

Colletti, V., Soli, S. D., Carner, M., Colletti, L. (2006). Treatment of mixed hearing losses via implantation of a vibratory transducer on the round window: Tratamiento de hipoacusias mixtas con un transductor vibratorio en la ventana redonda. International journal of audiology, 45(10), 600-608.

Conde Pastor, M., Menéndez Balaña, F.J. (2002). Revisión sobre las técnicas de biofeedback y sus aplicaciones. Acción psicológica, 1(2), 165-181.

Cooksey, F.S. (1946). Rehabilitation in vestibular injuries. Proceedings of the Royal Society of Medicine, 1946, 273-278.

Córdoba L. Potencial vestibular miogénico evocado. Revista FASO AÑO 22 - Suplemento vestibular 1° parte - 2015.

Cornejo Chávez, C. (2003). Rehabilitación auditiva: el enfoque auditivo-interactivo-oral-verbal. Rev. Méd. Clín. Condes, 14(1), 57-59.

Cosacov, R., Villarreal, G. (2016). Síndrome de Susac y revisión de casos argentinos. Neurología Argentina, 8(2), 122-125.

Cuevas-García, C. (2017). Esclerosis múltiple: aspectos inmunológicos actuales. Revista Alergia de Mexico, 64(1).

Cullen, K. E. (2012). The vestibular system: multimodal integration and encoding of self-motion for motor control. Trends in neurosciences, 35(3), 185-196.

Curet, C. (1988). ERA audiometría por respuestas eléctricas: potenciales precoces auditivos Ecoch-G BERA.

Curhan, S. G., Wang, M., Eavey, R. D., Stampfer, M. J., Curhan, G. C. (2018). Adherence to Healthful Dietary Patterns Is Associated with Lower Risk of Hearing Loss in Women. The Journal of nutrition, 148(6), 944-951.

Curthoys, I. S., Manzari, L. (2017). Clinical application of the head impulse test of semicircular canal function. Hearing, Balance and Communication, 15(3), 113-126.

Dannenbaum, E., Chilingaryan, G., Fung, J. (2011). Visual vertigo analogue scale: an assessment questionnaire for visual vertigo. Journal of Vestibular Research, 21(3), 153-159.

Daroff, R. B., Aminoff, M. J. (2014). Encyclopedia of the neurological sciences. Waltham, Estados Unidos: Academic press.

De Schutter, E., Fazio, S., Saenz, A. Actualización: Migraña vestibular. Revista FASO, 22.

De Sousa, L. C. A., de Toledo Piza, M. R., de Freitas Alvarenga, K., Cóser, P. L. (2008). Eletrofisiologia da audição e emissões otoacústicas: princípios e aplicações clínicas. Editora Novo Conceito.

Deveze, A., Bernard-Demanze, L., Xavier, F., Lavieille, J.P., Elziere, M. (2014). Vestibular compensation and vestibular rehabilitation. Current concepts and new trends. Neurophysiologie Clinique, 44(1), 49-57.

Dewyer, N. A., Kiringoda, R., McKenna, M. J. (2018). Inner Ear Infections (Labyrinthitis). In Infections of the Ears, Nose, Throat, and Sinuses (pp. 79-88). Springer, Cham.

Diaz, C., Goycoolea, M., Cardermi, F. (2016). Hipoacusia: trascendencia, incidencia y prevalencia.Revista clinica Clinica Condes- Chile.

Duracinsky, M., Mosnier, I., Bouccara, D., Sterkers, O., Chassany, O. (2007). Literature review of questionnaires assessing vertigo and dizziness, and their impact on patients' quality of life. Value in Health, 10(4), 273–284.

Dutia, M.B. (2010). Mechanisms of vestibular compensation: recent advances. Current opinion in otolaryngology & head and neck surgery, 18(5), 420-424.

Eggers, S. D. (2006). Migraine-related vertigo: diagnosis and treatment. Current neurology and neuroscience reports, 6(2), 106-115.

Eggers, S. D., Zee, D. S. (2017). Evaluación del paciente con vértigo: examen físico del sistema vestibular. Revista de Medicina de la Universidad de Navarra.

Eleftheriadou, A., Skalidi, N., Velegrakis, G.A. (2012). Vestibular rehabilitation strategies and factors that affect the outcome. European Archives of oto-rhino-laryngology, 269(11), 2309-2316.

Elena AMM, Barrett KE, Rafael Bpinto J, F. GW (2016). Ganong: fisiología médica. 24th ed. Vol. 1. México D.F., México: McGrawHill.

El-Osman, A. E. A., Ocaña, J. M. G., Pascual, E. R. (2008). Las 50 Principales Consultas en Pediatría de Atención Primaria.

Espinosa, J. M. S. (2015). Nistagmo: fisiopatología y características clínicas. Revista

Salud Areandina, (2), 58-69.

Espinosa-Sánchez, J. M., Batuecas-Caletrio, Á. (2014). Vestibular migraine: a practical approach. Actualidad Médica, 99 (791), 33-60.

Espinosa-Sanchez, J. M., Lopez-Escamez, J. A. (2015). New insights into pathophysiology of vestibular migraine. Frontiers in neurology, 6, 12.

Evelyn, C. (2000). Year 2000 position statement: principles and guidelines for early hearing detection and intervention programs. American Journal of Audiology, 9(1), 9-29.

Eynard, A.R., Valentich, M.A., Rovasio, R.A. (2016). Histología y embriología del ser humano: bases celulares y moleculares. 5th ed. Vol. 1. Buenos Aires, Argentina: Médica Panamericana.

Fawzy, M., Khater, A. (2016). Bilateral vestibulopathy treatment: update and future directions. The Egyptian Journal of Otolaryngology, 32(2), 83.

Fernández, M. H., Martínez, A. B., Tur, J. B., Juara, A. M., Laguillo, A. G. (2008). Vértigo posicional paroxístico benigno: maniobras de provocación y liberación. In Anales de Pediatría (Vol. 69, No. 2, pp. 167-170). Elsevier Doyma.

Fife, T. D., Iverson, D. J., Lempert, T., Furman, J. M., Baloh, R. W., Tusa, R. J., Gronseth, G. S. (2008). Practice parameter: therapies for benign paroxysmal positional vertigo (an evidence-based review) Report of the Quality Standards Subcommittee of the American Academy of Neurology. Neurology, 70(22), 2067-2074.

Fife, T. D., Colebatch, J. G., Kerber, K. A., Brantberg, K., Strupp, M., Lee, H., Gloss, D. S. (2017). Practice guideline: Cervical and ocular vestibular evoked myogenic potential testing Report of the Guideline Development, Dissemination, and Implementation Subcommittee of the American Academy of Neurology. Neurology, 10-1212.

Figueiredo, S.K.S., Orsini, M., Teixeira, S., Velasques, B., Ribeiro, P., de Souza, N.S. (2015). Virtual Reality as a Treatment for Vestibular Dysfunction: A New Paradigm of Clinical Physiotherapy. Phys Med Rehabil Int, 2(6), 1051.

Fong, E., Li, C., Aslakson, R., Agrawal, Y. (2015). Systematic review of patient-reported outcome measures in clinical vestibular research. Archives of physical medicine and rehabilitation, 96(2), 357-365.

Foster, C.A., Ponnapan, A., Zaccaro, K., Strong, D. (2012). A comparison of two home exercises for benign positional vertigo: Half somersault versus Epley Maneuver. Audiology and Neurotology Extra, 2(1), 16-23.

Fowler, K. B., Ross, S. A., Shimamura, M., Ahmed, A., Palmer, A. L., Michaels, M. G., Boppana, S. (2018). Racial and Ethnic Differences in the Prevalence of Congenital Cytomegalovirus Infection. The Journal of pediatrics.

Frenk, J., Lozano Ascencio, R., Bobadilla, J. L. (1994). La transición epidemiológica en América Latina. Bol Of Sanit Panam. 1991;111(6):485-496.

Frutos, A. R., Romero, P. R., Pérez, S. H., Escalona, J. R. A., Martínez-Morillo, M., Segura, B. T. (2012). Enfermedad de Vogt-Koyanagi-Harada. Seminarios de la Fundación Española de Reumatología, 13(4), 142-146.

Furman, J. M., Balaban, C. D. (2015). Vestibular migraine. Annals of the New York Academy of Sciences, 1343(1), 90-96.

Furman, J. M., Marcus, D. A., Balaban, C. D. (2013). Vestibular migraine: clinical aspects and pathophysiology. The Lancet Neurology, 12(7), 706-715.

Ganança, M. M., Caovilla, H. H., Ganança, F. F. (2010). Electronystagmography versus videonystagmography. Brazilian journal of otorhinolaryngology, 76(3), 399-403.

Gandolfo, D. E. (2015). Resultados del tratamiento del vértigo posicional paroxístico benigno del conducto semicircular posterior con la maniobra de Epley. Neurología Argentina, 7(1), 22-27.

Gavilan J, Adunka O, Agrawal S, Atlas M, Baumgartner WD, Brill S, Bruce I, Buchman C, Caversaccio M, De Bodt MT, Dillon M, Godey B, Green K, Gstoettner W, Hagen R, Hagr A, Han D, Kameswaran M, Karltorp E, Kompis M, Kuzovkov V, Lassaletta L, Li Y, Lorens A, Martin J, Manoj M, Mertens G, Mlynski R, Mueller J, O'Driscoll M, Parnes L, Pulibalathingal S, Radeloff A, Raine CH, Rajan G, Rajeswaran R, Schmutzhard J, Skarzynski H, Skarzynski P, Sprinzl G, Staecker H, Stephan K, Sugarova S, Tavora D, Usami S, Yanov Y, Zernotti M, Zorowka P, de Heyning PV. (2015). Quality standards for bone conduction implants. Acta oto-laryngologica, 135(12), 1277-1285.

Giardini, M., Nardone, A., Godi, M., Guglielmetti, S., Arcolin, I., Pisano, F., Schieppati, M. (2018). Instrumental or Physical-Exercise Rehabilitation of Balance Improves Both Balance and Gait in Parkinson's Disease. Neural plasticity, 2018.

Gila, L., Villanueva, A., Cabeza, R. (2009). Fisiopatología y técnicas de registro de los movimientos oculares. In Anales del sistema sanitario de Navarra (Vol. 32, pp. 9-26). Gobierno de Navarra. Departamento de Salud.

Gillen, G. (2015). Stroke rehabilitation: a function-based approach. Elsevier Health Sciences.

Gómez Viera, N. (1997). Epidemiología clínica. Revista Cubana de Medicina, 36(2), 81-83.

Goebel, J. A. (2008). Practical management of the dizzy patient. Lippincott Williams & Wilkins.

González del Pino, M.B. (2015). Prueba de impulso cefálico videoasistida. Revista FASO AÑO 22 - Suplemento vestibular 1° parte.

Goycolea, M. (2017). La magia de las esferas y la magia de oi. Editorial Jaypee Highligths.

Han, B.I., Song, H.S., Kim, J.S. (2011). Vestibular rehabilitation therapy: review of indications, mechanisms, and key exercises. Journal of Clinical Neurology, 7(4), 184-196.

Hansson, E.E. (2007). Vestibular rehabilitation–For whom and how? A systematic review. Advances in Physiotherapy, 9(3), 106-116.

Hathiram, B. T., Khattar, V. S. (2012). Videonystagmography. Int J Otorhinolaryngol Clin, 4(1), 17-24.

Hearing Loss - Conductive, Sensorineural, Mixed and Neural Hearing Loss | MED-EL. Cochlear Implants for Hearing Loss/ MED-EL. Disponible en: http://www.medel.com,

Hebert, J. R., Corboy, J. R., Manago, M. M., Schenkman, M. (2011). Effects of vestibular rehabilitation on multiple sclerosis–related fatigue and upright postural control: a randomized controlled trial. Physical therapy, 91(8), 1166-1183.

Hecker, H.C., Haug, C.O., Herndon, J.W. (1974). Treatment of the vertiginous patient using Cawthorne's vestibular exercises. The Laryngoscope, 84(11), 2065-2078.

Hegemann, S., Straumann, D., Bockisch, C. (2007). Alexander's Law in patients with acute vestibular tone asymmetry—evidence for multiple horizontal neural integrators. Journal of the Association for Research in Otolaryngology, 8(4), 551-561.

Herdman, S.J. (2013). Vestibular rehabilitation. Current opinion in neurology, 26(1), 96-101.

Herdman, S.J., Clendaniel, R. (2014). Vestibular rehabilitation. FA Davis.

Hernández-Avila, M., Garrido-Latorre, F., López-Moreno, S. (2000). Diseño de estudios epidemiológicos. Salud Pública de México, 42, 144-154.

Hernández, M. A. L. (2012). Síndromes neurológicos paraneoplásicos. Revisión bibliográfica. Medicina Interna de México, 28(3), 270.

Herraiz, C. (2005). Mecanismos fisiopatológicos en la génesis y cronificación del acúfeno. Acta Otorrinolaringológica Española, 56(8), 335-342.

Hilton, M., Pinder, D. (2004). The Epley (canalith repositioning) manoeuvre for benign paroxysmal positional vertigo. The Cochrane database of systematic reviews, (2), CD003162-CD003162.

Hirvonen, T. P., Aalto, H., Pyykkö, I. (2000). Decreased vestibulo–ocular reflex gain of vestibular schwannoma patients. Auris Nasus Larynx, 27(1), 23-26.

Hornibrook, J. (2011). Benign paroxysmal positional vertigo (BPPV): history, pathophysiology, office treatment and future directions. International journal of otolaryngology, 2011.

Humphriss, R. L., Baguley, D. M., Sparkes, V., Peerman, S. E., Moffat, D. A. (2003). Contraindications to the Dix-Hallpike manoeuvre: A multidisciplinary review: Contraindicaciones de la maniobra de Dix-Hallpike: Una revisión multidisciplinaria. International journal of audiology, 42(3), 166-173.

Imai, T., Takeda, N., Ikezono, T., Shigeno, K., Asai, M., Watanabe, Y., Suzuki, M. (2017). Classification, diagnostic criteria and management of benign paroxysmal positional vertigo. Auris Nasus Larynx, 44(1), 1-6.

Initial Activation | Advanced Bionics. Disponible en: https://advancedbionics.com.

Instituto Nacional de Rehabilitación Luis Guillermo Ibarra. Manual de guía clínica de fístula perilinfática. [online] Available at: http://iso9001.inr.gob.mx/Descargas/iso/doc/MG-SAF-49.pdf

Instituto Nacional de Rehabilitación Luis Guillermo Ibarra. Manual de guía clínica de presbivértigo. [online] Available at: http://iso9001.inr.gob.mx/Descargas/iso/doc/MG-SAF-15.pdf.

Isaradisaikul, S., Navacharoen, N., Hanprasertpong, C., Kangsanarak, J. (2012). Cervical vestibular-evoked myogenic potentials: norms and protocols. International journal of otolaryngology, 2012.

Ismail, E.I., Morgan, A.E., Abdeltawwab, M.M. (2018). Home particle repositioning maneuver to prevent the recurrence of posterior canal BPPV. Auris Nasus Larynx, 45(5), 980-984.

Jackler, R., Brackmann, G. (1994). Neurotology. Philadelphia: PA: Mosby.

Jacobson, G. P., Newman, C. W. (1990). The Development of the Dizziness Handicap Inventory. Archives of Otolaryngology--Head and Neck Surgery, 116(4), 424–427.

Johnson, R. T., Griffin, J. W., McArthur, J. C. (Eds.). (2006). Current therapy in neurologic disease (Vol. 1). Elsevier Health Sciences.

Joint Committee on Infant Hearing. (2007). Executive summary of Joint Committee on Infant Hearing Year 2007 position statement: Principles and guidelines for early hearing detection and intervention programs. Md: author.

Joint Committee on Infant Hearing. (2007). Year 2007 position statement: principles and guidelines for early hearing detection and intervention programs. Pediatrics, 120(4), 898-921.

Karan, A., Alptekin, H.K., Çapan, N., Dıraçoğlu, D., Saral, İ., Aydın, S., Aksoy, C. (2017). The efficacy of vestibular electrical stimulation on patients with unilateral vestibular pathologies. Turkish Journal of Physical Medicine and Rehabilitation, 63(2), 149-155.

Karatas, M. (2008). Central vertigo and dizziness: Epidemiology, differential diagnosis, and common causes. The Neurologist, 14(6), 355–364.

Karatas, M. (2011). Vascular vertigo: epidemiology and clinical syndromes. The neurologist, 17(1), 1-10.

Kerber, K. A., Baloh, R. W. (2016). Neuro-otology: diagnosis and management of neuro-otoligical disorders. Bradley's Neurology in Clinical Practice. 6th ed. Philadelphia, PA: Elsevier Saunders.

Kerber, K. A., Baloh, R. W. (2011). The evaluation of a patient with dizziness. Neurology: Clinical Practice, 1(1), 24-33.

Kessler, P., Tomlinson, D., Blakeman, A., Rutka, J., Ranalli, P., Wong, A. (2007). The high-frequency/acceleration head heave test in detecting otolith diseases. Otology & Neurotology, 28(7), 896-904.

Khan, S., Chang, R. (2013). Anatomy of the vestibular system: a review. NeuroRehabilitation, 32(3), 437-443.

Kim, J. S., Zee, D. S. (2014). Benign paroxysmal positional vertigo. New England Journal of Medicine, 370(12), 1138-1147.

Korres, S., Riga, M., Sandris, V., Danielides, V., Sismanis, A. (2010). Canalithiasis of the anterior semicircular canal (ASC): treatment options based on the possible underlying pathogenetic mechanisms. International journal of audiology, 49(8), 606-612.

Kost, K. (2018). Geriatric Otolaryngology, An Issue of Clinics in Geriatric Medicine, E-Book (Vol. 34, No. 2). Elsevier Health Sciences.

Krause, E., Louza, J. P. R., Wechtenbruch, J., Hempel, J. M., Rader, T., Gürkov, R. (2009). Incidence and quality of vertigo symptoms after cochlear implantation. The Journal of Laryngology & Otology, 123(3), 278-282.

Lacour, M. (2006). Restoration of vestibular function: basic aspects and practical advances for rehabilitation. Current medical research and opinion, 22(9), 1651-1659.

Lacour, M., Bernard-Demanze, L. (2015). Interaction between vestibular compensation mechanisms and vestibular rehabilitation therapy: 10 recommendations for optimal functional recovery. Frontiers in neurology, 5, 285.

Lasagno SA. Revista FASO AÑO 22 - Suplemento vestibular 1° parte - 2015.

Le Clercq, C. M., Goedegebure, A., Jaddoe, V. W., Raat, H., de Jong, R. J. B., van der Schroeff, M. P. (2018). Association Between Portable Music Player Use and Hearing Loss Among Children of School Age in the Netherlands. JAMA Otolaryngology–Head & Neck Surgery.

Lee, H. (2014). Isolated vascular vertigo. Journal of stroke, 16(3), 124.

Liceda, M., Mosteiro, M. (2014). Manual de Procedimiento. Pesquisa Endócrino Metabólica. Programa Nacional de Fortalecimiento de la Detección Precoz de Enfermedades Congénitas. Ministerio de Salud de la Nación. República Argentina.

Lopez, C., Blanke, O. (2011). The thalamocortical vestibular system in animals and humans. Brain research reviews, 67(1-2), 119-146.

López, J. R., Fernández, N. P. (2003). Pruebas vestibulares y posturografía. Rev Med Univ Navarra, 47(4), 21-28.

Lopez-Escamez, J. A., Carey, J., Chung, W. H., Goebel, J. A., Magnusson, M., Mandala, M., Bisdorff, A. (2016). Criterios diagnósticos de enfermedad de Ménière. Documento de consenso de la Bárány Society, la Japan Society for Equilibrium Research, la European Academy of Otology and Neurotology (EAONO), la American Academy of Otolaryngology-Head and Neck Surgery (AAO-HNS) y la Korean Balance Society. Acta otorrinolaringologica espanola, 67(1), 1-7.

Luryi, A.L., Lawrence, J., LaRouere, M., Babu, S., Bojrab, D.I., Zappia, J., Schutt, C.A. (2018). Treatment of Patients With Benign Paroxysmal Positional Vertigo and Severe Immobility Using the Particle Repositioning Chair: A Retrospective Cohort Study. Annals of Otology, Rhinology & Laryngology, 127(6), 390-394.

Maico Diagnostics. A Guide to Otoacoustic Emissions (OAEs) for physicians. Acceso en Junio 2018. Available at: https://www.schoolhealth.com/media/pdf/51057_Physicians_Guide_to_OAEs.pdf.

Maitland, C. G. (2001). Perilymphatic fistula. Current neurology and neuroscience reports, 1(5), 486-491.

Mankekar, G. (Ed.). (2014). Implantable hearing devices other than cochlear implants. New Delhi (India): Springer India.

Marinelli, J. P., Lohse, C. M., Carlson, M. L. (2018). Incidence of Intralabyrinthine Schwannoma: A Population-based Study Within the United States. Otology & Neurotology.

Martínez Gil, J.L., Nicolás Saura, L. (2008). Tratamiento Manual del vértigo posicional paroxístico benigno. Revista de Fisioterapia, 7(1).

Martínez, J. D. (2017). Temas Selectos En Otorrinolaringología Y Cirugía De Cabeza Y Cuello. Palibrio.

Martín-Sanz, E., Sánchez, J. E., Juliao, M. G., Luzardo, C. Z., Patino, T. M., Riesco, L. R., Fernández, R. S. (2012). Electrococleografía extratimpánica en la enfermedad de Ménière. Acta Otorrinolaringológica Española, 63(6), 421-428.

Maturana, R. H., Vender-Zöller, G. (1993) Amor y Juego. Fundamentos Olvidados de lo Humano. Santiago: Editorial Instituto de Terapia Cognitiva.

Maturana, R. (1997). Humberto:"Emociones y lenguaje en educación y política". Santiago de chile. Editorial Dolmen ediciones SA.

McKinnon, B. J., Dumon, T., Hagen, R., Lesinskas, E., Mlynski, R., Profant, M., Zernotti, M. (2014). Vibrant soundbridge in aural atresia: does severity matter?. European Archives of Oto-Rhino-Laryngology, 271(7), 1917-1921.

Megías, L., Ibáñez, J. A., Oliva, M. (2008). Exploración de la función vestibular. Libro virtual de formación en ORL. Madrid.

Melo, J. J., Gibrin, P. C. D., Marchiori, L. L. D. M. (2018). Vestibular dysfunction and postural balance in cochlear implant users: a narrative literature review. Revista CEFAC, 20(1), 101-109.

Mena-Domínguez, E. A. Revisión sobre la prueba de hiperventilación y la de Valsalva. Revista ORL, 5.

Méndez, J. I., Riveros, H., Concha, M. J. (2007). Síndromes Vestibulares Periféricos: Primera parte Conceptos Generales y Examen del VIII Par. Cuadernos de Neurología. Pontificia Universidad Católica de Chile XXXI.

Moguel-Ancheita, S., Castellanos-Pérez Bolde, C. G., Orozco-Gómez, L. P. (2009). Desviación oblicua. Diagnóstico estrabológico y alternativas de tratamiento. Cirugía y Cirujanos, 77(4).

Møller, P., Molvaer, O. I., Lind, O. (2001). Perilymphatic fistula. Tidsskrift for den Norske laegeforening: tidsskrift for praktisk medicin, ny raekke, 121(2), 162-165.

Monzani, D., Setti, G., Marchioni, D., Genovese, E., Gherpelli, C., Presutti, L. (2005). Repeated visually-guided saccades improves postural control in patients with vestibular disorders. Acta otorhinolaryngologica italica, 25(4), 224.

Morales, L. S., Rodríguez, S. L. M., Rojas, A. C. R., Araya, J. A. T., García, O. B. (2016). Trastornos de la mirada relacionados con el vértigo: mecanismos fisiológicos del nistagmo vestíbulo-ocular y optocinético. Revista Médica de la Universidad de Costa Rica, 10(1), 42-54.

Moroni, F. R (2015). Neuronitis vestibular. Revista de la Federación Argentina de Sociedades Otorrinolaringológicas año 22-Suplemento vestibular 1º Parte-(61–64).

Naguib, M.B., Madian, Y.T. (2014). Betahistine dihydrochloride with and without early vestibular rehabilitation for the management of patients with balance disorders following head trauma: a preliminary randomized clinical trial. Journal of chiropractic medicine, 13(1), 14-20.

Nakashima, T., Pyykkö, I., Arroll, M. A., Casselbrant, M. L., Foster, C. A., Manzoor, N. F., Young, Y. H. (2016). Ménière's disease. Nature Reviews Disease Primers, 2, 16028.

Nelson, J. A., Viirre, E. (2009). The clinical differentiation of cerebellar infarction from common vertigo syndromes. Western Journal of Emergency Medicine, 10(4), 273.

Nieto, C. S. (2015). Tratado de Otorrinolaringología y Cirugía de Cabeza y Cuello (eBook online). Ed. Médica Panamericana.

Niparko, J. K. (2009). Cochlear implants: principles & practices. Lippincott Williams & Wilkins.

Nishino, L.K., Ganança, C.D.F., Manso, A., Campos, C.A.H.D, Korn, G.P. (2005). Personalized vestibular rehabilitation: medical chart survey with patients seen at the ambulatory of otoneurology of ISCMSP. Revista Brasileira de Otorrinolaringologia, 71(4), 440-447.

Ortuño-Cortés, M. A., Martín-Sanz, E., Barona-de Guzmán, R. (2008). Posturografía estática frente a pruebas clínicas en ancianos con vestibulopatía. Acta Otorrinolaringológica Española, 59(7), 334-340.

Parnes, L. S., Agrawal, S. K., Atlas, J. (2003). Diagnosis and management of benign paroxysmal positional vertigo (BPPV). Canadian Medical Association Journal, 169(7), 681-693.

Pavlou, M. (2010). The use of optokinetic stimulation in vestibular rehabilitation. Journal of Neurologic Physical Therapy, 34(2), 105-110.

Pelosof, L. C., Gerber, D. E. (2010, September). Paraneoplastic syndromes: an approach to diagnosis and treatment. In Mayo Clinic Proceedings. 85:(9):838-854. Elsevier.

Pereira, A. B., de Melo Silva, G. S., Assunção, A. R. M., Atherino, C. C. T., Volpe, F. M., Felipe, L. (2015). Cervical vestibular evoked myogenic potentials in children. Brazilian journal of otorhinolaryngology, 81(4), 358-362.

Pérez, C. M., Algarra, J. M. (2006). Lecciones de otorrinolaringología aplicada. Editorial Glosa, SL.

Phillips, J. O., Ling, L., Nowack, A. L., Phillips, C. M., Nie, K., Rubinstein, J. T. (2018). The Dynamics of Prosthetically Elicited Vestibulo-Ocular Reflex Function Across Frequency and Context in the Rhesus Monkey. Frontiers in neuroscience, 12.

Pintor Holguín, E., López del Hierro Casado, M., Vivas Rojo, E., Gargantilla Madera, P., Herreros Ruiz Valdepeñas, B. (2014). Anamnesis de historias clínicas simuladas: grabación de audio y utilidad docente.

Pivníčková, L., Vašek, V., Dolinay, V. (2011). Examinations and algorithms to help find a cause of vertigo. International Journal of Mathematical Models and Methods in Applied Sciences.

Plant, G., Spalton, D (2015). Neuro-Ophthalmology. Clinical Gate, Disponible en: clinicalgate.com/neuro-ophthalmology/.

Purves D, Augustine GJ, Fitzpatrick D, Hall WC, LaMantia A-S, White LE, et al (2016). Neurociencia. 3rd ed. Vol. 1. Madrid, España: Editorial Médica Panamericana.

Purves, D., Augustine, G. J., Fitzpatrick, D., Katz, L. C., LaMantia, A. S., McNamara, J. O., Williams, S. M. (2001). Types of eye movements and their functions. Neuroscience, 361-390.

Radtke, A., Von Brevern, M., Tiel-Wilck, K., Mainz-Perchalla, A., Neuhauser, H., Lempert, T. (2004). Self-treatment of benign paroxysmal positional vertigo Semont maneuver vs Epley procedure. Neurology, 63(1), 150-152.

Ramaioli, C., Colagiorgio, P., Sağlam, M., Heuser, F., Schneider, E., Ramat, S., Lehnen, N. (2014). The effect of vestibulo-ocular reflex deficits and covert saccades on dynamic vision in opioid-induced vestibular dysfunction. PloS one, 9(10), e110322.

Ramakers, G. G., van Zanten, G. A., Thomeer, H. G., Stokroos, R. J., Heymans, M. W., Stegeman, I. (2018). Development and internal validation of a multivariable prediction model for tinnitus recovery following unilateral cochlear implantation: a cross-sectional retrospective study. BMJ open, 8(6), e021068.

Ribeiro, A.D.S.B., Pereira, J.S. (2005). Balance improvement and reduction of likelihood of falls in older women after Cawthorne and Cooksey exercises. Brazilian journal of otorhinolaryngology, 71(1), 38-46.

Rodríguez, M. J. M., Irujo, A. H. (2011). Implantes cocleares. Masson, Madrid.

Rodríguez, T. R. (2003). Audiología: técnicas de exploración, hipoacusias neurosensoriales. Medicina STM.

Rogers, C. (2010). Presbyastasis: a multifactorial cause of balance problems in the elderly. South African Family Practice, 52(5), 431-434.

Rodriguez Medrano, R., Gaytan Rodriguez, P.A. (2006.) Manual de Audiprotesismo. Mexico

Ruckenstein, M. (2010). Ménière's disease: Evidence and outcomes. Plural Publishing.

Sajjadi, H., Paparella, M. M. (2008). Meniere's disease. The Lancet, 372(9636), 406-414.

Sataloff, R. T., Gullane, P. J., Goldstein, D. P. (2015). Sataloff's Comprehensive Textbook of Otolaryngology: Head & Neck Surgery: Head and Neck Surgery (Vol. 5). JP Medical Ltd.

Schenkman, M. (2011). Effects of vestibular rehabilitation on multiple sclerosis–related fatigue and upright postural control: a randomized controlled trial. Physical therapy, 91(8), 1166-1183.

Schubert, M.C., Whitney, S.L. (2010). From Cawthorne-Cooksey to biotechnology: where we have been and where we are headed in vestibular rehabilitation?. Journal of Neurologic Physical Therapy, 34(2), 62-63.

Sharon, J. D., Trevino, C., Schubert, M. C., Carey, J. P. (2015). Treatment of Ménière's disease. Current treatment options in neurology, 17(4), 14.

Shepard, N.T., Telian, S.A. (1995). Programmatic vestibular rehabilitation. Otolaryngology-Head and Neck Surgery, 112(1), 173-182.

Siegert, R.J., Taylor, W.J. (2004). Theoretical aspects of goal-setting and motivation in rehabilitation. Disability and rehabilitation, 26(1), 1-8.

Silva, A.M., Ferreira, M.M., Manso, A., Ganança, M.M., Caovilla, H.H. (2016). Dizziness handicap inventory and visual vertigo analog scale in vestibular dysfunction. International archives of otorhinolaryngology, 20(3), 241-243.

Silva, T. R., Resende, L. M. D., Santos, M. A. R. (2016). Ocular vestibular evoked myogenic potential: literature review. Audiology-Communication Research, 21.

Schmidt, J. H., Paarup, H. M., Bælum, J. (2018). Tinnitus Severity Is Related to the Sound Exposure of Symphony Orchestra Musicians Independently of Hearing Impairment. Ear and hearing.

Snik, F. M., Mylanus, A. M., Cremers, W. R. J., Dillier, N., Fisch, U. G. O., Gnadeberg, D., Cooper, H. R. (2001). Multicenter audiometric results with the vibrant soundbridge,* a semi-implantable hearing device for sensorineural hearing impairment. Otolaryngologic Clinics of North America, 34(2), 373-388.

Sprinzl, G. M., Wolf-Magele, A., Schnabl, J., Koci, V. (2011). The active middle ear implant for the rehabilitation of sensorineural, mixed and conductive hearing losses. Laryngo-rhino-otologie, 90(9), 560-572.

Staab, J.P. (2011). Behavioral aspects of vestibular rehabilitation. NeuroRehabilitation, 29(2), 179-183.

Stott, C., Tabilo, P., Albertz, N., Toro, C. (2008). Fístula perilinfática traumática: Entidad otorrinolaringológica poco frecuente. Revista de otorrinolaringología y cirugía de cabeza y cuello, 68(3), 283-287.

Streitberger, C., Perotti, M., Beltrame, M. A., Giarbini, N. (2009). Vibrant Soundbridge for hearing restoration after chronic ear surgery. Revue de laryngologie-otologie-rhinologie, 130(2), 83-88.

Talmud, J. D., Dulebohn, S. C. (2017). Dix Hallpike Maneuver.

Tascioglu, A. B. (2005). Brief review of vestibular system anatomy and its higher order projections. Neuroanatomy, 4, 24-27.

Telian, S.A., Shepard, N.T. (1996). Update on vestibular rehabilitation therapy. Otolaryngologic Clinics of North America, 29(2), 359-371.

Terré-Boliart, R., Orient-López, F. (2007). Tratamiento rehabilitador en la esclerosis múltiple. Rev Neurol, 44(7), 426-31.

Tjellström, A., Granström, G. (1994). Long-term follow-up with the bone-anchored hearing aid: a review of the first 100 patients between 1977 and 1985. Ear, nose, & throat journal, 73(2), 112-114.

Tuunainen, E., Jäntti, P., Poe, D., Rasku, J., Toppila, E., Pyykkö, I. (2012). Characterization of presbyequilibrium among institutionalized elderly persons. Auris Nasus Larynx, 39(6), 577-582.

Udagatti, V. D., Kumar, R. D. (2017). Migraine Related Vertigo. Indian Journal of Otolaryngology and Head & Neck Surgery, 69(4), 563-567.

Vázquez, P. P., Prado, N. R., Santiago, G. S., Pendás, J. L., Martínez, J. G., & Nieto, C. S. (2005). Utilidad del nistagmo de agitación cefálica en la exploración vestibular clínica básica. Acta Otorrinolaringologica Espanola, 56(7), 300-304.

Vélez León, V., Lucero Gutiérrez, V., Escobar Hurtado, C., Ramirez-Velez, R. (2010). Relación entre la calidad de vida relacionada con la salud y la discapacidad en mujeres con vértigo de origen periférico. Acta Otorrinolaringologica Espanola, 61(4), 255–261.

Venhovens, J., Meulstee, J., Verhagen, W. I. M. (2016). Vestibular evoked myogenic potentials (VEMPs) in central neurological disorders. Neurovestibular analysis and falls in Parkinson's disease and atypical parkinsonism, 127, 21.

Videla, G., Toral, A., Bisonni, A., Giunta, D., Vicens, J., Rojas, J. I., Cristiano, E.

(2012). First Incidence Study of Ménière's Disease (MD) in South America (P02. 256). Neurology, 78(1 Supplement), P02-256.

Vitkovic, J., Winoto, A., Rance, G., Dowell, R., Paine, M. (2013). Vestibular rehabilitation outcomes in patients with and without vestibular migraine. Journal of neurology, 260(12), 3039-3048.

Werner, A. F. (2013). Teoría y práctica de las otoemisiones acústicas. Ediciones Médicas Internacionales, Buenos Aires.

West, N., Hansen, S., Møller, M.N., Bloch, S.L., Klokker, M. (2016). Repositioning chairs in benign paroxysmal positional vertigo: implications and clinical outcome. European Archives of Oto-Rhino-Laryngology, 273(3), 573-580.

Whitney, S.L., Alghwiri, A.A., Alghadir, A. (2016). An overview of vestibular rehabilitation. En Handbook of clinical neurology (Vol. 137, pp. 187-205). Elsevier.

Whitney, S.L., Sparto, P.J. (2011). Physical Therapy Principles in Rehabilitation. NeuroRehabilitation, 29(2), 157.

Wilson, V. J., Schor, R. H. (1999). The neural substrate of the vestibulocollic reflex. Experimental brain research, 129(4), 483-493.

Wolfe, J. M., Kluender, K. R., Levi, D. M. (2006). Sensation & perception. Sunderland, MA: Sinauer.

World Health Organization. Sordera y pérdida de la audición. http://www.who.int/es/news-room/fact-sheets/detail/deafness-and-hearing-loss.

Yankel Pasik et al. (1991) Audioprotesis enfoque médico, fonoaudiológico y electroacústico. El Ateneo. Buenos Aires Argentina

Yardley, L. (1994). Prediction of handicap and emotional distress in patients with recurrent vertigo: Symptoms, coping strategies, control beliefs and reciprocal causation. Social Science and Medicine, 39(4), 573–581.

Young, P. A., Young, P. H., Tolbert, D. L. (2008). Basic clinical neuroscience. Lippincott Williams & Wilkins.

Young, Y. H. (2013). Potential application of ocular and cervical vestibular-evoked myogenic potentials in Ménière's disease: A review. The Laryngoscope, 123(2), 484-491.

Zeigelboim, B. S., Liberalesso, P. B. N., Jurkiewicz, A. L., Klagenberg, K. F. (2010). Clinical benefits to vestibular rehabilitation in multiple sclerosis. Report of 4 cases. International Tinnitus Journal, 16(1).

Zernotti, M. E., Arauz, S. L., Di Gregorio, M. F., Arauz, S. A., Tabernero, P., Romero, M. C. (2013). Vibrant Soundbridge in congenital osseous atresia: multicenter study of 12 patients with osseous atresia. Acta oto-laryngologica, 133(6), 569-573.

Zernotti, M. E., Di Gregorio, M. F., Sarasty, A. C. B. (2012). Middle ear implants: functional gain in mixed hearing loss. Brazilian Journal of otorhinolaryngology, 78(1), 109-112.

Zernotti, M. E., Di Gregorio, M. F., Galeazzi, P., Tabernero, P. (2016). Comparative outcomes of active and passive hearing devices by transcutaneous bone conduction. Acta oto-laryngologica, 136(6), 556-558.

Zernotti, M., E. Clínica Otológica.Editorial Callerio y Asociados. Córdoba, 2001.

COLABORADORES

Silvana Valeria Serra

Licenciada en Fonoaudiología

Doctora en Fonoaudiología

Directora de la Escuela de Fonoaudiología (FCM, UNC)

Profesora titular de la asignatura Audiología (Escuela de Fonoaudiología, FCM, UNC)

Miembro de la comisión asesora del Doctorado en Ciencias de la Salud (FCM, UNC)

Directora de cursos de postgrado en área de audiología

Elio Andrés Soria

Médico

Doctor en Medicina y Cirugía

Especialista en Farmacología Clínica

Investigador Adjunto Consejo Nacional de Investigaciones Científicas y Técnicas

Profesor Adjunto Cátedra de Biología Celular, Histología y Embriología (FCM, UNC)

Miembro del Instituto de Investigaciones en Ciencias de la Salud (CONICET-UNC)

Director de proyectos y programas de investigación científica

Ex miembro de la comisión asesora del Doctorado en Ciencias de la Salud (FCM, UNC)

Ex subcoordinador del Comité Institucional de Ética en la Investigación en Salud (FCM, UNC)

Mariela Valentina Cortez

Licenciada en Nutrición

Magister en Salud Materno Infantil

Docente de la asignatura Prácticas de Primer Nivel (Escuela de Fonoaudiología, FCM, UNC)

Instructora de la asignatura Programación en Nutrición (Escuela de Nutrición, FCM, UNC)

Becaria doctoral SeCyT-UNC

Instituto de Investigaciones en Ciencias de la Salud (CONICET-UNC)

Coordinadora y docente de cursos de postgrado (Escuela de Nutrición, FCM, UNC)

Carolina Gaitán

Licenciada en fonoaudiología

Sanatorio Allende

María Fernanda Di Gregorio

Médica especialista Otorrinolaringología

Departamento de implantes cocleares. Sanatorio Allende

Directora de OTICO

Melisa Maranzana

Licenciada en fonoaudiología

Sanatorio Allende

Lorena López Valencia

Licenciada en fonoaudiología

Docente de la asignatura Seminario de Audiología y Laberintología (Escuela de Fonoaudiología, FCM, UNC)

Julia Tagliabue

Licenciada en fonoaudiología

Profesora de sordos

Integrante de OTICO

Ana Verónica Scotta

Médica

Profesora Asistente de la asignatura Anatomía y Fisiología del Sistema Nervioso (Escuela de Fonoaudiología, FCM-UNC)

Profesora titular de Neurofisiología (Facultad de Educación y Salud, Universidad Provincial de Córdoba)

Profesora titular de Biología Humana (Facultad de Educación y Salud, Universidad Provincial de Córdoba)

Becaria doctoral SeCyT-UNC

Instituto de Investigaciones en Ciencias de la Salud (CONICET-UNC)

Jorge Ángel Bruera

Licenciado en Psicología

Docente adscripto de la cátedra de Criminología Clínica (Facultad de Psicología, UNC)

Becario del Instituto Nacional del Cáncer (Ministerio de Salud de la Nación Argentina)

Laboratorio de Evaluación Psicológica y Educativa (Facultad de Psicología, UNC)

Grupo de Investigación en Violencia (Facultad de Psicología, UNC)

Luisina Rivadero

Fonoaudióloga

Docente adscripta de la asignatura Neurofisiología (Facultad de Educación y Salud, Universidad Provincial de Córdoba)

Ayudante de la asignatura Métodos y Técnicas de la Investigación (Escuela de Fonoaudiología, FCM-UNC)

Becaria del Consejo Interuniversitario Nacional

Soporte técnico-administrativo de la Organización Panamericana de la Salud

Mariana Isabel Peralta

Licenciada en nutrición

Docente adscripta de la asignatura Técnicas de Investigación y Control de Alimentos (Escuela de Nutrición, FCM, UNC)

Colaboradora de la Secretaría Técnica (Escuela de Nutrición, FCM, UNC)

Reimpreso por Editorial Brujas • marzo de 2019 • Córdoba–Argentina